中医历代名家学术研究丛书

主编 潘桂娟

孙一奎

张宇鹏 于峥 编著

Academic Research Series of Famous
Doctors of Traditional Chinese
Medicine through the Ages

"十三五"国家重点图书出版规划项目

中国中医药出版社

·北京·

图书在版编目（CIP）数据

中医历代名家学术研究丛书.孙一奎/潘桂娟主编；张宇鹏，于峥编著.—北京：中国中医药出版社，2017.9
ISBN 978-7-5132-3676-8

Ⅰ.①中… Ⅱ.①潘… ②张… ③于… Ⅲ.①补阳—临床医学—经验—中国—明代 Ⅳ.① R249.1

中国版本图书馆 CIP 数据核字（2016）第 238995 号

中国中医药出版社出版

北京市朝阳区北三环东路 28 号易亨大厦 16 层
邮政编码 100013
传真 010 64405750
河北新华第二印刷有限责任公司印刷
各地新华书店经销

开本 880×1230 1/32 印张 8 字数 205 千字
2017 年 9 月第 1 版 2017 年 9 月第 1 次印刷
书号 ISBN 978-7-5132-3676-8

定价 45.00 元
网址 www.cptcm.com

社 长 热 线 010-64405720
购 书 热 线 010-89535836
侵 权 打 假 010-64405753

微信服务号 zgzyycbs
微商城网址 https://kdt.im/LIdUGr
官方微博 http://e.weibo.com/cptcm
天猫旗舰店网址 https://zgzyycbs.tmall.com

如有印装质量问题请与本社出版部联系（010 64405510）

项目来源及国家重点图书出版计划

2005 年度国家"973"计划课题"中医理论体系框架结构与内涵研究"（编号：2005CB532503）

2009 年度科技部基础性工作专项重点项目"中医药古籍与方志的文献整理"（编号：2009FY120300）子课题"古代医家学术思想与诊疗经验研究"

2013 年度国家"973"计划项目"中医理论体系框架结构研究"（编号：2013CB532000）

国家中医药管理局重点研究室"中医理论体系结构与内涵研究室"建设规划

"十三五"国家重点图书、音像、电子出版物出版规划（医药卫生）

前言

中医理论肇始于《黄帝内经》《难经》，本草学探源于《神农本草经》，辨证论治及方剂学发轫于《伤寒杂病论》。在此基础上，历代医家结合自身的思考与实践，提出独具特色的真知灼见，不断革故鼎新，充实完善，使得中医药学具有系统的知识体系结构、丰富的原创理论内涵、显著的临床诊治疗效、深邃的中国哲学背景和特有的话语表达方式。历代医家本身就是"活"的学术载体，他们刻意研精，探微索隐，华叶递荣，日新其用。因此，中医药学发展的历史进程，始终呈现出一派继承不泥古、发扬不离宗的繁荣景象。

中国中医科学院中医基础理论研究所，自 2008 年起相继依托 2005 年度国家"973"计划课题"中医学理论体系框架结构与内涵研究"、2009 年度科技部基础性工作专项重点项目"中医药古籍与方志的文献整理"子课题"古代医家学术思想与诊疗经验研究"、2013 年度国家"973"计划项目"中医理论体系框架结构研究"，以及国家中医药管理局重点研究室"中医理论体系结构与内涵研究室"建设规划，联合北京中医药大学等 16 所高等院校及科研和医疗机构的专家、学者，选取历代具有代表性或学术特色突出的医家，系统地阐释与解析其代表性学术思想和诊疗经验，旨在发掘与传承、丰富与完善中医理论体系，为提升中医师理论水平和临床实践能力和水平提供参考和借鉴。本套丛书即是此系列研究阶段性成果总结而成。

综观历史，凡能称之为"大医"者，大都博览群书，学问淹博赅洽，集百家之言，成一家之长。因此，我们以每位医家独立成书，尽可能尊重原著，进行总结、提炼和阐发。此外，本丛书的另一个特点是，将医家特色学术观点与临床实践相印证，尽可能选择一些典型医案，用以说明理论的实践价值，便于临床施用。本丛书现已列入《"十三五"国家重点图书、音像、电子出版物出版规划》中的"医药卫生"重点图书出版计划，并将于"十三五"期间完成此项出版计划，拟收载历代102名中医名家，总字数约1600万。

丛书各分册作者，有中医基础学科和临床学科的资深专家、国家及行业重点学科带头人，也有中青年教师、科研人员和临床医师中的学术骨干，分别来自全国高等中医院校、科研机构和临床单位。从学科分布来看，涉及中医基础理论、中医各家学说、中医医史文献、中医经典及中医临床基础、中医临床各学科。全体作者以对中医药事业的拳拳之心，共同努力和无私奉献，历经数年成就了这份艰巨的工作，以实际行动切实履行了传承、运用、发展中医药学术的重大使命。

在完成上述科研项目及丛书撰写、统稿与审订的过程中，研究团队暨编委会和审订委员会全体成员，精益求精之心始终如一。在上述科研项目负责人、丛书总主编、中国中医科学院中医基础理论研究所潘桂娟研究员主持下，由常务副主编张宇鹏副研究员、陈曦副研究员及各分题负责人——翟双庆教授、刘桂荣教授、郑洪新教授、邢玉瑞教授、钱会南教授、马淑然教授、文颖娟教授、陆翔教授、杨卫彬研究员、崔为教授、柳亚平副教授、江泳副教授、王静波博士等，以及医史文献专家张效霞副教授，分别承担或参与了团队的组织和协调，课题任务书和丛书编写体例的起草、修订和具体组织实施，各单位课题研究任务的落实和分册文稿编写和审订等工作。编委会还多次组织工作会议和继续教育项目培训，组织审订委员会专家复审和修订；最终由总主编逐册复审、修订、统稿并组织作者再次修订各分册文稿。自 2015 年 6 月开始，编委会将丛书各分册文稿陆续提交中国中医药出版社，拟于 2019 年 12 月之前按计划完成本套丛书的出版。

2016 年 3 月，国家中医药管理局颁布了《关于加强中医理论传承创新的若干意见》，指出"加强对传承脉络清晰、理论特色鲜明的古代医家的学术思想研究，深入研究中医对生命、健康与疾病认知理论，系统总结中医养生保健、防病治病理论精华，提升中医理论指导临床实践和产品研发的能力，切实传承中医生命观、健康观、疾病观和预防治疗观"。上述项目研究及丛书的编写，是研究团队对国家层面"加强中医理论传承与创新"号召的积极响应，体现了当代中医学人敢于担当的勇气和矢志不渝的追求！通过此项全国协作的系统工程，凝聚了中医医史、文献、理论、临床研究的专门人才，培育了一支专业化的学术队伍。

在此衷心感谢中国中医科学院及其所属中医基础理论

研究所、中医药信息研究所、研究生院，以及北京中医药大学、陕西中医药大学、山东中医药大学、云南中医学院、安徽中医药大学、辽宁中医药大学、浙江中医药大学、成都中医药大学、湖南中医药大学、长春中医药大学、黑龙江中医药大学、南京中医药大学、河北中医学院、贵阳中医药大学、中日友好医院等16家科研、教学、医疗单位，对此项工作的大力支持！衷心感谢中国中医药出版社有关领导及华中健编审、伊丽萦博士及全体编校人员对丛书编写及出版的大力支持！

本丛书即将付梓之际，百余名作者感慨万千！希望广大读者透过本丛书，能够概要纵览中医药学术发展之历史脉络，撷取中医理论之精华，传承千载临床之经验，为中医药学术的振兴和人类卫生保健事业做出应有的贡献！

由于种种原因，书中难免有疏漏之处，敬请读者不吝批评指正，以促进本丛书不断修订和完善，共同推进中医药学术的继承与发扬！

《中医历代名家学术研究丛书》编委会

2016 年 9 月

一、本套丛书选取的医家，均为历代具有代表性或特色学术思想与临床经验的名家，包括汉代至晋唐医家 6 名、宋金元医家 18 名、明代医家 25 名、清代医家 46 名、民国医家 7 名，总计 102 名。每位医家独立成册，旨在对医家学术思想与诊疗经验等内容进行较为详尽的总结阐发，并进行精要论述。

二、丛书的编写，本着历史、文献、理论研究有机结合的原则，全面解读、系统梳理和深入研究医家原著，适当参考古今有关该医家的各类文献资料，对医家学术思想和诊疗经验，加以发掘、梳理、提炼、升华、概括，将其中具有理论意义、实践价值的独特内容阐发出来。

三、丛书在总体框架上，要求结构合理、层次清晰；在内容阐述上，要求概念正确、表述规范，持论公允、论证充分，观点明确、言之有据；在分册体量上，鉴于每个医家的具体情况不同，总体要求控制在 10 万~20 万字。

四、丛书每一分册的正文结构，分为"生平概述""著作简介""学术思想""临证经验"与"后世影响"五个独立的内容范畴。各分册将拟论述的内容按照逻辑与次序，分门别类地纳入以上五个内容范畴之中。

五、"生平概述"部分，主要包括医家姓名字号、生卒年代、籍贯等基本信息，时代背景、从医经历以及相关问题的考辨等。

六、"著作简介"部分，逐一介绍医家的著作名称（包括现存、已经亡佚又经后人辑复的著作）、卷数、成书年代、主要内容、学术价值等。

七、"学术思想"部分，分为"学术渊源"与"学术特色"两部分进行论述。前者重在阐述医家之家传、师承、私淑（中医经典或前代医家思想对其影响）关系，重点发掘医家学术思想的历史传承与学术渊源；后者主要从独特的学术见解、学术成就、学术特点等方面，总结医家的主要学术思想特色。

八、"临证经验"部分，重点考察和论述医家学术著作中的医案、医论、医话，并有选择地收集历代杂文笔记、地方志等材料，从中提炼整理医家临床诊疗的思路与特色，发掘、总结其独到的诊治方法。此外，还根据医家不同情况，以适当方式选录部分反映医家学术思想与临证特色的医案。

九、"后世影响"部分，主要包括"学术影响与历代评价""学派传承（学术传承）""后世发挥"和"国外流传"等内容。其中，对医家的总体评价，重视和体现学术界共识和主流观点，在此基础上，有理有据地阐明新见解。

十、附以"参考文献"，标示引用著作名称及版本。同时，分册编写过程中涉及的期刊与学位论文，以及未经引用但能体现一定研究水准的期刊与学位论文也一并列出，以充分体现对该医家研究的整体状况。

十一、附以丛书全部医家名录，依照年代时间先后排列，以便查检。

十二、丛书正文标点符号使用，依据《中华人民共和国国家标准标点符号用法》（GB/T 15834–2011）。医家原书中出现的俗字、异体字等一律改为简化正体字，个别不能对应简化字的繁体字酌予保留。

《中医历代名家学术研究丛书》编委会

2016 年 9 月

内
容
提
要

　　孙一奎，字文垣，号东宿，别号生生子；生于明嘉靖
十七年（1538），卒于明万历二十八年（1600）；安徽休宁
人，明代著名医家；著有《赤水玄珠》《医旨绪余》《孙氏
医案》等。孙一奎在学术上倡导"医易同源"之论，以太
极之说演绎医理，创立"命门动气"学说，系统论述三焦
相火理论。在临床诊疗中，孙一奎注重"明证"与"正
名"，对相似病证的鉴别多有独到见解；临证时注重培护阳
气，温补下元，为明代温补学派的重要代表人物之一。本
书内容包括孙一奎的生平概述、著作简介、学术思想、临
证经验、后世影响等。

编写说明

孙一奎为明初医家汪机的再传弟子，学术上擅长温补，是新安医学与明代温补学派的代表人物。孙一奎在学术上，继承朱丹溪"援儒入医"之法，主动将儒学的思想方法融入医学实践中，特别是以易学的思想来解释医学理论，为"医易同源"思想之首倡者。孙一奎在医学理论上，独创"命门动气"学说，并深入阐发三焦相火理论，为后来的中医学理论，尤其是命门学说在明代的大发展，开创了新思路。同时，他作为明代杂病大家，在临床方面也极有造诣。其在临证施治时首重"明证"，强调辨证的重要性，在遣方用药时力主合法而不执方，强调临床治疗理、法、方、药一贯性的原则，同时提出临证具体用药应"权变合宜"，不必拘泥于原方；在具体治则上强调顾护命门、三焦之元气，注重脾肾同治，温补下元之法，反对当时滥用寒凉之时弊。孙一奎在明代医学中，是承前启后的重要人物。其上承薛己、汪机，下启赵献可、张景岳，在明代的医学发展中发挥了非常重要的作用。

迄今为止，现代中医界对孙一奎的研究，主要有以下三个方面：①对于孙一奎在医学理论上的创新，尤其是对其代表性的"命门动气"学说记载甚为详细。②经中国知网（CNKI）等检索，发表与孙一奎相关的学术论文不足50篇。其主要内容集中在三个方面：其一，是对孙一奎"命门动气"学说与三焦相火理论的阐述；其二，是对《赤水玄珠》中某一病证治法特色的介绍；其三，是对孙一奎部分存世医案的介绍与分析。此外，还有部分论文在阐述新安医家时，提及与孙一奎相关的内容。③还有两部相关著作。第一部著作是于 1988 年由中国科学技术出版社出版，魏子孝编著的《倡命门太极说的孙一奎》。全书 3 万余字，从生平著述、学术思想、临证经验、后世影响、医案选读等多方面加以论述。第二部著作是 1999 年由中国中医药出版社出版，韩学杰、张印生主编的《孙一奎医学全书》（《明清名医全书大成》），书中对孙一奎传世的三部著作做了点校，并在书后附有《孙一奎医学学术思想研究》一文约 3 万字，从孙一奎的生平、主要著作、学术思想形成、学术思想特点、学术理论建树、临证施治特点、临床经验荟萃及后世影响等多个方面对孙一奎的学术思想做了全面的介绍。

孙一奎的传世医学著作有三部，分别为《赤水玄珠》30 卷，《医旨绪余》2 卷，《孙氏医案》5 卷，合称《赤水玄珠全集》。其中，《医旨绪余》为孙一奎医论合集，代表其在医学理论发展上的主要成就；《赤水玄珠》则主要以记载临床经验为主，辅以《孙氏医案》中所录 398 则医案，可以全面地反映孙一奎的医学思想与学术成就。本项研究采用的孙一奎著作版本，为 1999 年中国中医药出版社出版的《孙一奎医学全书》，并选取 1986 年人民卫生出版社出版、凌天翼点校的《赤水玄珠全集》为主要校本，对所引用内容做了详细的校勘。

在此对参考文献的作者以及支持本项研究的各位同仁，表示衷心的感谢！

中国中医科学院中医基础理论研究所　张宇鹏

2015 年 6 月

目录

孙一奎

生平概述

孙一奎，字文垣，号东宿，别号生生子；生于明嘉靖十七年（1538），卒于明万历二十八年（1600）；明代徽州休宁（今安徽省休宁县）人；明代著名医家，著有《赤水玄珠》30卷，《医旨绪余》2卷，《孙氏医案》5卷，后来合称为《赤水玄珠全集》。孙一奎为明初医家汪机的再传弟子，学术上擅长温补，是新安医学与明代温补学派的代表人物。因学养深厚、医效显著，故时人以"此日孙思邈，医功更有神"予以赞誉。

一、时代背景

孙一奎出生于明代徽州休宁的一个儒学世家。这一点，对孙一奎来说是很重要的。他在后来所取得的学术成就，与其家乡深厚的文化底蕴及早年在家庭中受到的良好教育是分不开的。

徽州，简称"徽"，古称歙州，又名新安，为安徽之"徽"的命名来源。宋徽宗宣和三年（1121），改歙州为徽州，府治今歙县，从此历宋、元、明、清四代，统一府六县（歙县、黟县、休宁、婺源、绩溪、祁门）。休宁，古称休阳、海阳，为明代徽州六县之一，也是徽州文化的发源地之一。

1127年，金国军队大举南侵，攻破北宋都城汴梁，俘虏徽、钦二帝，宋高宗赵构南渡长江，在临安建立了南宋王朝，这就是历史上有名的"靖康之变"。这一事变在中国历史上是具有分水岭意义的，因为正是随着宋王朝的南迁，中国社会的经济、文化发展的中心也彻底移向江南，江南从此成为中国经济、文化和社会发展最为活跃、最具代表性的地区。而徽州文化正是在南宋以后，在经历了五六百年新安文化的积累之后全面崛起，于明清时达到鼎盛。

徽州文化，是极具地方特色的区域文化，其文化内涵十分丰富。徽州人在文化领域里多有建树，创造了许多流派，这些流派几乎涉及当时文化的各个领域，并且都以自己的特色在全国产生了极大影响。其中，对孙一奎学术成长影响最大的，当属新安理学与新安医学。

新安理学是在中国思想史上有重大影响的学派，其奠基人程颢、程颐祖籍歙县篁墩，集大成者朱熹祖籍婺源，均在徽州。因徽州的前称为新安郡，故这一学派以"新安"定名。朱熹亦自称"新安朱熹"。新安理学亦即"朱子之学"，以维护、继承、光大朱子之学为宗旨，"严尊师道，精悟师训"，源远流长，代表着程朱理学之正宗。新安理学在明代的徽州极为兴盛，在理学思想的影响下，徽州各宗族对于族内子弟的教育非常重视，许多宗族都设置了供家塾经费之用的学田，大大提高了族内子弟受教育的机会。徽州教育发达最突出的表现，是使徽州在宋、明、清三代出了众多的进士。这种科举上的成功，不仅造成了社会地位很高的地方性家族集团，有力地促进了徽州社会整体文化水平的提高，而且还使得儒家伦理道德思想深蕴于徽州人的社会生活之中，人们自觉地以儒家伦理指导自己的日常行为。孙一奎正是生长在徽州的一个儒学世家当中，这不仅保证了他早年能够在家庭中受到良好的文化教育，而且周围环境的熏陶，也使得儒家的思想与道德规范深深地铭刻在他的心中，从而深刻影响着其日后学习与行医的过程。

新安理学还造就了"贾而好儒"的徽商风范。新安理学家以儒家的"民本"思想为依据，提出商、农并重，使徽州人能够理直气壮地去从商。明清时徽商称雄中国商界500余年，有"无徽不成镇""徽商遍天下"之说。徽州商人贾而好儒的价值取向，使得他们重视对文化的全面投入，以其雄厚的经济实力培养和造就了一大批"知识分子"，这使得明清时的徽州成为当时中国最主要的经济与文化中心之一。这为新安医学的发展与兴盛，创造和提供了丰厚的沃土。

发源于古徽州的新安医学，是根植于徽文化沃土上的一个区域特色明显的医学流派，以新安江上游（歙县、休宁、婺源、祁门、黟县、绩溪）为核心区域。新安医学肇始于宋元，鼎盛于明清而流传至今，上下数百年间，有文献资料可考证的医家近1000位，著作800多部。具有鲜明的地域特色，突出的学术成就，深远的历史影响。明代的徽州，经济繁荣，文化发达，新安医学也随着徽学的兴盛而兴盛，是当时中国医学活动的中心之一，涌现了汪机、江瓘、吴崑、徐春甫、方有执等著名医家。孙一奎作为明代初期徽州祁门名医汪机的再传弟子，也是新安医学重要的代表人物之一。

徽州的儒学昌盛，儒医众多是新安医学一个非常鲜明的特点。宋代以后，随着大量儒生进入医学领域，儒者多兼通医道，医者多通儒理，渐渐形成了一种独特的中医群体——儒医。儒医将医学视为实现其济世理想的重要手段。北宋名相范仲淹就曾有"不为良相，则为良医"的名言，将良医的地位抬高到与良相相提并论的程度，充分显示出行医以济世的观念已深入人心。古代医家中的许多人，特别是其中的精英分子，并不把医学看作单纯的职业或谋生手段，而是把医学活动视为个人实现人格完善和社会价值的途径。

徽州人历来有尊儒重教的传统，唐宋以后，徽州历代皆以从儒攻举子业为重，但朝廷科考取士的名额总归是有限的，徽州文化发达，大量儒士们或怀才不遇，或淡泊功名，因而弃儒从商成为"徽商"的来源；而另一部分儒生，则在"不为良相，即为良医"的思想感召下，走上了医学的道路。在众多的新安医家之中，"以儒通医"者占有很高的比例，他们或先儒后医、医而好儒，或儒而兼医、亦儒亦医。济世活人，光宗耀祖，成了新安医家的"座右铭"和终身希冀，这也是新安医学得以发展的文化根源所在。在这众多的儒医当中，就包括有出身儒学世家的孙一奎，他正是在儒家事亲尽孝的思想指导下开始学习医学，又受到其父"良医济施与良相同博比众"的鼓励后，坚定了学医的信念，最终成了一代名医。

二、生平纪略

（一）里籍与家族

新安孙氏家族是徽州的世家大族，遍布休宁、歙县、婺源、祁门、贵池、全椒、宁国诸地。据清《道光休宁县志·姓氏卷·孙氏》载，今坑口、草市、阳湖、溪东、栈山、浯田、梅林、高桥、黄村、汉口、闵口等地孙氏家族皆出此脉。

新安孙氏始祖，可追溯到唐僖宗时的大将孙万登。孙万登为山东乐安人，是唐僖宗时的大将，官至金吾上将军。公元906年，孙万登奉令率领军队沿赣东进入皖地，屯军徽州休宁。不久，唐亡，孙万登已无主可从，无令可奉，遂率部在休宁定居下来，并选派军中身体强壮、精于农事的士卒就地辟荒耕耘。据江苏《斜河孙氏宗谱》"唐田世系图"载，孙万登定居徽州休宁黎阳乡之唐田，其后人再分散迁徙，"自唐田有迁择富前村、坑口、阳湖、湖稼、小溪者，亦有迁宣门、太平、常州者"，由是"休宁为郡之大邑也，而邑有孙氏者，为邑之著姓也"。其中，安徽休宁逐渐成为孙氏新的郡望。

孙氏家族为休宁当地世家大族，人口众多，据统计经历宋、元两朝，到明朝宣德三年（1428），居住在休宁、祁门、歙、黟四县的孙氏人口总数已超过2万人。休宁孙氏家族自宋代后名人辈出，一派兴旺。宋代后期有休宁名士孙吴会，端平二年（1235）进士，累官沿江制置司参议，景定五年知常州。宋元之交有孙嵩，志尚幽洁，以荐入太学，宋亡隐海宁山中，誓不复仕，著有《艮山集》。其弟孙严，亦为隐士，工于诗作，有《爽山集》。明代有《松罗吟稿》的孙英，著《三山人诗稿》的孙良器，著《沧洲草》的孙元孚等著名文人。明末清初有孙逸，流寓芜湖，精画山水，尝作歙山二十四图，亦工花卉，为当时名家。清代有名士孙默，字无言，初客寓广陵（今江苏扬州），贫而好客，后归故土黄山，海内多赠以诗文，书室名笛松阁，著有《笛松阁集》《十六家词》。还有工书画的孙殿龄等。孙一奎作为明代著名医家，也同样是休宁孙氏家族培养出的杰出人才之一。

明代徽州经济发达，文化昌盛，各大宗族为保障其子弟的身体健康，免受疾患，都有在不同程度上培养或支持本族子弟学医的传统。孙一奎正是在这种环境下成长起来的，他在括苍被授以"禁方"，欲放弃经商而钻研医术时，正是得到了其父的大力支持，才下决心走上了学医的道路。而孙氏成为名医后，也承担了孙氏家族族医的任务，在其家乡大量为其族人诊病。分析《孙氏医案》中"新都治验"发现，在所收 203 个医案中，病人为孙氏族人的有 74 个，为其族仆的有 8 个。说明其在徽州地区行医的过程中，族人与族仆的医疗是其重点，占到了 40% 之多。由此可见，徽州地区文化的昌盛，与新安医学的发展是一种相辅相成的关系，正是在这样有利的社会环境与家族的大力支持下，孙一奎才逐步成为了名满天下的杏林高手。

（二）人生经历

关于孙一奎的生平，能够查到的传世资料很少，主要是依据其著作《赤水玄珠》《医旨绪余》《孙氏医案》三书的序言与诸家赠文、赠诗推测考证而来。

孙一奎出生在明代徽州的一个儒学世家，从《赤水玄珠·自序》及

《医旨绪余》等书的序言里，我们可以得知孙一奎自幼聪颖过人，曾学《易》，稍加点拨即能昭彻大义，老师也对他的天资感到十分惊奇。其父以儒术起家，身体羸弱，由于攻读过于刻苦，加之屡试不第，心情抑郁，体质疲弱益甚。这给少年的孙一奎留下了非常深刻的印象，在那时，他便已经抱有"事亲者不可不知医"的念头，初步有了要学医的想法。

可能是孙父科考挫折过多的原因，待孙一奎年纪稍长之后，其父并没有让他继承举业，而是令其随族兄一起前往括苍（今浙江丽水）经商。在这期间，孙一奎遇到一个精通医术的修道之人，可能是因其恭谨温顺的气质博得了"异人"的好感，而被传授以"禁方"。孙一奎最初接受此书是想为"事亲"而备用，不料读而验之果然多有奇效，遂燃起了放弃经商而学医的信念。在选择学医的道路上，孙一奎的父亲给了他坚定的支持，在其自序中记述其父"沾沾喜曰：'医何不可为也？良医济施与良相同博比众，又何论良贾'"（《赤水玄珠·自序》）。

孙一奎在其父的支持下，开始学医。然而他发现，"异人"所授"禁方"虽然精良，但因有所局限而不能通洽，如果仅拘泥于成方，而不能将之融会贯通随证机变，则仍难成良医。因此，孙一奎开始苦读医籍，不论寒暑，都十分专注。上至《灵枢》《素问》《难经》，下及古今名家，无所不及，对儒、释、道三教经典中与医学有关的部分也无不猎及。三年之后，自念"索居而窥观"不若"广询而远览"，故决意离家远游，广寻名师。他的足迹踏遍江南，一边行医，一边寻求有识之士，博采众长，不拘门户，凡遇有所长，必前往请益。如此，经三十年后的勤求博采，孙一奎学验俱丰，理论上可"镜莹于中"，实践上则"投剂辄效"，终成一代名医。

孙一奎在行医之余，同样非常注重对医学理论与临床经验的系统总结，先后著有《赤水玄珠》30卷、《医旨绪余》2卷、《孙氏医案》5卷，后来合称为《赤水玄珠全集》。

（三）相关考辨

1. 形象与名号

《孙氏医案》一书卷首有"孙东宿先生像赞"一文，录有"孙东宿先生小像"（图1）一幅，使得我们今人也能够了解孙一奎的形象。

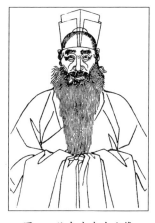

图1　孙东宿先生小像

从画像上看，孙一奎略显清瘦，而一对炯炯有神的双眼与一缕长髯，则是其突出的特征。正如其赞文称曰："炯然其眸，飘然其髯。""庞眉美髯，玉质金相。"而诸家赠诗也称其为"美髯公""紫髯碧眼新安客"等。足见其长髯给人的深刻印象。由此，配合孙一奎超群的见解与不俗的气质，"威仪挹挹而神采焕发，谈吐洒洒而道术彪彰"，为我们勾勒出一代名医的形象。

孙一奎，字文垣，号东宿，别号生生子。其中别号生生子，是取《周易》中"生生之谓易"之意。在《医旨绪余》一书后，附有其友人陈履祥所作《后序》一篇，详细解释了"生生子"这一别号的意涵。文中认为，太极"不生不化""常生常化"，正是"生生"之理的具体体现。孙一奎出身儒学世家，深通易理，其所著之《医旨绪余》一书，以太极学说立论，以随证用药终篇，得"太极生生之用"。而孙一奎"起人病而延人命"，是"所以继述羲轩而恢弘天地大生之德"，正是对"生生"之理的最好诠释。

2. 生卒年月

关于孙一奎的生卒年，以往仅知道孙一奎是明代嘉靖至万历年间人，其具体生卒年不详，现有的医学辞书与研究论文中均未明确记载，只是模糊描述为"生活于嘉靖、万历（1522～1620）年间"。某些人在其所撰写的文章中，曾误认为孙氏生于 1522 年，卒于 1619 年。其实，1522 年为嘉靖元年，1619 年是万历年号的最后一年，并非孙氏的确切生卒年。

2009 年 11 月出版的《中华医史杂志》第 39 卷 6 期上刊登了张一群的《孙一奎生卒年考》，文中考证了明代隆庆进士、吏部侍郎徐显卿所撰《文垣孙君墓志铭》(《四库全书存目丛书补编》第 98 册《天远楼集》卷十四)，文中曰孙氏临终"合掌而瞑，时万历庚子二月二十一日，距其生嘉靖戊戌八月二十二日，享年六十有三"。由此得出结论"孙一奎当生于 1538 年，卒于 1600 年"，从而解决了有关孙一奎生平的一个悬而未决的问题。

（四）交游名士

孙一奎医术高明，交游也十分广阔，且所交者多为名门高士。其在《赤水玄珠·自序》中曰："惟是三吴诸名公，遂信余有知也，忘分下交，争为延致。"然而，由于传世资料之不足，其交游经历大多已不可考。现仅摘取部分在其书中作序与赠文、赠诗之名士资料，罗列于下，以资参考。

徐显卿，明朝南直隶长洲（今苏州）人，生于嘉靖十六年（1537），卒于万历三十年（1602），字公望，号检庵。隆庆二年（1568）进士。曾修明神宗实录，官至吏部侍郎。万历十七年（1589）三月二十二日因遭劾，三次上书请求至仕（退休）得准，就此罢官。徐显卿著有《天远楼集》27 卷，《四库总目》王稚登为之序。关于其事迹多失载，有徐显卿宦迹图及诗序传世。

对于孙一奎的研究，徐显卿是个不可忽视的重要人物，这不仅是因为他曾在《赤水玄珠》一书中作序，更重要的是，在孙氏死后，他曾为孙一奎撰写了墓志铭，而这篇铭文至今仍保存在其《天远楼集》中，这为我们考证孙一奎的生卒年月提供了极为重要的证据。此外，在《孙氏医案》中所存之孙一奎唯一传世的画像，也是有徐显卿所题。

祝世禄，字世功，江西德兴人。生卒年均不详。万历十七年（1589）

进士，考选为南科给事。历尚宝司卿。耿定向讲学东南，世禄从之游，与潘去华、王德孺同为耿门高弟。世禄工诗，善草书。著有《环碧斋》诗集3卷、尺牍3卷，及《环碧斋》小言，均入《四库全书总目》并传于世。曾为《赤水玄珠》作序，并有赠诗、赠文。

汪道昆（1525—1593），明代文学家、戏曲家、抗倭名将。字伯玉，号南溟又号太函。歙县（今属安徽）人。嘉靖二十六年（1547）进士，曾协助戚继光扫平扰闽倭寇，以功擢按察使，又任金都御史等，位至兵部侍郎。汪氏擅长古文辞，工诗词，有《太函集》120卷，收散文106卷，诗歌1520首，堪称多产作家，诗文理论宗前、后七子，世称"后五子"之一，颇受时人见重。汪氏精通音律，在戏曲创作方面有较高水准，所制杂剧清新俊逸、诙谐多姿，影响很大，传世有《高唐梦》《五湖游》等五种。曾为《赤水玄珠》作序。

史孟麟（1559—1623），字际明，号玉池先生。万历十一年（1583）进士，著名理学家，师事顾宪成。因直言"疏请册立皇太孙"和营救御史刘光复而震动朝野，声闻著江东。曾为《赤水玄珠》作序。

臧懋循（1550—1620），字晋叔，号顾渚山人，浙江长兴人。明代戏曲家、戏曲理论家。万历进士，授荆州府学教授，升南京国子监博士。臧氏工书法，精通音律，编纂出版《元曲选》100卷，对元杂剧的保存和流传起了重要作用。曾为《赤水玄珠》作序。

丁元荐（1560—1625），字长孺，号慎所。明浙江承宣布政使司湖州府长兴县（今浙江长兴）人，曾在广东等地任职，历仕礼部、刑部，官至刑部检校、尚宝司少卿。曾为《赤水玄珠》作序。

吴维魁，字元甫，号凤茗。万历十一年（1583）癸未进士，授德兴知县，调绩溪知县，升刑部，理刑淮安，转知辰州府。曾为《医旨绪余》作序。

程巨源，明代戏曲理论家，著有《崔氏春秋序》。曾为《医旨绪余》作序。

洪垣（1507—1593），字峻之，号觉山，江西婺源人。嘉靖十一年（1532）进士，历任永康知县、山东道御史、温州府知府等职，着有《觉山史说》《觉山绪言》。曾为《医旨绪余》作序。

陈履祥，字文台。明万历贡生。先后从师于罗汝芳、耿定向，与南阳杨贞并称"罗门高足"。授徒金陵、宛水间，从学者众。著有《四书翼易会通》《大一统论》《正学疏》等书，另与陈昭祥、陈明良合编有《祁诗合选》。曾为孙一奎作《医旨绪余·后序》，并有赠诗。

潘士藻，字去华，号雪松，婺源人，生卒年均不详。万历十一年（1583）进士，曾任御史，著有《暗然堂类纂》6卷，《谈易述》17卷。曾为《孙氏医案》作序。

唐鹤征（1538—1619），字元卿，号凝庵。明武进（今属江苏）人。隆庆进士。历任礼部主事、工部郎、尚宝司丞、光禄寺少卿、太常寺少卿、南京太常等职。唐氏自九流百家、天文地理、稗官野史，无不究极，曾在无锡东林书院讲学。曾为《孙氏医案》作序。

三、从医经历

关于孙一奎的从医经历，相关资料基本已很难找到，因此我们只能根据《赤水玄珠·自序》及《孙氏医案》的记载，做一鳞半爪的推测。

从《赤水玄珠·自序》中可以得知，孙一奎出身于一个徽商世家，是偶遇"异人"传授"禁方"后才转而学医的。纵观其一生，大致可见孙一奎的从医经历分为三个阶段：自孙氏得授"禁方"后，因验之"多奇中"而萌发学医之心，而后发觉仅拘泥于成方难成良医，则"乃发轩岐遗书，以及诸大家载籍，下帷诵读，口玩心惟"，苦读医籍三年。至此为第一阶段，是初步建立了学医的信念，并打下了坚实的基础。自孙氏苦读三年后，自念"索居而窥观"不若"广询而远览"，因而离家远行，广寻名师。《赤水玄珠·自序》中称其"自新都游彭蠡，历庐浮沉湘，探冥秦淮，钓奇于越，卒掩迹三吴矣。所历之地，遇明达而折伏其前，与之谭支顺阐横之秘"，此为第二阶段，是游医求学的阶段。第三阶段为孙氏学成为名医后，返乡著书立说阶段。

《孙氏医案》是孙一奎的门人余煌与其子孙泰来、孙朋来搜集孙氏部分临证医案编纂而成。考其书中所出现之纪年干支，最早为"壬申仲秋"，即明隆庆六年（1572）；最晚为"丁酉夏"，即明万历二十五年（1597），时间跨度有二十五年，记载了孙一奎从三十五岁到六十岁之间的典型医案近400则，从很大程度上能够反映成名之后孙一奎的行医经历。

《孙氏医案》共计398案，分别依据孙氏行医地域的不同编为5卷，包括《三吴治验》2卷、《新都治验》2卷、《宜兴治验》1卷。三吴，是指长江下游江南的一个地域名称，明·周祁《名义考》以苏州为东吴、润州（即今镇江）为中吴，湖州为西吴；新都，是指新都郡，为汉代行政区名，位于今新安江上游，徽州和严州的前身，后世常以之代指徽州；宜兴，古称"荆邑""阳羡"，位于江苏南部。这三个地方正是孙氏成名后的主要行医区域，其中新都是孙一奎的家乡，故所遗医案最多，达203案，行医对象也多为孙氏家族的成员，多有"族弟""族侄""表嫂""仆妇"等称呼。而三吴与宜兴都是明代当时长江下游经济最发达的地区，孙一奎与此间名士则都有结交，常被延请出诊，其行医对象则常见"孝廉""文学""光禄""太守"等官称，故其在《赤水玄珠·自序》中曰："三吴诸名公，遂信余而有知，忘分下交，争为延致。"其中，书中所载"三吴治验"有154案，宜兴治验有41案。

从医案所覆盖的范围看，孙一奎所治疗的疾病范围很广，外感内伤均有涉及，尤其以善治杂病著称。其常治之病证包括时疫、温病、痢疾、泄泻、便血、咳嗽、痰积、鼓胀、痛风、疟疾等，不一而足。在这其中，妇科医案非常突出。孙一奎所治患者大半都是各家女眷，直接涉及经、带、胎、产等妇科疾病的医案就有五十余案之多，占总医案的八分之一以上。如"产后胁胀痛，白带如脓""小产后脐下痛""有妊五月，忽血大下""怀妊受惊，而成子悬""月讯当止不止"等。除妇科医案外，儿科与老年病的医案也非常多，如"周岁发慢惊""七岁患痢疾后成疳""八岁疳积虫痛""年八旬，头晕脚软，大便溏泻，小水淋沥""年六十四，风痹不能步者三载"等。这也从侧面说明了孙一奎医术之高及患者的信任。

孙一奎作为出身于世家的儒医，学医之初即从苦读医籍入手，治学以《内》《难》为宗，并兼取众家，重视医学理论与临床实践的结合。因而，孙一奎对理论研究十分重视，提出许多学术创新，对后世医学的发展有着深远的影响。

孙一奎学术贡献较大的是对于命门动气和三焦相火理论的阐述。孙一奎推崇理学太极学说，倡导医易同源，他引进"理学"太极的观点对命门、三焦等历来有争议的医学命题进行阐发，创立了命门动气学说与三焦相火学说，构成了孙一奎独特的学术观点。

孙一奎提出，命门有位而无形，而命门中所藏之动气即是人身之原气，也是人身之太极所在，命门动气为人之生生不息之根。在此，孙一奎将命门动气看作是人体生命的来源，是生成五脏六腑的根本所在，从而也使命门成为超越五脏之上的人体生命之源。

对于三焦与相火的问题，孙一奎认为，人体之火分为君火与相火，君火在人身之中即为心火，而相火则为包络、三焦之火。孙一奎指出三焦亦有名而无形，为原气之别使，三焦与包络互为表里，共同主持相火。相火的主要作用是推动、主持气血，维持人体正常的生命活动与生理功能，是维持人体正常生命活动的动力。君火与相火二者相辅相成，只有相互配合协调，人体才能健康，二者不可偏废。

孙一奎作为临床大家，在临床诊疗方面，还有许多重要的贡献。孙一奎注重"明证"与"正名"，对相似病证的鉴别多有独到见解，对多个相似病证的鉴别诊断进行深入探讨。他还倡导"不执方"说，强调临床治疗应遵循理、法、方、药一贯性的原则，不应拘泥于成法，其用药法度森严，而又灵活多变，治验多巧发而奇中。同时，他针对明代前期治病重在滋阴降火，动辄寒凉攻伐，常致损人脾胃，克伐真阳的时弊，直指其非而极力批驳，临证注重培护阳气，温补下元，为明代温补学派的重要代表人物之一。他的这些真知灼见，至今仍具有重要的临床指导意义。

除此以外，孙一奎所著的《赤水玄珠》《医旨绪余》《孙氏医案》三书，也均为医学史上的名著，备受后世医家所推崇，影响深远。

孙一奎

著作简介

孙一奎现存医学著作，有《赤水玄珠》30卷、《医旨绪余》2卷、《孙氏医案》5卷，三书合称《赤水玄珠全集》，又名《孙氏医书三种》，首次刊行于明万历十二年（1584）。另有《正脉启蒙》《本草刊伪》等书未能刊行。

一、《赤水玄珠全集》

《赤水玄珠全集》，又名《孙氏医书三种》，孙一奎撰。刊于万历十二年（1584）。现存刻本有明副本、四库全书本、1914年上海著易堂书局铅印本、1986年人民卫生出版社点校本等10多种。

（一）《赤水玄珠》

《赤水玄珠》是孙一奎的主要代表作，是其集三十年研究心得与临床经验所作。全书30卷，详尽地论述了内、外、妇、儿各科常见病、多发病的病因病机、证候表现、治疗方法、处方用药等内容。《四库全书总目提要》称："于寒热虚实表里气血八者，谆谆致意，其辨古今病证名称相混之处，尤为清晰。"

《赤水玄珠》全书共30卷，总计130余万字。全书第一至十九卷主要为内科（包含五官、咽喉等科的内容），包括风、瘟疫、火热、暑、湿、燥、寒、头痛、面、目、鼻、耳、口、舌、齿、咽喉、腹痛、胁痛、心痛、呕吐哕、腰痛、水肿、胀满、痞气、吐酸、停饮、痰饮、怔忡惊悸、咳嗽、喘、哮、疟、泄泻、痢、气、血、虚怯虚损痨瘵、郁证、痿证、脚气、白浊、梦遗、汗、消瘅、痹、内伤、积聚、癫狂痫、颤振、癃疝、痉、不得卧多卧、烦躁、健忘、癃、遗溺、脱肛、前阴诸疾、疝气、霍乱、中恶客忤、咳逆、噫、下气、嘈杂、眩晕、喑、疽、厥证、伤寒等70余门，涵盖了几乎内科所有病证；第二十至二十四卷为妇科，虽并未分门，但也依照经、带、胎、产及妇人杂病的顺序全面论述妇科内容；第二十五至二十八卷为幼科，其中第二十五、二十六两卷立有初诞、脱肛、哮喘、咳嗽、吐泻、癖、淋、遗尿、外肾光肿、痢、疟、吃泥、吃生米、耳、龟胸龟背、虫、疳、痫18门，分述小儿诸病；第二十七、二十八两卷则为孙氏所著《痘疹心印》一书，专述小儿痘疹的辨治法则；第二十九、三十两卷为外科门，论述外科诸病的诊疗。

综观《赤水玄珠》全书，内、外、妇、儿诸科俱全，分门论述数百种不同病证，每一病证又条分缕析，分因、证、方，并附诸家治验。本书辨证以"寒热、虚实、表里、气血"为纲，立论"明证"为要，强调理论与临床实际相结合，注重相似病证的鉴别诊断。《四库全书总目提要》称之曰："于寒、热、虚、实、表、里、气、血八者，谆谆致意，其辨古今病证名称相混之处，尤为明晰。"书中各证分述先引《内经》原文为引，次述历代诸家之辨治经验，其间穿插以孙氏个人的见解与发挥，最后列出本证的治法与方药，以利后人检用。孙氏本人学养深厚，又能持平立论，对历代各家的经验与理论，凡切合临床实践，对该病的辨治确有指导作用的则均予以采纳，对其有所偏颇之处，常能提示后学警惕。而其间附己意，又多有点睛之笔，颇能启迪读者。其所列方药亦较实用，故本书多为后世所推崇。

孙一奎著书善于汲取各家理论之精华为己用，本书卷首先列出采用书目，其中"采用群书目"包括《河图》《洛书》《周易》《洪范》等经、史及诸子群书，计93种；"采用历代医家书目"中则有《神农本草经》《素问》《灵枢》《雷公炮炙》《颅囟经》《伤寒论》《金匮要略》等历代医学典籍，计 182 种，两者合计为 265 种。其在《赤水玄珠·凡例》中曰："所引诸书名即诸家姓氏者，欲人知其有所自且一证之中，经书多有发而未尽者，前贤或触目感悟，揭而补之，俾后学得以仿宗。"这些引用的书目中，有些是各历史时期的名著，有些书已遗佚失传，这些历代名家的医论被完整的保留在孙氏书中，不仅具有极高的临床参考价值，而且还具有极高的史料价值。

《赤水玄珠》的书名为罗浮道人所提，是取自《庄子》中的典故。《庄子·天地》载："黄帝游乎赤水之北，登乎昆仑之丘而南望。还归，遗其玄珠。使知索之而不得，使离朱索之而不得，使喫诟索之而不得也。乃使象罔，象罔得之。"玄珠喻大道，知、离朱、喫诟与象罔（一作罔象）均为虚拟人物。知通智，喻智者；离朱乃古之明目者，喻明察之人。喫诟，据今人杨柳桥《庄子译注》考证："喫，当借为'挈'；诟，当借为'钩'，实借为'捉'，皆叠韵通借字，亦捉取之义也。"故喫诟则为善取之人，三者索玄珠而不得，喻智慧、明察、善取均难寻大道。罔者，忘也，象罔指得象而忘之，此无心之谓也。只有无心之人，忘却了事物外在的形式（象）之后，才能真正接触到大道的境界。这个典故是道家思想的典型体现，孙一奎以此作为书名，也从一个侧面反映出孙一奎个人的思想与追求。

（二）《医旨绪余》

《医旨绪余》2 卷，计 78 篇，上卷 45 篇，下卷 33 篇。《医旨绪余》主要汇集了孙一奎对医学的思考与见解，是一本理论性很强的医论著作，也是孙一奎学术思想的集中体现。全书集诸家之说，主要论述太极、阴阳、五行、脏腑气血、三焦包络、命门相火、经络腧穴、疾病诊断及内伤杂病等问题，书中结合易学原理与理学观点，对命门、相火、气、火等医学理论做出新的阐发，并有对痰证诊断与治疗，咳、喘、哮等病证的鉴别，对张仲景等医家及其著述的评价等内容，均汇集其学医之体会、见解，内容颇多可取，充分体现了孙一奎的主要学术思想。

《医旨绪余》下卷，录有《张、刘、李、朱、滑六名师小传》一文，为医古文名篇。文中逐一介绍评价张仲景、张从正、刘完素、李东垣、朱丹溪、滑寿六位医家的主要特点与成就，并根据六人所处的不同社会环境，对他们的贡献做出了正确的评价。孙一奎对《内经》以下诸家学说所持的态度比较客观公允，他认为应当"因古人之法而审其用法之时，斯得古人立法之心"，不能"窥其一斑面议其偏长"，故他评价此六人曰："仲景不徒以伤寒擅长，守真不独以治火要誉，戴人不当以攻击蒙讥，东垣不专以内伤树帜，阳有余、阴不足之谈不可以疵丹溪，而撄宁生之长技亦将与诸公并称不朽矣。"《四库全书总目提要》对此大加赞赏，称之为"千古持平之论"。

（三）《孙氏医案》

《孙氏医案》（又称《生生子医案》《孙文垣医案》）5 卷，由其子朋来、泰来及门人余煌、徐景奇等人选编而成，内含《三吴医案》2 卷、《新都医案》2 卷、《宜兴医案》1 卷，计 398 案。内容以地名汇集，依时间先后为序，涉及温热时疫、内科杂症、妇人胎产、幼童虫麻以及耳目诸疾。孙氏医案辨证精详，立法得当，遣药合理，疗效突出，尤其在诊病时注意询问病史，分析脉证不落常套，有着极高的临床参考价值。

书中医案，除了按各病证罗列外，于证治、经旨多有阐发，标有"有发明""有大发明"计 57 案，医理有阐发，辨治有独见，"或发明其症，或发明其治，或发明其时令，或发明其经旨，或发明其性情，或其人偏迷不从治理而罕譬曲喻，诱掖歆动之者"（《孙氏医案·凡例》）。这些急重疑难病证的救治案例，充分反映了孙一奎精湛的医技，然其按语烦琐拖沓，旁文常多于正论，《四库全书总目提要》批评说："盖大意主于标榜医名，而不主于发挥医理。"

二、其他著作

孙一奎尚有《痘疹心印》2卷，是其搜集大量痘疹方书，"节录各家成法，参以己意，会而同之"（《痘疹心印·小引》），详细记述了小儿痘疹的各种诊断与治疗方法。本书成书于明万历丁酉年（1597），后并入《赤水玄珠》一书中，为其第二十七、二十八卷"痘疹门"。

此外，据张一群先生考证徐显卿所撰《文垣孙君墓志铭》载："其所著述甚具，若《医旨绪余》，载命门之说、相火之辨，正朱彦修之讹，最所独得。其博综见《赤水玄珠》。其治病以意应机，载历验医案。其未梓行者有《正脉启蒙》《本草刊伪》等尚多。"可知孙一奎尚有《正脉启蒙》《本草刊伪》等书未能刊行，今已湮灭在历史的长河中。

孙一奎

学术思想

孙一奎的学术思想主要记载在《医旨绪余》一书中，其中贡献较大的是对于命门动气和三焦相火的理论阐述。孙一奎推崇理学太极学说，倡导医易同源，他引进"理学"太极的观点对命门、三焦等历来有争议的医学命题进行阐发，创立了命门动气学说与三焦相火学说，构成了孙一奎独特的学术观点。

一、学术渊源

（一）理学与道家的影响

综观中医学术发展的历史，医家的学术思想，不仅体现了医家个人的世界观，同时也深深地印着时代的烙印。每当历史上哲学界出现重大的争论和发展，都会对医学思想的发展带来影响。宋元以后，医学理论发展迅速，这与宋明理学思想的出现与流行有着很大的关系。尤其是自朱丹溪援儒入医之后，理学思想对中医学发展的影响更为突出。

理学是中国思想史上曾起过重大影响的学派，宋代理学的奠基人程颢、程颐及理学集大成者朱熹，祖籍均系徽州，且在新安的传播和影响尤深。孙一奎出身于徽州儒学世家，家学渊源与自幼所受的教育，使他具备了非常深厚的理学功底，在此后的医学生涯中，理学成为他医学思想的理论基础，也是他学术创新的灵感源泉。

太极学说，是中国古代概括阴阳易理和反映世界发生、发展变化规律的图式。"太极"的概念，最早出自《周易》。《易传·系辞上》云："易有太极，是生两仪，两仪生四象，四象生八卦。"太极，有宇宙本原的至高无上、至极无以复加之义。宋代随着理学的兴起和发展，将对太极的探索推向高峰。北宋理学的创始人周敦颐熔儒、道于一炉，从实体与属性相统一的高度，创"太极图说"，提出了"太极→阴阳→五行→万物"的宇宙演化模式。此后，张载、朱熹等理学大家，均对太极思想有深入的阐发。至明代以后，太极的思想与学说已经得到了全社会的普遍认同，并成为学术界的一种主流思维模式。

生活于南宋时期的朱熹是宋代理学之集大成者，他在继承和发展北宋"五子"（周敦颐、邵雍、张载、程颐、程颢）思想的基础上，进一步建立了一个完整而精致的理学思想体系，提出太极是宇宙的根本和本体，太极本身包含了理与气，理在先，气在后。太极之理是一切理的综合，它至善至美，超越时空，是"万善"的道德标准。这一思想从南宋后期开始被学界广泛接受和推崇，并成为社会普遍公认的正统思想。

元代医家朱丹溪早年曾随朱熹的四代弟子许谦学儒，具有很深的理学造诣。他将医学与儒家的学问相融合起来，自觉或不自觉地将大量的理学内容引入到医学领域中，"援儒入医"是朱丹溪学术思想的一大特色。孙一奎是明初医家汪机的再传弟子，而汪机曾私淑丹溪之学，因而朱丹溪的学术思想对孙一奎有着非常大的影响。孙一奎承袭朱丹溪"人身必有一太极"的思想，将理学当中的"太极"理论融入到医学当中。他在书中大量引证周敦颐、邵雍、朱熹等理学大师的论点，以说明太极理论的重要性，并在进一步结合了道家思想的基础上，提出"命门动气"即为人身之太极的理论，从而使"命门动气说"成为其最重要的理论创新。

孙一奎除崇尚儒家思想之外，亦兼采释、道之说来充实其医学理论。其在著作《赤水玄珠·凡例》中曰："医寄生死之关，非知性命者，不足与有言也。儒之穷理尽性，以至于命，固当取以折衷。而老氏性命兼修，释氏明心见性，道理自可参观，故兼采二氏为翼。夫知三教之所以者，于医学思过半矣。"孙一奎最为重要的代表著作是《赤水玄珠》，其书名即是请罗浮道人所提，是取自《庄子》中的典故。他将道教内丹术中有关命门的认识引入医学，是系统阐述命门学说的代表人物之一。他常引用道教著作以阐发命门学说，所论显示出将道教内丹之说移植到医学中的明显痕迹。如《医旨绪余·命门图说》云："追越人两呼命门为精神之舍，原气之系，男子藏精，女子系胞者，岂漫语哉……犹儒家之太极，道之玄牝也。""玄牝"一词，在很多情况下也是道家丹田的代称。又如在"右肾水火辨"中说："仙家取坎填离，以水升火降，既济为道。谓采坎中之一阳，填离中之一阴，此还乾坤本源之意也。"此段论述，即是根据道教内丹取坎填离的内炼法则和经验认识，来解释命门学说的。

然而，遗憾的是，正是受到道教的影响，在其著作中也夹杂一些非医学的内容，如《赤水玄珠·虚怯虚损痨瘵门》中所述的"方外还丹""环丹秘要论"及取"红铅"、取"梅子"等诸法，为道家中采阴补阳的修炼之法，而并无多少医学依据。《四库全书总目提要》批评说："专讲以人补人采炼之法，殊非正道。""遂为全书之大瑕。"当然，这些不当之处，就全书来看仅是细枝末节而已。

（二）师承渊源与学派传承

发源于古徽州的新安医学，是根植于徽文化沃土上的一个区域特色明显的医学流派，具有鲜明的地域特色，突出的学术成就，深远的历史影响。明代的徽州经济繁荣，文化发达，新安医学也随着徽学的兴盛而兴盛，是当时中国医学活动的中心之一，涌现了汪机、江瓘、吴崑、徐春甫、方有执等著名医家。孙一奎作为明代初期徽州祁门名医汪机的再传弟子，也是新安医学重要的代表人物之一。

孙一奎曾随徽州黟县人黄古潭先生学习医术，受益良多。黄古潭为明代初期名医、新安医学的开创者汪机的弟子，故通常认为孙一奎是汪机之再传弟子，也是新安医学的代表人物之一。

黄古潭其人，历史上记载极少，只知道他是明代黟县人。其少业儒，通五经。因为一次患病为庸医所误，而弃儒业从医学，拜祁门名医汪机为老师。徽州当地民间传说有黄古潭以南瓜蒂保胎的故事，这一偏方至今在临床中仍有应用。

黄古潭治病常有超常见解，孙一奎对他非常敬重，凡是遇到疑难的病证，都会向他请教，并在其著作《医旨绪余》中记载有黄古潭两则医案。一次，孙一奎的弟弟外出旅行，路上感受热邪，加上过于疲劳，突发左胁痛，痛处皮肤色红并且出现水疱疮，医生断为肝经郁火，用泻肝的常用方剂给他服用，病痛反而加重。孙一奎有所疑惑，于是带他弟弟前去询问其师黄古潭先生，先生对他讲明医理，弃苦寒之品不用，以免引起燥邪资生的弊端，而纯用甘寒药物，重用瓜蒌，加粉草、红花，一剂而愈。另一则医案，则是有妇人郁结经闭，诸医皆云有孕，治用安胎之药，吐酸反甚，黄古潭以补肺泻肝之剂而愈。黄古潭的高超医术，使孙一奎在医理和临证诊疗上受惠不浅。

除黄古潭之外，孙一奎也曾广寻名师，向很多有一技之长的医家学习。如在《赤水玄珠·序七》中，记载孙一奎曾在吴兴曾跟随铜壁山人学习，得到了铜壁山人所传授的许多"秘书"。铜壁山人即明代医家黄廉的号，其生平居里未详。据现有医籍资料称，辑有《痘疹全书》10卷、《秘传经验痘疹方》4卷。据此推测，孙一奎应该向他学习过小儿病的治疗方法，而在《赤水玄珠》第二十六卷《痐门》曰："铜壁山人曰：凡治痐，不必细分五痐，但虚则补之，热则清之，冷则温之，吐则治吐，利则治利，积则治积，虫则治虫。不出集圣丸一方加减。用之屡试屡验。"证明铜壁山人对治疗小儿诸病确有独到之处。孙一奎著有《痘疹心印》一书（即《赤水玄珠》二十七、二十八两卷），详细记述了小儿痘疹的治疗方法，很可能就是与黄廉传授秘书有一定关系。

孙一奎属于丹溪之一脉，因此，他对朱丹溪更为推崇，在其著作《赤水玄珠》与《医旨绪余》中，引用丹溪之医论比比皆是，并常奉为至理。孙一奎以擅长杂病著称，尤其对"痰火""诸郁"等证的辨治，效如桴鼓相应，实是得益于丹溪良多。自丹溪创立滋阴一派后，时医中多有号称尊丹溪之法而滥用寒凉之庸医，孙一奎对此极为不满，认为其曲解了丹溪之原意，必大力加以辩驳以维护丹溪之声誉。但是，由于学术观点的不同，他对丹溪的"阳常有余，阴不足论"及"相火论"中的有些内容，却很不以为然，坦然立论加以辩驳，认为丹溪所言之"相火"，实为"阴火"之误，从而误导后学，是造成滥用寒凉之时弊的重要原因，"溯丹溪初心，本欲开后之聋瞽，不知此论，使聋瞽益聋瞽也"。然而，仔细分析孙一奎所述之观点，其很多内容实际上恰恰是他本人对丹溪学说有所曲解，而他也正是借曲解丹溪学说而阐明己说。

孙一奎作为明初医家汪机的再传弟子，同样受到了汪机的深刻影响。汪机是温补培元学术思想的先驱者，提出"调补气血，固本培元"的学术观点，临床上善用参、芪温补，开创了新安医学"固本培元派"。孙一奎对此极为赞赏，他曾引述汪机的观点来辩驳王纶《明医杂著》阴血虚证中"忌用参芪论"之说，指出"人参不惟补气，亦能补血，以补血佐之则补血，以补气佐之则补气；黄芪虽专补气，以当归引之，亦能补血"。孙一奎的用药特点与汪机非常相似，同样喜用温补，重视脾肾同治，故被后世医家认为同是固本培元学派的重要成员。

继金元时期刘河间、朱丹溪之学广为传播之后，明代时医用药每多偏执于苦寒，常损伤脾胃，克伐真阳，又形成了新的寒凉时弊。有鉴于此，以薛己为先导的一些医家在继承李东垣脾胃学说的基础上，进而探讨肾和命门病机，从阴阳水火不足的角度探讨脏腑虚损的病机与辨证治疗，建立了以温养补虚为临床特色的辨治虚损病证的系列方法，后世称之为温补学派。孙一奎为汪机再传弟子，同时受李东垣、薛己等人很深的影响，他针对时医对内伤发热、虚损、血证等滥用苦寒、畏投甘温的谬误，直指其非而极力批驳，临证注重培护阳气，温补下元，为明代温补学派的重要代表人物之一。

（三）博采众长而善于变通

孙一奎治学，尊经而不泥古，博采而不盲从，注重实践，善于变通，是其主要特点。

从孙一奎的学医经历中，不难看出，其医学知识的积累主要包括三个来源：其一，是他得自"异人"所授的"禁方"；其二，是名医（黄古谭等）师传的医术；其三，则是对医学典籍的研读。这其中，"禁方"的作用只是引导孙一奎走上学医的道路；而黄古谭等名师所传，更多的是对一些医学理念与方法上的指点。综观《赤水玄珠全集》，对于孙一奎医学思想影响最大的正是其苦读医籍之所得与临床实践中的体悟。

当时正是明代中叶，医学承金元四家之余绪，学术空气非常活跃；医家辈出，理论和实践的发明甚多。客观上为孙一奎学医提供了非常有利的条件，而这也使得广询博采成为孙一奎主要的治学方法之一。在其最初学医之三年，无间寒暑刻苦攻读医籍，所涉范围甚广，自谓"上自《灵枢》《素》《难》，下及古今名家，靡不翻阅"（《医旨绪余·序二》），在其著作《赤水玄珠》卷首列有索引各种文献共 265 种，其中参阅经史群书计 93 种，采用历代各家医书 182 种，可见其读书之广。

孙一奎治学，首重《内经》，在其主要著作《赤水玄珠》中，全书分立 70 余门，每门、每证凡有《内经》可据者，必以经文为首引，而后次列历代先贤论述，并依据经文原旨依次评点各家得失，其自身立论也多由《内经》经文展开。如其治疗痿证，以《内经》"独取阳明"之法立论；治疗鼓胀，则根据《内经》"胀取三阳"，及"膀胱者……津液藏焉，气化则能出"的经义，提出鼓胀小便之不利是起于下焦原气虚寒的观点；而治疗虚损时，则举出《内经》"精不足者，补之以味"之说，来批驳时医以鹿茸、丹砂等温燥之剂滥补的积弊。孙一奎对《难经》同样非常重视。在其著作《医旨绪余》中对《难经》的部分经文进行了透彻的阐发，尤其是在其有关命门、元气、三焦等问题的论述上，在相当程度上是受到《难经》的启发。

孙一奎也同样非常重视对前贤学术思想的继承。如其在《赤水玄珠》一书中，论述每一门病证时，均大量引用历代诸家之辨治经验，其间穿插个人的见解与发挥，及其对前贤诸论得失的探讨，最后列出本证的治法与方药，以利后人检用。其在《赤水玄珠·凡例》中曰："所引诸书名即诸家姓氏者，欲人知其有所自，且一证之中，经书多有发而未尽者，前贤或触目感悟，揭而补之，俾后学得以仿宗……愚故不揣管陋，每于一证之间，有经文可据者，即以经文为首引，无经文者，采取各家之言为证，是则宗之，非则黜之。"故其书不仅具有极高的临床参考价值，而且还具有保存先贤文献的极高史料价值。他还在其著作《医旨绪余》中录有《张、刘、李、朱、滑六名师小传》一文，逐一介绍评价张仲景、张从正、刘完素、李东垣、朱丹溪、滑寿六位医家的主要特点与成就。立论精当，评价中肯，被《四库全书提要》称为"千古持平之论"。

孙一奎虽然重视博采众长，但其一向反对恪守一家之言，更不标榜门户。认为"后之人不究前人尽心用意处……局守一家之说，滥称专门，焉能扩充"（《赤水玄珠·凡例》）。故他既善于集众家之长，又不盲从诸家的偏颇之处，而是力求融会贯通诸家之学。他还专立"不执方说"之论，力辩学医应重视古人立方之原则，而临证运用则不必拘泥于原方。故曰："不执方又合于法，亦匪易臻也，脱非生平融通《素》、《难》、《本草》、仲景、洁古、守真、东垣、丹溪诸书，不可以语此秘密，医何容易谈也！"（《医

旨绪余·不执方说》)

　　综观孙一奎一生的学术成就，其既荟萃了前贤各家的精粹，在临证时又善于变通前人经验为己用，从其学术特点看，孙一奎善采诸家之长，反对标榜门户，恪守一家之言，其学术观点无不包含着历代前贤的学术精华。

二、学术特色

（一）倡医易同源

　　孙一奎出身于儒学世家，自幼研读《易经》，且对易学有极深的造诣。孙一奎特别重视易学思想对医学理论的认识，尝试援易论医。在其著作《医旨绪余》中，通篇结合易学原理与理学观点，对医学理论进行新的阐发。孙一奎还在书中立有"不知《易》者不足以言太医论"一篇，极力言医易相通之理。其曰："深于《易》者，必善于医。精于医者，必由通于《易》。术业有专攻，而理无二致也……故曰：不知《易》者，不足以言太医。"是"医易同源"之说的首倡者。

　　"理"与"气"是宋明理学中极为重要的两个概念范畴，"理"是最高的理性，是事物存在发展的规律和原则；"气"是具体的存在，是构成事物的质料。朱熹认为，"天地之间，有理有气。理也者，形而上之道也，生物之本也。气也者，形而下之器也，生物之具也。是以人物之生，必禀此理然后有性，必禀此气然后有形。"即"理"是事物内在的法则，而"气"则相对是外显的要素。朱熹又称理为太极，是天地万物之理的总体，"太极只是一个理字"。太极既包括万物之理，万物便可分别体现整个太极。这便是人人有一太极，物物有一太极。每一个人和物都以抽象的理作为它存在的根据，每一个人和物都具有完整的理。而"气"则是形而下者，是有情、有状、有迹的，具有凝聚、造作等特性；它是铸成万物的质料。天下万物都是理和质料相统一的产物。关于"理"与"气"的关系，朱熹认为二者是不能分离的，同时"理"的概念在逻辑上先于"气"的概念，"气"由"理"所产生，而"理"又作为"气"的本体而存在于"气"中，即"有此理后，方有此气；既有此气，然后此理有安顿处"。

孙一奎完全了继承朱熹"理气合一"的思想，他在《医旨绪余·不知〈易〉者不足以言太医论》中曰："天地非气不运，非理不宰，理气相合而不相离者何也？阴阳，气也。一气屈伸而为阴阳动静，理也。理者，太极也，本然之妙也。所以纪纲造化，根柢人物，流行古今，不言之蕴也。是故在造化，则有消息盈虚；在人身，则有虚实顺逆。有消息盈虚，则有范围之道；有虚实顺逆，则有调剂之宜……《易》以道阴阳，而《素问》，而《灵枢》，而《难经》，皆非外阴阳而为教也。《易》理明，则可以范围天地，曲成民物，通知乎昼夜。《素》《灵》《难经》明，则可以节宣化机，拯理民物调燮札瘥疵疠而登太和。故深于《易》者，必善于医。精于医者，必由通于《易》。术业有专攻，而理无二致也。"由此，孙一奎通过"理气合一"的思想，将天地万物与人身相联系起来，从而将理学思想引入到对医学理论的创新中。

由于"理"即"太极"，因而太极学说即成为孙一奎立论的基础，他在著作《医旨绪余》中，开宗明义便言太极之理。其云："天地万物本为一体。所谓一体者，太极之理在焉……人在大气中，亦万物中一物尔，故亦具此太极之理也。"（《医旨绪余·太极图抄引》）认为医学理论也必然循太极之理为根本。因此，孙一奎在其著作中大量引用太极学说来阐述医学理论，如他以太极学说结合《难经》原气之论来阐发命门，创立"命门动气"学说。同时，又进一步摆脱《难经》"左肾右命门"的窠臼，提出："命门乃两肾中间之动气，非水非火，乃造化之枢纽，阴阳之根蒂，即先之太极。五行由此而生，脏腑以继而成。"（《医旨绪余·命门图说》）由此可知，他所描述的命门是先于脏腑的存在，用"太极之本体"来形象地比喻命门在人身的重要地位和作用，是得以生成五脏六腑的根源所在。

除太极理论外，孙一奎在书中还常引用《易》之象来说明其理论。如其在《医旨绪余·右肾水火辩》中，引用《易》经坎卦的卦象比喻两肾与命门的关系。其云："坎中之阳，即两肾中间动气，五脏六腑之本，十二经脉之根，谓之阳则可，谓之火则不可。"又如，其在《医旨绪余·问五行金木水火土之义》中引五行方位之说来说明人体五脏的位置。其云："午位居上，火旺于午，在人以心应之，故心居上；子位居下，水旺于子，在人以肾应之，故肾居下；卯位居左，木旺于卯，在人以肝应之，故肝居左；酉位居右，金旺于酉，在人以肺应之，故肺居右；中者土位，土居未，在人以脾胃应之，故脾胃居中。"

医学是源于实践的一门科学，而以哲学思想来指导医学理论的创新具有多大的合理性，长期以来一向见仁见智，难有定论。但中医学与传统文化很难剥离，如孙一奎主动将儒学的思想方法融入到医学实践当中，大力倡导"医易同源"，结合理学思想与易学原理来解释医学理论的思想方法，究竟为医学发展带来多少实质性的进步姑且不论，但其确实促进了医学理论表述的形象化、条理化、系统化，为医学发展开辟了新的方向。自孙一奎开始，"医易同源"思想逐渐深入人心。此后，张景岳、李中梓、唐宗海等历代理论大家，均运用《周易》理论来解释其医学思想，这其中自然少不了孙一奎的倡导之功。

（二）人身内景说

中医的解剖学，可以追溯到《内经》之前的先秦时期，到了明代，各家分流的趋势明显，理论探索与学术争鸣之风日盛，客观上推动了藏象学大发展。而解剖学作为藏象学的理论基础，在这一时期也受到了相当的重视，尤其是对人体脏腑形态结构的认识，得到了当时医家的普遍关注。

孙一奎非常重视人身内景的研究，他提出："医要先识人身内景，脏腑形质，手足经上下，宗气、营气、卫气，呼吸出纳，三焦始终，及各经表里、阴阳、金、木、水、火、土，部位、配合、命名之义，上下不得错综，一经不得两配。"（《赤水玄珠·凡例》）若医家"内景不明，辞书不究，局局然守草根、树皮之末方"则是舍本求末，必然会导致"左右抵牾"、自相矛盾的结果。为此，孙一奎在其著作《医旨绪余》中专门立有《人身内景说》一篇，解说人身之脏腑官窍甚为明晰。同时，其更为重视且有所阐发的命门、三焦、包络、相火及手足经配合等理论，更是另立篇章详加论述。

《医旨绪余·人身内景说》，是孙一奎为专门解说人身之脏腑官窍形态所作。其具体内容是从人之咽喉起始，依次解说人体五脏六腑之位置、形态与基本功能。概其大要，其基本脉络如下：

孙一奎首先从人之咽喉起始，指出咽、喉有二窍，前后不同，喉在前，咽在后。咽则因物而咽，以应地气。咽为胃之系，下连胃管，为水谷之道路。喉主出纳，以应天气。喉为肺之系，下接肺经，为喘息之道路。

咽是水谷之道路的起始，水谷自咽而入于胃，胃主腐熟水谷。其水谷精悍之气，自胃之上口，出于贲门，输于脾，脾气散精，上归于心，淫精于脉，脉气流经，经气归于肺。肺朝百脉，输精于皮毛，毛脉合精，气行于腑，腑精神明，留于四脏，冲和百脉，颐养神气，利关节，通九窍，滋志意者也。其滓秽，则自胃之下口，入于幽门，传于小肠，自小肠下口，至于大肠上口，大小二肠相会为阑门。所谓阑门，是指阑约水谷以分清泌浊之意，饮食之水在小肠中被分离出来，渗灌入于膀胱，而其浊秽则经阑门入于大肠。

喘息之道路以喉为起始，自喉咙而通于肺，肺下无窍而有空，行列分布。诸藏清浊之气，以为气管。肺之下有心，心与肺通过两种方式相互联系，一种是心系；另一种则是心包络。心系有二，一则上与肺相通，一则自肺叶向后，贯脊通髓，与肾系相通。心包络则是心上漫脂之外有细筋如丝，与心肺相连。心包络经自膻中散布，络绕于三焦；三焦其气通灌十二经络。故三焦与心包络配合为表里。大肠为肺之腑，主传送浊秽之气下行，而不使上干于心肺。小肠为心之腑，主引心火浊气下行，而不使上干于华盖。心由心包络包围保护，并有膈膜遮蔽浊气，不得上熏于心，所以真心不受邪凌犯，心包络则代心受邪。而肝系在心肺下，着左胁，上贯膈，入肺中，与膈膜相连。肾与脐对，形如石卵，而曲附脊膂，有系上通于心，从而实现心肾相交。

由以上内容可以看出，孙一奎的所谓"水谷之道路"，实质上是涵盖了饮食进入体内后运化代谢的全过程；而所谓"喘息之道路"，实质上是涵盖了人体呼吸气化功能的全过程。孙一奎正是通过此二者将人体五脏六腑之位置、形态与基本功能串联起来，条理井然，从而充分融合为一个具有内在联系的整体系统。其理论最为可贵之处在于描述了人体内部的动态变化，而不是简单的脏腑排列，充分体现了中医"藏象学说"的精髓。

当然，由于历史的局限性，孙一奎的"人身内景说"与现代解剖学相比较还是有不少错误的。如他在解说"心系"的概念曰："肺之下有心，心系有二，一则上与肺相通，一则自肺叶曲折向后，并脊膂细络相连，贯脊通髓，而与肾系相通。"据此可知，其所指的"心系"当为从心脏分出的大动脉，其"心系有二"即相当于现代解剖学中肺动脉与腹主动脉两个分支，这在当时是非常先进的认识。然而孙一奎却提出"心系"中自肺叶曲折向后的一支（腹主动脉）向下与"肾系"（肾动脉）相通，并认为此即为"心肾相交"的通道，这显然是由于历史局限性所造成的误解。

除此"人身内景说"外，孙一奎还对一些历史上有较多争议之特殊脏腑官窍的位置、形态与解剖结构，做了详细的考证。如命门的位置、右肾与命门的关系、三焦与心包络的性质、"七节之傍，中有小心"的具体所指等诸多内容，均有独到的见解。本书将在后文结合具体相关理论详细介绍。

（三）命门动气学说

孙一奎最为重要的理论建树，是首创"命门动气"学说。关于命门问题，至明代，已逐渐成为医学研究的热点之一。孙一奎上承金元医家思想，提出"命门动气"学说，极富新义并具有非常重要的理论价值。

"命门"一词，首见于《内经》，但其并非指言脏腑，而是指眼目或眼中之精明穴。如"足太阳之本在跟以上五寸中，标在两络命门，命门者目也"（《灵枢·卫气》）。《难经》中最早提出人身有"命门"之脏，并将之明确定位在右肾。《难经·三十六难》曰："肾两者，非皆肾也，其左者为肾，右者为命门。命门者，诸神精之所舍，原气之所系也。故男子以藏精，女子以系胞，故知肾有一也。"由此则为后世影响深远的"命门学说"之发轫。《难经》所述"命门"，就其本质而言，仍然是肾脏的一部分，故《难经·三十九难》曰"其气与肾通"。因此，其诸多特性均与肾脏相类。在其功能上，"命门"则主要继承了肾脏中"藏精"与"主生殖"的这一部分，故曰"男子以藏精，女子以系胞"。

金元时期的命门理论，是上承《难经》"命门"说而发展起来的。命门学说的新发展是从刘完素开始的，其最大的贡献是其首创的"命门相火说"，其中提出"右肾属火不属水"的论点。如《素问病机气宜保命集·病机论》曰："故左肾属水，男子以藏精，女子以系胞；右肾属火，游行三焦，兴衰之道由于此。故七节之旁，中有小心，是言命门相火也。"这是第一次论及命门的阴阳属性。此外，刘完素还认为命门为"心包络"之脏。如《素问要旨论·通明形气》篇曰："命门者，便是心包络之脏，以应手厥阴之经，与手少阳三焦合主表里。"这一理论，第一次使"命门"摆脱了右肾的限制，从而上升为与五脏平等的另一脏腑，为命门学说打开了巨大的发展空间。

在同一时期，易水学派的创始人张元素，也论及命门相火之说。他在《脏腑用药式·命门部》中曰："命门为相火之源，天地之始，藏精生血，降则为漏，升则为铅，主三焦元气。"将命门定位为"相火之源"，同样坚持了命门属火论的观点。并且，张元素跨越了"心包络"，而把相火与命门、三焦直接联系起来。此外，李东垣、王好古、朱丹溪等医家也分别论述了命门的问题。

宋明理学对中医学的影响是非常深远的，其对宇宙和世界本源的探索，深刻地影响了医家的思想。受到宋明理学的影响，明代的医家们开始积极探索与思考人体本源的问题，并自觉或不自觉地均以太极的思想与学说，作为其理论的基础与范例；借太极而言人体先天，将之与金元时期流行的命门学说结合在一起，创造了全新的命门学说。孙一奎与后来的赵献可、张景岳一起，成为明代命门学说的典型代表。

在金元时期，命门学说与太极理论的联系并不紧密，刘完素等医家对命门的理解，更多的是从道教内丹学获得的灵感。首先将人体与太极联系到一起的是朱丹溪，他在"援儒入医"后，也自觉或不自觉地将大量的理学内容引入到医学领域，提出"人身各有一太极"的思想，并以太极之理成功地解释了君相二火的生成与性质。孙一奎继承了朱丹溪的思想，以太极阴阳为思想基础，结合道家思想，提出命门肾间动气即人身之太极的观点，认为命门是超越五脏之上的人体生命之源。孙一奎认为，"人在大气中，亦万物中一物尔，故亦具此太极之理也"（《医旨绪余·太极图抄引》）。而人身之太极即为"肾间动气"。

《医旨绪余·命门图说》曰："夫二五之精，妙合而凝，男女未判，而先生此二肾，如豆子果实，出土时两瓣分开，而中间所生之根蒂，内含一点真气，以为生生不息之机，命曰动气，又曰原气，禀于有生之初，从无而有。此原气者，即太极之本体也。名动气者，盖动则生，亦阳之动也，此太极之用所以行也。两肾，静物也，静则化，亦阴之静也。此太极之体所以立也。动静无间，阳变阴合，而生水、火、木、金、土也，其斯命门之谓欤。"在此，孙一奎提出人在胎儿"男女未判"之时，即在两肾之中"内含一点真气"，即为"命门动气"。

孙一奎指出此命门动气即是人身之原气（元气），也是人身之太极所在。此原气本身即为太极之体，因其具有"生生不息"的性质，故名"动气"，此为太极之用，而两肾则为"太极之体"之所在。因此，孙一奎又参照太极图的形式做命门太极图，并注明"此中间动气即太极也"（图2）。由于"动气"属阳，两肾属阴之静，阴阳动静相合，而生成其他五脏。在此，孙一奎已将命门动气看做是人体生命的来源，是得以生成五脏六腑的根本所在。故曰："命门乃两肾中间之动气，非水非火，乃造化之枢纽，阴阳之根蒂，即先天之太极。五行由此而生，脏腑以继而成。"（《医旨绪余·命门图说》）

孙一奎所论之命门，具有以下几个重要性质：

其一，命门有位而无形。关于命门的部位问题，历来争论不一，传统理论多遵循《难经》之右肾命门说；也有刘完素等医家，曾将命门指为"心包络"之脏，但对其部位的认定则含混不清；还有人提出《内经》中"七节之傍，中有小心"一句，将之与命门混为一谈，但均缺乏足够的说服力。孙一奎对以上诸多说法均不苟同，他

图2　命门图（《医旨绪余·命门图说》）

的观点虽然是继承了《难经》中"肾间动气"的思想，但与《难经》不同的是，他摆脱了《难经》以右肾为命门的说法，认为《难经》中虽有命门之说，但并无左右水火之分，是后人妄意指命门属相火，命门的位置应当

在两肾之间，使之与肾间动气所代表的原气相互融合为一体。为此，孙一奎以豆子发芽来比喻命门与两肾的关系。其云："先生此二肾，如豆子果实，出土时两瓣分开，而中间所生之根蒂，内含一点真气，以为生生不息之机，命曰动气，又曰原气。"（《医旨绪余·命门图说》）

孙一奎强调命门的本质是人身之原气，因而是为无形之物。其指出：命门"若谓属水属火，属脏属腑，乃是有形质之物，则外当有经络动脉，而形于诊，《灵》《素》亦必著之于经也。"因而，命门必然无形质可言，是超越脏腑层次的生命本源。故曰"命门乃两肾中间动气，人之生命所司，故曰精神之所舍，原气之所系。"（《医旨绪余·〈难经正义〉三焦评》）这一观点，由孙一奎首先正式提出，此论一出即得到医学界的普遍重视，成为对命门部位与形质认识的最为重要理论之一。

其二，关于命门动气的属性。孙一奎认为，其"非水非火"，因其具"生生不息之机"，故又有阳动的性质。孙一奎首先对"右肾属火"之说加以批驳，认为肾为人"封藏之本，精之处"，精者为水，指右肾为相火于理不合。而命门具有"男子以藏精"的功能，"其气与肾通"，水火不能相混杂，自然也不可能具有属火的性质。

因此，孙一奎认为两肾皆为静物，为阴；而其中间之命门动气具有阳的性质。如其所云："盖动则生，亦阳之动也。"如《周易》"坎"卦中一阳居二阴间之象。同时指出，"阴阳"并不等同于"水火"。其云："物物具五行……五脏均有此金木水火土，何乃指坎中之阳为火，指右肾为少火也？坎中之阳，即两肾中间动气，五脏六腑之本，十二经脉之根，谓之阳则可，谓之火则不可，故谓坎中之阳，亦非火也。"（《医旨绪余·右肾水火辩》）由此可知，命门动气乃人身之原气，具有"非水非火"的"阳动"性质。

孙一奎不赞同金元以来流行的"命门相火"说，其从《内经》中三阴三阳、手足十二经配合入手分析，指出："人身之脏腑，一阴一阳，自有定偶。"两肾属水配足少阴经，并没有"命门相火"的位置，而"手心主"（即心包络）已与三焦相表里同属相火，命门自然也与三焦无关，故"知命门与肾通，三焦无两配"，"手心主为火之闰位，命门即水之同气钦。命门不得为相火，三焦不与命门配，亦明矣"（《医旨绪余·命门图说》）。而命门为"肾间原气，人之生命"，故其性质"非水非火，乃造化之枢纽，阴阳之根蒂，即先天之太极"。这实际上是在否认刘完素等医家以命门为"心包络"之脏的说法，以此而将命门的地位提升到五脏六腑之上。

其三，命门动气为人之生生不息之根。孙一奎认为命门动气对人身特别重要，尤其体现在人的呼吸功能方面。其根据《难经·八难》论肾间动气是"五脏六腑之本，十二经脉之根，呼吸之门，三焦之原"的论点而加以深入阐发，认为人之所以生存，乃"赖此动气为生生不息之根，有是动则生，无是动则呼吸绝而物化矣"。（《赤水玄珠》第二十七卷《肾无痘辩》）由此可见，孙一奎强调肾间动气对于呼吸的重要作用。

孙一奎还进一步从先天、后天两方面，论述了原气、宗气与呼吸的关系，强调营气、卫气的正常运行与发挥功能，以及人的正常呼吸，都有赖于宗气的推动作用。宗气由水谷精微所化生，其正常运行，则"肺得之而为呼，肾得之而为吸，营得之而营于中，卫得之而卫于外"（《医旨绪余·宗气营气卫气说》）。但这仅是"后天谷气"对呼吸的作用，"谓呼吸资宗气以行，非谓呼吸属宗气也"。若从根本上来说，则呼吸的原动力来源于肾间动气，故曰："呼吸者，即先天太极之动静，人一身之原气也。有生之初，就有此气，默运于中，流动不息，然后脏腑得所司而行焉。"（《医旨绪余·原呼吸》）孙一奎反复强调肺司呼吸，肾主纳气等功能，无不与肾间动气密切相关，进一步突出命门原气作为人身之生命本源的地位与作用。

孙一奎的命门学说，秉承刘完素、张元素等金元医家的理论，是明代系统论述命门理论的三大医家中较早的一位，对赵献可、张景岳的命学说有着非常大的影响。此三家命门学说，既有区别，又相互联系，共同构成了中医命门理论的主体框架。而孙一奎作为明代命门理论体系的开创者，为中医学的发展做出了重要的贡献。

（四）辨三焦与心包络

关于三焦，《内经》《难经》以降，历来争议颇多。孙一奎以《灵枢》《素问》为宗，反驳马莳在《难经正义》中有关三焦的认识，全面阐述了他对三焦的理解，对后世具有较大的影响。

孙一奎与马莳的认识分歧，首先体现在关于三焦有形无形的说法。据马莳考证，"上中下之三焦"，"焦"字从火，谓能腐熟水谷变化，应作气看；而"手少阳之三焦"，"焦"字当作"膲"，从"肉"旁，是有形之物。马莳引《三因极一病证方论》所言"左为肾脏，其府膀胱；右为命门，其府三焦"为证，又引《龙川志》所载"齐尝大饥，群丐相脔而食，有一人皮肉尽而骨脉全者，视其五脏，见右肾之下，有脂膜如手大者，正与膀胱相对……"以为此即有形之三焦。孙一奎在《医旨绪余》一书中，立有《〈难经正义〉三焦评》一篇，对马莳的观点逐一驳斥。孙一奎基于文献考证结果指出，遍查《内经》《难经》《铜人图》《华氏内照图》等前代文献，均没有关于三焦有形如脂膜的记载，且前辈医家亦有"历剖贼腹，考验脏腑"者，亦无此发现。孙一奎认为，《龙川志》历载实为道听途说，不足取信；至于马莳所言之"焦"与"膲"的区别，则也属于主观臆断。孙一奎认为，人之脏腑当与猪相类，两肾均裹于脂膜之间，个人禀赋不同，不能因有人之脂膜偏长，即随意将至指为脏腑。而后，其又列举《铜人图》等文献中的记载为证，力辩三焦无形。

孙一奎还进一步对《内经》中有关三焦的论述进行了深入分析。《灵枢·本脏》云："肾应骨。密理厚皮者三焦膀胱厚，粗理薄皮者三焦膀胱薄。

疏腠理者三焦膀胱缓，皮急而无毫毛者三焦膀胱急。毫毛美而粗者三焦膀胱直，稀毫毛者三焦膀胱结也。"孙一奎认为，这一段文字中薄、厚、缓、急、直、结等说法，实际上是指膀胱而言，而非指三焦。因五脏各有一腑与之相应，而三焦为"孤腑，又为外腑，又为中渎之腑……三焦为决渎之官，膀胱之用也。又为肾间原气之使，以其无形，故附膀胱而言之"（《医旨绪余·〈难经正义〉三焦评》）。因此，这并不能作为三焦有形的证据，反而更说明了三焦确实是无形的。而关于手少阳三焦经与三焦府的关系，孙一奎认为也应分开来看，三焦经为十二经脉之一，有其特定的循行路线与经筋腧穴相配合，但这也不能说明三焦即为有形之腑，正如中医中虽有"冲为血海""任主胞胎"之说，也不能说明冲脉、任脉与有形之腑有所联系一样。故曰："此三焦者，外有经而内无形，故曰外腑，明非五脏五腑之有合应也，又曰孤腑。"（《医旨绪余·〈难经正义〉三焦评》）

马莳在其著作《难经正义》中，还提出"三焦有二"之说：有上、中、下之三焦，行脉道以因十二经；有手少阳之三焦，惟司决渎之职而已。并引王好古《此事难知》所论为证。孙一奎指出，马莳之论违背了《难经》的原意，指出《此事难知》之谓"三焦有二"，是指三焦有手足之分：手少阳三焦主持于上，足三焦主持于下。而此足三焦虽有三焦之名，实则为足太阳膀胱经之别络，并非有"主气之上、中、下三焦"与"为腑的手少阳三焦"之区别。孙一奎认为，三焦是"上焦、中焦、下焦三处部位之合名，以手少阳经统而属之"。而上、中、下三焦，亦各司其职，"上焦主纳而不出，其治在膻中；中焦主腐熟水谷，其治在脐旁；下焦分别清浊，主出而不纳，其治在脐下"。孙一奎基于上述认识，认为马莳所谓"司决渎之职"的"手少阳之三焦"，仅是三焦之下焦所司之职，上、中、下三焦的功能相辅相成，不能相互割裂看待，因此并不存在另一个三焦。关于三焦作为六腑之一的问题，孙一奎云："外有经而内无形，故曰外腑；明非五脏五腑之有合应也。又曰孤腑。"孙一奎还引袁淳甫《难经本旨》所论，佐证其观点。即"所谓三焦者，于膈膜脂膏之内，五脏五腑之隙，水谷流化之关，其气融会于其间，熏蒸膈膜，发达皮肤分肉，运行四旁，曰上中下各随部分所属而名之，实元气之别使也。是故虽无其形，倚内外之形而得名；虽无其实，合内外之实而为位者也。"(《医旨绪余·〈难经正义〉三焦评》)

关于心包络的概念，孙一奎在书中也有论述。其首先驳斥了有人将命门与"七节之傍，中有小心"相混同的说法，认为命门穴位于人体脊骨第十四椎的位置，如从下向上数当为第八节，而非第七节①，因此《内经》"小心"之说指的当非命门。孙一奎在《医旨绪余·人身内景说》中曰："心包络是心上漫脂之外有细筋如丝，与心肺相连者是也"，"心包络经自膻中散布，络绕于三焦。"并进一步引用滑寿《经度篇》对心系的描述："心系有二，其一上与肺相连，入肺两大叶间；其一由肺系而下，曲折向后，并脊膂细络相连，贯脊髓，正当七节之间，下与肾相通"，并由此得出结论"小心即心包络也……发原正在心五椎下二节，七节之傍，正与膻中平对。"(《医旨绪余·七节之傍中有小心》)。从而将"小心"等同于心包络（按文中所述，此"心包络"所指当应为现代解剖学的心包），从而明确地将命门与心包络区分开，在突出命门重要地位的同时，也将心包络独立出来。

孙一奎还进一步分析了心包络的功能与作用，提出心包络"不得为脏"的理由。其云："心包络乃包心之脂膜，实不离乎心。"(《医旨绪余·问心包络何以不得为脏》)由于心为五脏六腑之大主，精神之所舍，因此"其脏坚固，邪弗能容，容之则心伤，心伤则神去，身躯则死"，因此心包络的作

_____

① 第七节：人体脊椎有颈椎7块、胸椎12块、腰椎5块及骶骨、尾骨各1块，如按古人习惯从颈椎第7节隆椎开始计算，第14节当为腰椎第1节的位置，即接近肾门的位置。而此处从尾骨上数则当为第7节，并非第8节，故此处孙氏之计算似有错误。

用在于代心受邪，"故诸邪之在心者，皆在于心之包络，包络者，心主之脉也"（《医旨绪余·问心包络何以不得为脏》）。由此，心包络当为心脏之附属，"以其质无特形"，故不能称之为脏。

关于三焦与包络的关系，孙一奎提出"三焦为气父，包络为血母"的观点。所谓气父、血母是从心、肺而来。心主血，肺主气，二脏皆居膈上，而三焦（上焦）、包络皆处膻中，故有此说。手少阳三焦之脉布膻中，散络心包；手厥阴心主之脉出属心包络，下膈历络三焦，因其脉上下交络之故。又二者皆属手经，均属相火，所以，以类相从，互为表里。由此，孙一奎提出"三焦为气父。是心主之表；心包络为血母，是三焦之里"（《医旨绪余·〈难经正义〉三焦评》）。然而，由于"脏有声色臭味，腑有出纳受盛"，而三焦、包络二经俱无，因此终归与其他五脏五腑不同，虽是表里，却并不能称为"脏腑"。故曰："心包非脏也，三焦非腑也。"[1]

马莳在《难经正义》中提出："三焦、包络，皆属相火，故寓于右尺下部诊之。"孙一奎对此提出批评说："包络乃护心之脂膜，不离于心，膻中、气海、三焦之所布，皆在膈上，与心相近，故称曰相火，以其为君火之相也。"因此，将三焦、包络寓于右尺下部诊之，显然离心过远，不合道理。王冰注《素问·金匮真言论》引《正理论》曰："三焦者，有名无形，上合手心主，下合右肾"，遂有三焦与包络为表里之说。但孙一奎遍考《灵》《素》，只有"上合手心主"一句；而并无"下合右肾"之说，故认为人身之脏腑，一阴一阳，自有定偶。决无一经两配之理，所谓"上合手心主"，是指手少阳三焦经与手厥阴心包经两条经脉均属手经，均为相火，故互为

---

[1] 心包……非腑也：原文"心包非脏也，三焦非腑也"一语为孙氏引《素问》之说，然遍查《素问》全书并无此句，此当为孙氏之讹误。

表里，然终不同于其他五脏五腑。而"下合右肾"，则只是针对"三焦为原气之别使"而言，马莳由此而引出"寓于右尺下部诊之"，属于误解经意。

在此基础上，孙一奎进一步探讨了问诊三焦包络之法。他认为人体法象天地、配合阴阳，是具有规律性的。五脏六腑之气味皆出于胃，变见于气口。因此，气口所在之手太阴经经渠、太渊穴，也实为手太阴经之动脉出入之地，乃"气血之先，人之神也"，故取寸、关、尺可以"诊一身脏腑上下之候"。而"形于上者上诊之，形于下者下诊之"，符合人体"法象"的原则。三焦、包络均不处于人体的下部，"寓于右尺下部诊之"显然不合适，而应当遵从王叔和在《脉经》中所记载的"寸关尺之诊，上部合于上焦，关部合于中焦，尺部合于下焦，两尺皆以肾为候，而无三焦包络左右之分"（《医旨绪余·〈难经正义〉三焦评》）。又曰："心包络附近于君，当宗《脉经》心部诊之，乃上以候上之意也。三焦亦当如《脉经》，上中下分诊之。"（《医旨绪余·问诊三焦包络》）

（五）论天人君相之火

相火之说出自《内经》，在金元之后逐渐为众多医家所关注。然而由于各家理解不同，相火的概念始终未得以确切的解释，如有以阴火为相火者，有以五志之火为相火者。而朱丹溪则又以龙雷之火为相火，并说君火为人火，相火为天火。孙一奎认为以上诸说皆非，他从辨析朱丹溪之论入手阐发自己的观点。

孙一奎认为，君火犹君主，应君之德，虽属火而至尊而无为，惟正火之名；相火犹宰相，奉行君命，守其位而司其职。故《内经》曰"君火以明（名），相火以位"。故君火在人身之中即为心火，乃人体之主宰，而相火则为包络、三焦之火，是维持人体正常生命活动的动力，二者是相辅相成而不可偏废的。

对于君相之火的定位，朱丹溪认为相火为龙雷之火，又言君火为人火，相火为天火。孙一奎对此亦持否定态度，认为"火有天人之分，不可以君相分属天人"，以天之六气而言，二之气为君火，三之气为相火；以人身而言，则心为君火，包络、三焦为相火。天火当指天时之火，即针对六气之中的"火"与"热"而言。六气乃天之元气，即所谓："君火之化热，主春末夏初，行暄淑之令，而不行炎暑，应君之德也；相火之化暑，主于夏，夏之为言大也，与午同义，炎暑乃行。"（《医旨绪余·明火篇》）人火当指人体内所生之火，孙一奎深入分析了人体十二经脉的五行属性，提出十二经中有四条经脉属火，其中心为君火，而"包络有护持之功，三焦有承宣节制之效"（《医旨绪余·问十二支土多十二经火多之义》)，即三焦与包络有辅助、护持心脏功能的作用，如君下之相，故曰"相火"。此外，孙一奎还对金元以来流行的命门相火理论加以辨析。他认为命门内藏动气，其性质"非水非火"，乃"阴阳之根蒂，即先天之太极"，与包络、三焦之相火没有关系。故"命门不得为相火，三焦不与命门配"。

包络与三焦之相火的主要作用，是主持气血，维持人体正常的生命活动与生理功能，故曰："包络有护持之功，三焦有承宣节制之效。何以见？盖营卫出于三焦，而所以营于中、卫于外，大气搏于胸中以行呼吸，使脏腑司其职，而四肢百骸奠定者，孰非相火斡旋之功哉？"故相火是人生命之动力所在。而人体命门所藏之原气（动气），实为人体生命之本源。三焦相火发自原气，出于上焦，为"原气之别使"。因此，三焦虽不与命门相配，命门却是"三焦之原"。

朱丹溪在《格致余论》中，明确将相火定位于"寄于肝肾之阴"，为龙雷之火，提出相火即元阳，寄于肝肾，五脏皆具，五志激之则易动，从而煎熬真阴，推而论之，遂有"阳常有余，阴常不足"之说，又称"相火为元气之贼"。孙一奎对此大不以为然，认为肝中藏血、肾中藏精，精与血都属于阴水之类，不可能有相火藏于其中。而所谓"龙雷之火"，只是比喻其火势之烈，而相火维持人体脏腑功能，有"生生之功"，故不应称为"龙雷之火"。由此，孙一奎提出朱丹溪所论之"寄于肝肾之阴"的"龙雷之火"并非真正的相火，而是因"人之摄养失宜"，七情所感而生之"五脏厥阳之火"，故曰"肝肾虽皆有火，乃五志之淫火，而非五行之正火"（《医旨绪余·丹溪〈相火篇〉议》），故肝肾火动，可"致人疾而为元气之贼"。真正的相火实乃包络、三焦之火。

孙一奎认为，"火为造化生息之机，不能不动，第不可以妄动"（《医旨绪余·明火篇》），所以火又有正火、邪火之分。其动之有常，即为正火；妄动之火，即为邪火。凡属正火都是主乎生化的元气；凡属邪火都是有害于元气的贼邪。正火即指君相二火，"皆有定体，以裨助生生不息之功，不可一日而无"。邪火，有从外来的令气之火，有从内而生的五志淫火。而朱丹溪所谓之"寄于肝肾"的"相火"，实际上是属于"五志之淫火"，乃是邪火，与相火并不相干。而另一方面，由于天火与人火不同，对于火热病证的治疗，也应区分"令气之火"与"病机之火"的不同而分别论治，"相火之化暑，主于夏……人有触其气者，皆令气之病也，当从四时令气之治，非病机中五脏厥阳之火同治也。五脏厥阳之火所致之疾，当从病机之治。盖令气之火，自外而治者；病机之火，自内而生者。内外致疾之源不同，则治法当合求其所属矣。"

孙一奎还指出，若医者临证时，不参考时令节气，而滥用寒凉之剂；或妄以命门阳气为相火，动则投以滋阴降火为专剂，往往会导致阳气伤损，从而加重病情，甚至致使虚损病人重笃而亡。这是不明火的特点以及治火之原则的严重后果。因此，孙一奎不强调相火偏妄，而强调贼邪之火的发生，将人身之阳气与阴精置于同样重要的地位。

自金元之后，以刘完素为代表的寒凉学派盛行一时，成为医学之主流，张子和的攻邪学说与朱丹溪的滋阴学说，从广义上讲也属寒凉一脉。寒凉学派的兴起，本为纠唐宋以来滥补之偏，但矫枉过正，过用寒凉又成时弊。由此，明代温补学派兴起，强调多用温热药物扶助阳气，反对滥用滋阴，在一定程度上形成了与寒凉学派的论战与争鸣。孙一奎作为明代温补学派的重要代表人物，他对相火的认识，以及对丹溪学说的批驳，在很大程度上也是属于这次寒温论战的一部分，充分体现了温补学派的学术特点。同时，在客观上，也确实起到了纠正滥用寒凉而损伤命门阳气之时弊的作用。

（六）论呼吸与气化

孙一奎在其命门学说中曾提出，命门所藏之肾间动气为人之"生生不息之根"。因此，他对呼吸功能也格外重视，尤其强调肾主纳气的作用。

"肾主纳气"之说，可上溯至《内经》和《难经》。《内经》首先提出喘咳等病证与肾关系密切。如《素问·逆调论》曰："肾者水脏……主卧与喘。"《素问·示从容》曰："咳嗽烦冤者，是肾气之逆也。"《难经·四难》曰："呼出心与肺，吸入肾与肝。"以上所论均言肾与吸气功能相关。首先正式提出"肾主纳气"概念的是南宋医家杨士瀛，其在著作《仁斋直指方论》中曰："肺出气也，肾纳气也；肺为气之主，肾为气之藏。"此后，肾主纳气之说为广大医家所接受。但其纳气之机理，却各家解释不同。

孙一奎根据《难经·八难》"肾间动气也，此五脏六腑之本，十二经脉之根，呼吸之门"的理论，提出人的呼吸是先天之原气与后天之宗气协同作用的结果，而原气则是呼吸功能之根本。故曰："呼吸者，即先天太极之动静，人一身之原气也。有生之初，就有此气，默运于中，流动不息，然后脏腑得所司而行焉。"（《医旨绪余·原呼吸》）

孙一奎引述滑寿之语说："肺主呼吸，天道也（此呼吸乃口鼻之呼吸，指谷气而言）；肾司阖辟，地道也（此阖辟，乃真息，指原气而言也）。"（《医旨绪余·原呼吸》）肺与肾、宗气与原气的相互配合，才是完成呼吸功能的关键，二者相辅相成，缺一不可。然而，其中肾中所藏之原气（肾间动气）虽有赖于后天宗气的"积而养之"才能维持长久，但却是呼吸的根本动力来源所在。故曰：呼吸"赖此动气为生生不息之根，有是动则生，无是动则呼吸绝而物化矣"。（《赤水玄珠》第二十七卷《肾无痘辩》）孙一奎还举例说："人一离母腹时，便有此呼吸，不待于谷气而后有也"；"平人绝谷七日而死者……未若呼吸绝而即死之速也。"用以说明就呼吸功能而言，先天之原气较后天之谷气（宗气）更加重要，"以是知呼吸者，根于原气，不可须臾离也"。

宗气对于人体而言，同样是非常重要的。其云："人与天地生生不息者，皆一气之流行尔。是气也，具于身中，名曰宗气，又曰大气。"（《医旨绪余·宗气营气卫气说》）孙一奎认为，宗气乃是"气之宗主"，是人体最为重要的气，"及其行也，肺得之而为呼，肾得之而为吸，营得之而营于中，卫得之而卫于外"。而营气卫气之所以能循于经隧，温分肉，以发挥正常生理作用，都有赖于宗气的推动。故曰："此宗气者，当以营卫并称，以见三焦上中下皆此气而为之统宗也。"同时，后天之原气也需要靠宗气"积而养之"，才能维持其正常的呼吸功能，"原气使无宗气积而养之，则日馁而痿，呼吸何赖以行？"（《医旨绪余·宗气营气卫气说》）

除肺、肾二脏外，三焦与气化功能也有着密切的关系。由于宗气出于上焦，故称三焦为"气之父"，其作用是总摄诸气。"其气融会于其间，熏蒸膈膜，发达皮肤分肉，运行四旁"，既为"元气之别使"，又以上中下三焦而"统宗"宗气，还有受气而泌糟粕、蒸津液，化生营卫的作用，是人体气化功能的关键。

对于肾虚不能纳气归原的治疗，孙一奎推崇刘纯、林亿等主张的"慎丹剂，戒燥热"之说，认为此说"为保金水二脏真阴而言"。他在《赤水玄珠》第十六卷《眩晕门》中分析眩晕的病机时，进一步指出若肝火过旺而侮肺金，则可导致"津液枯涸，降令不行"，津液生化代谢的过程被中断，而肾水得不到肺金所生则"斫丧枯燥",从而导致肾虚不能纳气归原。若再以燥热之药伤其肺金,会导致病情更加严重。是人多喜用燥热之药,是滞于温补下元之流弊,而忽视了肾中真阴真阳之虚实的缘故。因此,孙一奎认为,肺主出气,肾主纳气,而气不归原则是肾之真阴不足的表现,治疗应当益肾阴以恢复其功能。可运用《内经》中"东方实,西方虚,泻南方,补北方"之法治疗,从而最终使得人体内之阴阳达到平衡而无偏倚之患。

孙一奎

临证经验

　　孙一奎不仅在医学理论上建树颇多，其作为明代医学临床大家，在临床诊疗方面，也有许多重要的贡献。孙一奎注重"明证"与"正名"，对相似病证的鉴别多有独到见解，对多个相似病证的鉴别诊断进行了深入探讨。孙一奎还倡导"不执方"说，强调临床治疗应遵循理、法、方、药一贯性的原则，不应拘泥于成法。而作为明代温补学派与新安固本培元学派的代表性人物，他极力反对过用寒凉之时弊，临证注重培护阳气，温补下元，尤其擅长内伤杂病的治疗。

　　孙一奎的临证经验，主要记述在《赤水玄珠》之中。综观《赤水玄珠》全书，内、外、妇、儿诸科俱全，分门论述数百种不同病证，每一病证又条分缕析，分因、证、方，并附诸家治验与孙一奎个人的发挥。本书内容平实，切合实用，多为后世所推崇。孙一奎的传世医案，主要记录在《孙氏医案》中，孙一奎医案辨证精详，立法得当，遣药合理，疗效突出；尤其在诊病时注意询问病史，分析脉证，不落常套。后人常常以"巧发奇中"来概括孙氏医案的特点，有着极高的临床参考价值。

一、临证施治特点

（一）明证与正名

　　孙一奎在临证施治时，首重"明证"。其主要代表著作《赤水玄珠》之凡例中，开篇即写明："是书专以明证为主。"他在长期的临床实践中，深刻地体会到"医难于认证，不难于用药"，"明证"是临证施治的前提。只有首先做到"明证"，遣方用药才能"知己知彼，百战百胜"。孙一奎所谓

"明证"，即要学会正确地辨证。他认为凡证不论大小轻重，都有寒、热、虚、实、表、里、气、血之分，医生临证之时首先要将这八种性质审查清楚，才能正确地选择方药，"即于十二经药性中，表里寒热温凉间，摘出治之，自然权变合宜，不失胜算"。

孙一奎是当时名医，其显著的临床疗效，正是源自其准确的辨证。这在《孙氏医案》中有大量的记载。其中，以《三吴治验》中的"万历龙飞二年吴小峰小川目疾"案最具代表性。病人是兄弟二人，年龄相近，同时患目疾，且症状相似，专科医生愈治愈重。孙一奎详细诊脉辨证后，分别以一补、一泻，使二病人均愈。人问其故，答曰："此阴阳虚实之辨也。"一人为厥阴肝火炽盛，当用泻法，是正治；而另一人则是"下虚，又为怒所激，怒则火起于肝"所致，故应先疏其肝气，再用甘温补其下元之虚，使其火得归原，这是从治。此案足见"明证"之重要，临床常见病同而证异的情况，所以必须明证于先，才有可能奏效于后。

孙一奎除强调辨证外，针对古籍中病名混淆错乱的现象，结合临床实际，对多种病名进行研究，致力于正名的工作，这也是他"明证"的一个方面。《赤水玄珠·凡例》曰："古今名称不同，如古经以风、寒、湿三气杂至而成痹立名，丹溪乃改痹为痛风。又如肠澼泄利、肠风脏毒，混论而未析。如此者甚多，设不辨而正之，何所适从。"因此，他在编写《赤水玄珠》之时，将"各证经文混论者，列之于前，以为之纲；以今人尝称者，析之于后，而为之目；目下各列治法"，如此则将中医原本杂乱无序的病名条理化、系统化、清晰化。同时，孙一奎还对多个相似病证的鉴别诊断进行深入探讨。如对泄泻按轻重分泄与泻；又详论癫、狂、痫之异同；痢与滞下之异治等。孙一奎明确指出朱丹溪将噎、膈、翻胃三者混称一病不妥，并根据其病证的特点和轻重，重新定义三病。指出噎为"饮食入于噎间，不能下噎，随即吐出"；膈为"饮食下噎，至于膈间，不能下膈，乃徐吐出";翻胃为"朝食而暮吐，暮食而朝吐"，从而澄清了历代含混不清的说法。此外，孙一奎还对咳、嗽、哮、喘、呕血、咳血、齿衄、鼻衄、鼻渊等病名的意义加以辨析。孙一奎在病名解析和分类方面的见解，具有一定的参考和借鉴意义。

（二）合法而不执方

"不执方"是孙一奎临证施治的又一重要特点。《医旨绪余》中有《不执方说》一篇，以兵法喻用药，来说明临证应"合法"而"不执方"。孙一奎认为，用药正如用兵，军队的战斗力来源于严明的军纪和严格的训练，这需要依据兵法而行；在战争中如何做到"知己知彼，置伏设奇，临变不测"，则全在于主帅对兵法的灵活运用。对于遣方用药也是一样，要"合法"而"不执方"。"法"即为古人立方之原则，古籍所载之方，君臣佐使，药之性味，剂型变化，皆是示人以法。他指出，方书"简易捷径"，是为了"便于后学"而作；学方的目的在于学法，方不可泥而"法"不可废，临证运用不必拘泥于原方。故"按图用兵而不达变者，以卒与敌；执方治病而不察因者，未有能生人者也"（《医旨绪余·不执方说》）。由此，孙一奎对当时所流行的"捡方治疾"的时弊提出严厉的批评。其曰："今之医者，每每捡方治疾，至于经旨病机，全不考究。甚至有得一侥幸之方，就以足为世世传家至宝，不妄泄人。噫！何其鄙哉！"（《赤水玄珠》第十六卷《眩晕门》）

然而，"执方"简易而"合法"艰难。孙一奎对此也深有体会，其谓："不执方又合于法，亦匪易臻也，脱非生平融通《素》、《难》、《本草》、仲景、洁古、守真、东垣、丹溪诸书，不可以语此秘密。"因此，他认为立法处方，当以"明证"与"明药"为前提，强调临床治疗应遵循理、法、方、药一贯性的原则。故曰："立法处方不过酌病机之详确，审经络之虚实，察药性之宜悖，明气味之走守，合色脉，衍天和，调燮阴阳，参相造化，以一理贯之，理融则识真，识真则机顺，自然应变不胶。方自吾心出，病可去而功可成，以成功而名方，谁曰不可。"(《医旨绪余·不执方说》)这些真知灼见，至今仍具有重要的临床指导意义。

由此，重视理法，明于辨证，成为孙一奎医学思想的突出特征。孙一奎认为，如想做到"合法"，首先是要全面学习历代各家的成果与心得。如其在《赤水玄珠》第十六卷《眩晕门》中，分析眩晕一证时曰："前贤著述病因方药，可谓周且备矣，原其著述，各有所发明也……各剖其衷，制方立论，诚后学之宝鉴，一展视之，毫发毕睹。"其代表作《赤水玄珠》中的主要内容，是汇集历代诸贤之说，详细论述中医各门病证的理、法、方、药等，并穿插其自身的观点与评论，评价中医各家学说的优劣与异同，并重点对中医各病证的辨证思路与治疗原则做了详细的分析与解说，从而力求使读者达到"明证"与"合法"的目的。然而，仅仅做到博采众长还不够，在此基础上，还应"以人之司命为重，故不以研心为劳。庸是穷究精微，不为成说所缚，补前人所未尽，开来学之蒙蔽"(《赤水玄珠》第十六卷《眩晕门》)，从而结合自身的实践经验，突破前人窠臼，以寻求理论的发展与创新。

然而，"不执方"并不等于无方，亦不可"废方"。其在《医旨绪余·不执方说》中曰："察病之寒热虚实，感之脏腑表里，所以君臣佐使，甘苦寒凉，补泻而丸散汤引者，不废方，亦可不执方也。"孙一奎在《赤水玄珠》中解说理、法之后，仍然收录了大量前人创造的成熟方剂以备参考运用。从其《孙氏医案》中可以看出，其在临床实际运用中，非常重视对病机与辨证的分析，很少固守成方，多以自拟方为主。即使运用成方，也是四君子汤、四物汤、二陈汤等最为基础的方剂，且多有加减变化。由此可知，"合法而不执方"确是其一生贯彻的原则。同时，孙一奎还针对部分病证，自制十数首成方，其临证运用之时，往往又多有加减，然其自制方常能代表他对某一病证的治疗原则，其中较为著名者，有壮原汤、壮元丸、端本丸等。

此外，孙一奎在书中还设立了很多基本方，称之为"治某某活套"。如将九味羌活汤加用柴胡，称为"总治伤风各经之活套"；又如，"治瘟病活套""王节斋治咳嗽活套""彭用光治疟活套""丹溪治痢活套"等，均为适用范围广泛而又简便易行、切合实用之方剂。以此为基础，随症加减变化，则往往可以应付某一大类疾病，为初学医者之方便捷径。然而，孙一奎明确指出，对于这样以一个基本方剂而类治一类疾病者，医者必须要深入了解其"立方之意"，要运用合法，才能奏效，而若"苟用其方而不知其所以立方之意，则未免有执一之弊。故述各药主治本旨，使学者详各经之症孰重，以本经之药为君，迭为宾主，则所治无不响应"（《赤水玄珠》第一卷《伤风》）。

（三）注重顾护元气

孙一奎生活于明代中前期，社会繁荣，民生安定，外感热病逐渐减少而内伤杂病渐增。然而，当时的医界仍上承金元医风，尊奉丹溪之学，治病重在滋阴降火，动辄寒凉攻伐，常致损人脾胃，克伐真阳，形成时弊。有鉴于此，以薛己为先导的一些医家，在继承李东垣脾胃学说的基础上，进而探讨肾和命门病机，从阴阳水火不足的角度，探讨脏腑虚损的病机与辨证治疗，建立了以温养补虚为临床特色的辨治虚损病证的系列方法，后世称这些医家为温补学派。孙一奎为汪机再传弟子，同时受李东垣、薛己等影响很深，其针对时医对于内伤发热、虚损、血证等滥用苦寒、畏投甘温的谬误，直指其非而极力批驳。其自身临证十分注重培护阳气，温补下元，为明代温补学派的重要代表人物之一。

孙一奎临床诊治疾病，坚持理论指导实践，在临证之时常与命门、三焦、相火等理论相互印证，时刻注意对命门动气及三焦元气的保护。孙一奎认为，三焦为相火，是原气之别使，命门元气经三焦敷布，三焦又为"相火之用"。因此，元气不足或相火衰弱，皆可出现三焦元气不足之证，可致三焦虚寒而气机升降失常，其病变涉及上、中、下三部；上为气不上纳，中为水谷不化，下为清浊不分，故可出现喘满、肿胀、中满、癃闭、遗精、小便不利、失禁、消渴等。

孙一奎认为，凡上述气或水的病变都从三焦分治，而在三焦病变中，他对下焦虚寒证尤为重视，认为鼓胀、癃闭、消渴诸证多属下元虚寒，升降失常，并影响到上、中二焦而出现相应证候。如《赤水玄珠》第五卷《胀满门》论"鼓胀"说："小便之不利，由下焦原气虚寒，以致湿气壅遏于肤里膜外之间，不得发越，势必肿满"；"不可徒用通利，当温补下元。"对于癃闭，其云："下元罢惫，而气馁弱不能施化，故小便淋沥点滴而下，是又称为淋也。肾气郁，致小肠膀胱不利……肾水不足，膀胱肾之室，久而干涸，小便不化。"此谓下元虚寒，肾阳虚衰，膀胱气化失常，导致癃闭。关于肾消，孙一奎也提出为下元虚寒，升降失常，肾阳不足所导致，认为"若下有暖气蒸则气润，若下冷极则阳不能升，故肺干而渴"，故治疗则"常须暖补肾气，饮食得火力则润上而易消，亦免干渴之患"。

除影响气机升降与气化功能外，下元不足还会累及他脏而生病变。孙一奎认为，肾阴、肾阳是五脏阴阳之根本，如果下元不足而发生病变时，不仅耗散本脏精气，而且影响其他各脏而致虚证。如遗尿之症，孙一奎认为是肾虚及脾，气不摄津居多，常见于先天禀赋不足，后天调摄失常。其谓："遗尿者，良由下元不足，肾与膀胱虚冷所致。故古方多用温补下元之剂，肾气实则气固而溺有统摄，则不致遗失也。"又如妇人产后乳少，孙一奎认为乳汁的生成在气与血，二者又都离不开肾气的生化作用，"若元气虚弱，则乳汁短少……其根在肾"。因此认为，治疗时采用补肾通乳之法，比单纯补益气血效果更佳。

孙一奎在治疗上注重温补下元，以使元气自归，这一特点在他的医论与医案中多有体现。如治疗消渴，金元以来医家多以燥热火证来论治，采用清里攻下之法。孙一奎则认为肾消乃命门火衰所致，"病由下元不足，无气升腾于上，故渴而多饮。以饮多，小便亦多也"，治疗宜"大补元气，使阳气充盛，熏蒸于上，口自不干"（《孙氏医案》二卷《三吴治验一百三十一》）。其在《孙氏医案》中记载治一下消证患者，主张"法当温补下焦"，以熟地黄、鹿角霜、山茱萸、桑螵蛸、鹿角胶、人参、白茯苓、枸杞子、远志、菟丝子、怀山药、大附子、桂心等制成丸剂，早晚服用，不终剂而愈。又如，治疗鼓胀，孙一奎明确提出，该病起于下焦虚寒，以致气化不行，只有先温补下元，使下元充足，则胃中温暖而谷气易化，脾得健运亦可运化水湿，膀胱气化功能恢复，清气能升而浊气自降化为小便，如是湿气方有出路而胀满自消，其曰"治胀满者，宜先温补下元，使火气盛而湿气蒸发，胃中温暖，谷食易化，则满可宽矣"（《赤水玄珠》第五卷《鼓胀说》）。根据温补下元的治疗原则，孙一奎自制"壮原汤"以治疗鼓胀。壮元汤由人参、白术、茯苓、补骨脂、桂心、大附子、干姜、砂仁、陈皮组成，其中人参、白术分量独重，该方可使阳气上腾，浊阴自降，意使谷食化、小便利而肿胀可消。

孙一奎还非常强调脾肾同治。脾为土脏，为气血生化之源；肾为水脏，为藏精之处，阴阳之宅。脾与肾相互资生，脾之健运功能须肾中阳气的温煦；肾精亦有赖于脾胃运化水谷精微的不断补充与化生。故脾胃为水谷之海，得后天之气，且能补先天之不足。肾与命门为先天之本，脾肾失济，多为虚损，从而产生各种虚实夹杂或虚损病变。因此，其在临证之时，除温补下元外，对脾胃功能也极为重视。如其治疗虚劳之法很能体现这一特点。其云："脾胃健顺，运纳五谷，虽有虚劳，复之亦速。脾胃苟虚，若不先补益，而便用补本脏之药，则脾不能纳化，滞而不行，用力多而成功少也。故治虚劳者，须先健顺脾胃，然后徐用本脏补药，无不成功。"孙一奎对脾胃的重视，在很大程度上是受到李东垣脾胃学说的影响，所著《医旨绪余》中，有《张、刘、李、朱、滑六名师小传》《李东垣药类法象》等篇章，深入探讨李东垣《脾胃论》。

在用药上，孙一奎反对滥用寒凉，认为纯阴苦寒之剂不但易致脾胃虚弱，而且损耗元气，但同时又指出过用辛热、疏导及渗利之剂的危害。认为如此会导致肾气夺伤，谓"若用辛香散气、燥热伤气，真气耗散"(《赤水玄珠》第九卷《气门》)。孙一奎还就《内经》中"形不足者温之以气，精不足者补之以味"这一经典补益原则，加以诠释说："温是温存之温，非专指温暖之药而言也。味是味之厚者，乃阴中之至阴，本乎天造，非偏厚出于人为之味也，是皆不以温热为补明矣。"(《赤水玄珠》第十六卷《眩晕门》)孙一奎反对滥用温热辛燥之品，在《赤水玄珠》第十卷《虚怯虚损痨瘵门》中明确指出其危害说："今医失补之道，轻则鹿茸、雄桂，重则起石、丹砂，加之灼艾补燥其水。夫五行之气，气特其一耳。一水不胜五火，况又加以热剂，则水愈涸而火转盛，久而咳痰咳血、潮热烦渴。"

二、临证经验荟萃

（一）令气之病

令气之病，即时气之病。中医运气理论认为，主气将一年分为六个季节，按五行相生的顺序轮替，厥阴风木、少阴君火、少阳相火、太阴湿土、阳明燥金、太阳寒水次序常年固定不移，表示四时的正常变化规律。与主气相对而言，客气更替而每年不断变化，主所值之年气候、生命、疾病的年度波动的季节变化。若天时不正，而人感受时气病邪，则可致病。故《赤水玄珠》第一卷《明火篇》曰："六气化者，谓寒暑燥湿风火也……人有触其气者，皆令气之病也，当从四时令气之治。"

孙一奎对于令气之病非常重视，在其著作《赤水玄珠》中首列风、火、暑、湿、燥、寒六门，分述六气证治。

1.伤风

风为春之令气，自十二月大寒节起，至二月春分节止是初之气，厥阴风木用事。孙一奎认为，伤风一证，为外感风邪所致，大略可分为两类，一类是"人有感其令气者"，称为"伤风"；另一类则是"其有不即发于令气，而四时亦有伤风之证者"，称为"四时感冒"（《赤水玄珠》第一卷《明风篇》）。由于风之变证无常，故感邪有深浅之别，治疗也有缓急之分，且令气不同，治疗也不同。

孙一奎以九味羌活汤加柴胡，为治疗各经伤风之证的基本方。方中以羌活治疗太阳肢节疼，防风治一身尽痛，柴胡治疗两头角之少阳头痛及寒热胁痛耳聋；白芷治阳明头痛；苍术能除足太阴经湿气，使邪不能传脾；生地黄治疗手少阴心经之热，黄芩治疗手太阴肺经之热，细辛治疗足少阴肾经头痛，川芎治疗足厥阴肝经头痛。孙一奎称此方为"总治伤风各经之活套"，"凡见表证，悉宜服之，不犯三阳禁忌，实解利之神药"，医者运用时应"详各经之症孰重，以本经之药为君，迭为宾主，则所治无不响应"（《赤水玄珠》第一卷《伤风》）。

2.火热

"火"在中医学中内涵非常丰富，其中运用在临床病证中的"火"，大体可分为两类，一类是外感令气之火，一类是内生五脏之火。少阴君火为六气之第二气，主春末夏初，又称"热"；少阳相火为六气之第三气，主夏，又称"暑"。二者均属令气之火，为天火，有别于可引发内伤杂症的五脏之火（即人火），故孙一奎在《赤水玄珠》第一卷《明火篇》中曰："读书言火不一，于杂症中言者，往往至言火杂症，而兼令气者，虽间有之，而未畅也。"

由此，孙一奎提出，治疗火热病证，首先要区别内外病因，"以外君相言之，则有令气之序；以内君相言之，则少阴、少阳、厥阴自明，五志之火自见也。况内外证治甚该，莹然可法。"（《赤水玄珠》第一卷《明火篇》）其引汪子良《医学质疑·外内君相篇》的相关论述加以说明，其曰："言外者，有曰火邪自天，气血感之而为病也。得非令气之天火欤！言内者，有曰乃人之调养失宜，正气自伤而为病也……外内之因不同，补泻之治自别。"

孙一奎对于身热之触诊有其独到的经验，并总结为手扪之三法。其云："轻手扪之则热，重手扪之则不热，是热在皮毛血脉也。重按之筋骨之分则热，蒸手极甚，轻手则不热，是邪在筋骨之间也。轻手扪之不热，重力按之亦不热，不轻不重按之则热，是在筋骨之上，皮毛血脉之下，乃热在肌肉也。"（《赤水玄珠》第一卷《论五脏有邪身热各异》）在此基础上，孙一奎又系统地总结了五脏受邪身热的特征。

肺热：轻手乃得，微按全无，日西热甚，乃皮毛之热。症见喘咳，寒热。轻者泻白散，重者凉膈散、地骨皮散。

心热：微按至皮肤之下，肌肉之上，轻手乃得，微按至皮毛之下则热，略微加力按之，则全不热，这是热在血脉的表现。症见心烦，心痛，掌中热而哕。治以黄连泻心汤、导赤散、朱砂安神丸。

脾热：轻手扪之不热，重按之筋骨又不热，不轻不重，在轻手重手之间，热在肌肉，遇夜尤甚。症见怠惰嗜卧，四肢不收，无气以动。治以泻黄散。

肝热：重按之肌肉之下，至骨之上，寅卯间尤甚。症见四肢满闷，便难，转筋，多怒多惊，四肢困热，筋病不能起于床，脉弦。治以泻青丸、柴胡饮子。

肾热者，轻手、重手俱不热，极重力按至骨分，其热蒸手如火。症见其人骨苏苏如虫蚀，其骨因热不任，亦不能起于床。治以滋肾丸。

3. 暑证

"暑"为三之气少阳相火之化，主于夏。伤于暑，则可见大汗，烦则喘渴，静则多言，体若燔炭，汗出而散等症。如以感病方式而言，暑热之时，无病之人，或避暑热，纳凉于深堂大厦得之者，名曰中暑，为阴证；如行人农夫，于日中劳役得之者，名曰中热，为阳证。若以病情轻重、虚实而区分，又有冒暑、伤暑、中暑之别，其中以中暑最重，急治则可，迟则不救。

孙一奎认为，治暑之法，清心利小便甚好。若自汗甚者，不可利小便，宜白虎汤清解之。其次，当分表里治之。如在表，头疼恶寒，双解散加香薷，及二香散、香薷饮之类解之；如在半表半里，泄泻烦渴，饮水吐逆者，五苓散治之，热甚烦渴者，益元散清之；若表解里热甚，宜半夏解毒汤，下神芎丸、酒蒸黄连丸等。或人平素体弱，及老人冒暑，脉微，下利，渴而喜温，及厥冷不省人事者，宜竹叶石膏汤加熟附半个，冷饮，次以来复丹、五苓散治之。凡夏暑证不可服诸热燥剂，致斑毒发黄，小水不通，闷乱而死矣。

孙一奎还进一步分析了冒暑之证与夏月伤寒的区别。孙一奎认为，伤暑与伤寒，均见盛夏发热之症，然则寒伤形，热伤气，伤寒则外恶寒而脉浮紧，一向身热不止；伤暑则不恶寒而脉虚，热有进退。因此，治疗伤暑当从小柴胡汤，渴加知母、石膏，或人参白虎汤，或清暑益气汤。

此外，孙一奎还提到夏月又有注夏、解㑊二证，当引起重视。注夏一证，常于夏令季节发病，症见头痛、身倦、脚软、食少、体热。孙一奎、张子和、朱丹溪、李东垣等人论述，认为饮食劳倦伤其脾胃，乘天暑湿令而发作。宜以清燥之剂治之，用方则承袭《脾胃论》中清暑益气汤、黄芪人参汤、清燥汤等方剂。另外，孙一奎还提出大生脉汤也可治疗注夏，见体倦、嗜卧、面凡懒动，动则喘之等症者。

解㑊之证，则与注夏相类，也属于虚证，症见懈倦困弱，寒不甚寒，热不甚热，恶见人，见人心惕惕然，或热多而汗出，肢体百骇散解，痿弱而不能任持，少气而不欲言，左右仜不可以名其状等。《素问·平人气象论》云："尺脉缓涩谓之解㑊。"王冰注曰："尺者，阴部也，腹肾主之，缓为热中，涩为无血，故解㑊也。"可知解㑊一证实为下焦阴血亏虚所致，故治疗可用大生脉汤加木瓜、薏苡仁，或用甘枸杞子、北五味子滚水泡服。

4. 湿证

"湿"为四之气太阴湿土之化，主于长夏。长夏即为阴历六月，为夏末雨季之时，湿气流行，而"湿为土气，火热能生湿土，故夏热则万物湿润，秋凉则万物干燥"（《赤水玄珠》第二卷《明湿篇》）。

关于伤湿之证，《内经》中有"诸湿肿满，皆属脾土""湿胜则濡泻""地之湿气，感则害人皮肉筋脉""因于湿，首如裹"等语。归纳起来，说明湿证的主要症状包括泄泻、痰饮、皮肤关节肿痛、腰足胕肿等。故《素问玄机原病式》总结为："诸痉强直，积饮痞膈中满，霍乱吐下，体重胕肿，肉如泥，按之不起，皆属于湿。"

从病因上讲，湿邪可分为内湿和外湿两大类，故《赤水玄珠》第二卷《明湿篇》曰："湿之为邪，有自内得，有自外得者。阴雨湿地，皆外所因。饮食汤饮醴酪，皆内所因。"而二者又皆由脾失健运所致，故曰："湿虽有内外二因，然治法大抵要实脾土为主。缘脾恶湿，苟脾土不燥，则失其健运之常，病易乘之。内湿多则泄泻，生痰，流于经络肢节则肿痛。外湿多则胕肿而肌肉濡溃。"（《赤水玄珠》第二卷《明湿篇》）因此治疗湿证当以健脾燥湿为要，以苍术、白术为必用之药，加入二陈汤用之。如湿在肌表及上焦，加羌活、防风之类，取风能胜湿之义。如下焦，腰足胕肿及泄泻，轻者加入五苓散，重者加羌活、防风、升麻以升提之。

在此基础上，孙一奎还进一步分析了湿热与湿寒二证，指出"其湿症有二：湿热症多，湿寒症少"。由于湿热之证远较湿寒之证为多，故孙一奎对于湿热证格外重视，认为"湿病本不自生，因热而怫郁，不能宣行水道，故停滞而生湿也"（《赤水玄珠》第二卷《明湿篇》）。湿热与湿寒二证不能单纯依据体热、体寒来区分，如有跗肿体寒而有水气，同时小便赤少不通，或渴者，这是由于蓄热入里极深所致，也非湿寒之证。因而湿热与湿寒二证的鉴别，"当以脉证明辨之。如脉滑数，小便赤涩，引饮，为湿热症。若小便自利清白，大便泻利，身疼自汗，为湿寒症。"（《赤水玄珠》第二卷《明湿篇》）对于湿热证的治疗，宜实脾清热利小便为上，宜桂苓甘露加木香、葶苈、木通治之。治疗湿寒证，则宜用五苓散加生附子、苍术、木瓜主之。

5. 燥证

"燥"为五之气阳明燥金之化，主于秋季。孙一奎首先对"燥"的概念做了细致的区分，认为"燥"实际上有两层含义。其一，是燥为秋之主气，秋分之后，清气乃行，万物皆燥，此为令气之燥；其二，燥为风热，为血少，此为病机之燥。故其曰："《素问》言燥者，指令气也。诸书云燥者，指病机也。"（《赤水玄珠》第二卷《明燥篇》）

对于燥之病机，孙一奎认为燥实为风热之别称。刘完素在《素问玄机原病式》中曾指出风、热、火三者同为阳性病因；而寒、燥、湿三者同为阴性病因。孙一奎认为，燥虽属秋阴，但与寒湿之间还有所差别，反而与风热相同。故《赤水玄珠》第二卷《明燥篇》曰："火热盛，金衰而风生，则风能胜湿，热能耗液而反寒，阳实阴虚，则风热胜于水湿，而为燥也。凡人风病多因热甚而成燥者，为其兼化，以热为其主也。然阳实阴虚，而风热太甚。以胜水湿，因而成燥。"

《素问玄机原病式·燥类》曰："诸涩枯涸，干劲皴揭，皆属于燥。"肝属木生风，由主于筋，若遇燥热则易伤于筋。燥属金，主收敛，故病筋脉劲强紧急而口噤。如病燥热太甚，而脾胃干涸，成消渴者。或风热燥甚，怫郁在表，而里气不舒，善伸数欠，筋脉拘急，或时恶寒，或筋惕而搐，脉浮数而弦也；风、热、燥并郁甚于里，故烦满而成秘结也；及风痫之发作者，由热甚而风燥，为兼化，涩溢胸膈而瘛疭昏冒僵仆也。以上诸多病证，都是由热甚所致，而各病证表现的不同，是由于风、热、燥三邪多寡不同所造成的。故"所谓中风或筋缓者，因其风热胜湿而为燥，乃燥之甚也。然筋缓不收而痿痹，及诸腌郁病痿，皆属于肺金，乃燥之化也"（《赤水玄珠》第二卷《明燥篇》）。由此，孙一奎提出，所谓"燥"，就病机而言，实际上指的是由风热所导致的血液衰少之证，"夫燥之为病者，血液衰少也。而又气血不能通畅，故病然也"（《赤水玄珠》第二卷《明燥篇》）。而在对风、燥、热三者的治疗中，又以治热最为关键，故其曰："莫治风，莫治燥，治得火时风燥了。"

6. 寒证

"寒"为冬之令气，为六之终气太阳寒水之化，主于冬。孙一奎首先对伤寒与中寒做了区别，伤寒为体虚受寒，首先伤及太阳经的外感之证，症见头项痛，腰脊强，脉浮而紧。伤寒乃即时而病，传变多端。由于张仲景《伤寒论》的影响，历代医家对伤寒病证的治疗极为重视，有大量专著与专论阐述伤寒证治，孙一奎也同样如此，在其著作《赤水玄珠》中以3卷的篇幅专论伤寒，故其在此处重点讨论了中寒的证治。

孙一奎认为，中寒乃仓猝感受寒邪，其病即发而暴，非常凶险。《赤水玄珠》第二卷《中寒》曰："寒乃天地严凝杀厉之气，惟体虚乃易感之。其症面青口噤，四肢强直，挛急疼痛，甚则昏迷不省人事，脉多迟紧。急宜姜附汤温之，或理中汤加附子治之。"书中录姜附汤方为干姜（五钱），熟附子（三钱），以水二盅，煎八分，作二次服。同时，孙一奎还指出姜附汤本治伤寒经下后，又复发汗，内外俱虚，身无大热，昼则烦躁，夜则安静，不渴，六脉沉伏之症，兼治中脘虚寒，久积痰水，心腹冷痛，霍乱转筋，四肢厥逆。如虑及此方太燥，即以附子理中汤相继服。

7. 瘟疫

瘟疫，是感受疫疠之邪而发生的多种急性传染病的统称。孙一奎认为，瘟疫是指众人病情相似，集中爆发的一类病症，也属于温病的一种表现。故从其病因与病机上讲，实际上并不是单一一种疾病，"有冬伤于寒不即发，过时而为春温者，有冬不藏精者，有感四时不正之气者，有君相二火加临，而沿门阖境相似者"（《赤水玄珠》第一卷《明疫篇》）。因此，对瘟疫的治疗，"有用和解法者，有用补法者，有用寒凉者，有用溃法者"，针对不同的类型的瘟疫，应各推其所因而施治。不应该执迷于瘟疫有发热症状，而不加分别的一概运用寒凉之法。

孙一奎提出，治疗瘟疫通常有较为通用的三种治法，即宜补、宜散、宜降。可用大黄、黄芩、黄连、人参、桔梗、苍术、防风、滑石、香附、人中黄，为末，神曲糊为丸，每服五七十丸。气虚用四君子汤，血虚用四物汤，痰多用二陈汤作使送下。如有热盛者可加童便。在临床具体治疗时，还应当根据病邪所在之六经，并参考发病季节及具体症状来拟方。如发热发斑，以玄参升麻汤治之。头痛先寒后热，以小柴胡汤。渴加知母、天花粉。无汗加葛根。夏加石膏、知母各三钱。先热而后寒，口渴无汗，葛根升麻汤加柴胡。热甚及夏月加石膏、知母。但热无寒，口渴烦躁，白虎汤加麦门冬。大渴，大热，谵语，腹满，脉洪大有力，大柴胡汤，或凉膈散。发热而大便泻，小便短，柴苓汤。发热口渴而小便不利，可用五苓散或韩飞霞五瘟丹。

此外，孙一奎还单独设立了一个针对瘟疫的通用治法，命名为"治瘟病活套"。其曰："人中黄疗时行热毒为君，苍术、香附散郁为臣，黄芩、黄连降火，人参补虚，桔梗、防风利气行经为佐。热郁结，则内外气液不通成燥，大黄苦寒，而能涤荡燥热，滑石性滑，味淡，将以利窍解结，通气液以润燥，二者一阴一阳，用之为使。"由此，可使医者面对瘟疫时有所依凭。

（二）中风

从广义上讲，中风也属风邪为患的一类。孙一奎对于中风一证，也是在"风门"之下论述的。但中风不同于令气致病的伤风，是外感与内伤共同作用的结果，孙一奎对中风一证也多有发明。

中风一证，始见于《内经》。《素问·风论》曰："风之伤人也，或为寒中，或为热中，有中血脉，有中腑，有中脏。"论其病因，则唐宋以前皆从内虚邪中、风从外入之说。自金元以降，医家对中风病因、病机的认识逐渐深化。如：刘完素以为"风病多因热甚"，是"心火暴甚，肾水虚衰，不能制之"所致；张元素认为是"本气自病"，"气衰者多有此疾"；朱丹溪认为"湿生痰，痰生热，热生风"乃是中风的病因。以上所论，各家之说皆言风从内出。中风"内伤"说，与此前之"外感"说形成了鲜明的对照，对中风病因病机的认识颇具新意。但是，金元医家过于强调内伤，似乎又有矫枉过正之嫌，偏离了临床实际。

孙一奎认为，中风是由于外感与内伤共同导致的，不应简单地以"内风"与"外风"分类。《赤水玄珠》第一卷《中风》云："盖因先伤于内，而后感于外，相兼成病者也。""百病皆有因有证，因则为本，证则为标。"指出《内经》及古籍所谓"风从外入"，是指中风的症状而言，而金元以后各家所谓"风由内生"是指中风的原因，二者不可偏废。"故古人所论外感风邪者，未必不由本体虚弱，荣卫失调之所致。诸子所论火盛、气虚、湿痰者，未必绝无风邪外侵之所作。若无风邪外侵，则因火、因气、因湿，各

为他证，岂有暴仆暴喑，口眼㖞斜，手足不遂，舌废不用，昏不识人之候乎。"（《赤水玄珠》第一卷《中风》）

孙一奎认为，中风的病因是"血病、痰病为本，外邪为标"。指出血随气行，在人体经络脉道之内周流不停，如气血逆乱则易受外邪。其云："气滞则血滞，气逆则血逆，得热则瘀浊，得寒则凝泣，衰耗则顺行不周，渗透不遍，而外邪易侵矣。"（《赤水玄珠》第一卷《中风》）同时还指出，津液为血之余，行于脉外，流通一身，如天之清露。若遇血浊气滞，津液即凝聚为痰。因此，古人论中风、偏枯、麻木等，以血虚、瘀血、痰饮为言，是论其致病之源。至其得病，则必有诱因，或因风，或因寒，或因湿，或因酒，或因七情，或因劳役、房劳、汗出，因感风寒湿气，遂成此病。邪中于皮毛、肌肉则麻木不仁，遇热则痒，遇阴雨则沉重酸痛；邪入于血脉经络，则手足、指掌、肩背、腰膝，重硬不遂，难以屈伸举动，或走注疼痛。以上种种表现均是由于邪气郁滞，正气不得流通而造成的。

对于中风的治疗，孙一奎主张内外同治，不可偏废。其云："外感重者宜先祛外邪而后补中气；内伤重者，宜先补正气而后攻外邪。或以散风药为君，而补虚药为佐使；或以补虚药为君，而散风药为佐使。全在治法，量标①轻重而治之。"（《赤水玄珠》第一卷《中风》）若中风之内外邪皆已除尽，则可用愈风汤行导诸经，久服可愈。

对于中风之辨证，孙一奎较为推崇李东垣中脉、中腑、中脏的分类方法，认为中脉、中腑邪浅而易治，中脏则邪深而难治。孙一奎认为，"中脏"是风邪侵袭损伤五脏的险恶证候，而五脏中风又各有其外证。中于肝者有目瞀，中于心者舌不能言，中于脾者唇缓便秘，中于肺者鼻塞，中于

---

① 标：各本均作此，按文义似应为"标本"之误。

肾者耳聋，此五者，病深为难治。而风邪中于腑者，也往往多兼有中脏之证，如左关脉浮弦，面目青，左胁偏痛，筋脉拘急，目眴头眩，手足不收，坐踞不得，此为中胆兼中肝之证，用犀角散之类。如左寸脉浮洪，面赤汗多，恶风，心神颠倒，忪悸恍惚，言语謇涩，舌强口干，此为中小肠兼中心之证，用麻黄散之类。如右关脉浮缓或浮大，面唇黄，汗多恶风，口喝语涩，身重嗜卧，肌肉不仁，腹胀不食，此为中胃兼中脾之证，用防风散之类。如右寸脉浮涩而短，面白，鼻流清涕，多喘，胸中冒闷，短气，自汗，声嘶，四肢痿弱，此为中大肠兼中肺之证，用五味子汤之类。如两尺脉浮滑，面目黑黧，腰脊痛引小腹，不能俯仰，两耳鸣，骨节痛，足痿，善恐，此为中膀胱兼中肾之证，用独活散之类。

以上是为真中风，而又有中寒、中暑、中湿、中火、中气、食厥、劳伤、房劳等证，均可见昏厥跌扑等症，与中风症状相类似，故又称"类中风"。故《赤水玄珠》第一卷《中风》曰："中于寒者，谓冬月卒中寒气，昏昧，口噤，肢挛，恶寒，脉浮紧，用麻黄、桂枝、理中汤之类；中于暑者，谓夏月卒冒炎暑，昏冒，痿，厥，吐泻，喘满，用十味香薷饮之类；中于湿者，丹溪所谓东南之人，多因湿土生痰，痰生热，热生风也，用清燥汤之类，加竹沥、姜汁；中于火者，河间所谓非肝木之风内中，六淫之邪外侵，良由五志过极，火盛水衰，热气拂郁，昏冒而卒仆也，用六味丸、四君子、独参汤之类，内有恚怒伤肝，火动火上者，用柴胡汤之类；中于气者，由七情过极，气厥昏昧，或牙关紧急，用苏合香丸之类，误作风治者死；食厥者过于饮食，胃气自伤，不能运化，故昏昧也，用六君子汤加木香；劳伤者，过于劳役，元气虚耗，不任风寒，故昏冒也，用补中益气汤；房劳者，因肾虚精耗，气不归原，故昏冒也，用六味丸。此皆类中风者也。"

孙一奎认为，风之伤人以肺肝两经居多，肺主气而肝藏血，因此气与血也就成为治疗中风的关键，故而治风之法"初得病即当顺气，及日久即当活血"。孙一奎明确指出，中风病因是"血病、痰病为本，外邪为标"，故"治痰先治气，气顺则痰清；治风先治血，血行风自灭"。若血瘀痰浊未去而但用温经祛风之药，则很难见效。故曰："若先不顺气，便用乌、附；又不养血，徒用麻、防，未见有愈者也。"由于"脉"指人一身贯通之经络，是人通行血气之隧道，故凡脉所经所络，筋所会所结，血气津液所行之处，皆邪气郁滞，正气不得流通而致。因而，治疗中风以养血除风，顺气化痰为主，"不必强调某病属某经某脏而杂治之也"（《赤水玄珠》第一卷《中风》）。

上医治未病，是医家追求的理想境界。因此，孙一奎对中风的先兆症状非常重视。其指出："凡中风者，俱有先兆之症。凡人如觉大拇指及次指麻木不仁，或手足不用，或肌肉蠕动者，三年内必有中风之症"（《赤水玄珠》第一卷《中风》）。肌肉蠕动，是风邪初犯的征兆。《素问·调经论》曰："肌肉蠕动，命曰微风。"而大拇指、次指属于手足太阴、阳明经，中风多见此二经症状。见此先兆当治其萌芽，所谓"初成者获愈，固久者伐形"。对于中风先兆，除药物治疗外，饮食起居的慎养更加重要。在《孙氏医案》卷四《新都治验一百七十》中有"程晓山中风先兆案"，记载了孙一奎对中风先兆诊断与治疗的全过程。患者身体肥胖，"近觉两手小指及无名指，掉硬不舒，亦不为用。口角一边，常牵扯引动"。孙一奎诊脉，见六脉皆滑大而数，浮而不敛，认为脉滑大为痰，数为热，浮为风，从脉象来看是湿生痰，痰生热，热生风的表现。病人喜欢饮酒，故多湿，近又荒于色，故真阴竭而脉浮，则手指不舒，口角牵扯，是中风的先兆。但病人"面色苍紫，其神藏，虽病犹可治，切宜戒酒色，以自保爱"。孙一奎治以标本两治之法，半年病痊，且至十年无恙。但病人在十年后，"召妓宴乐者如旧，甘酒嗜音荒淫"，不守禁戒，重犯酒色，以致前功尽弃，"手指口角牵引掉硬尤甚，月余中风，右体瘫痪"，最终不治。此案足可见孙一奎对中风先兆治疗的重视，以及善后保养的重要性。

（三）诸痛证

痛证，即指以疼痛为主要特征的一类病证的总称。孙一奎在其著作《赤水玄珠》中，按照疼痛发生的不同部分，分为头痛、腹痛、胁痛、心痛、腰痛诸门，对各种痛证进行论述。

1. 头痛

头痛，是以头部疼痛为主要症状的一类常见疾病。孙一奎治疗头痛，首先非常重视对头痛病因的区分，《赤水玄珠》第三卷《头痛》曰："头为诸阳之首，至清至高之处也。苟外无风寒雾露之触，内无痰火湿热之薰，必无痛也。既有内外之因，当循内外之治。"对此，其详细列举了几种常见头痛的病因与治法，如血虚头痛，可用当归、川芎主之；气虚头痛，可用人参、黄芪主之，同时以佐使之药治疗兼证。如有血气俱虚头痛，可用调中益气汤，加川芎、蔓荆子、细辛等药治疗。如湿厥头痛，可用清空膏主之。厥逆头痛，则用羌活附子汤主之。湿热在头而引发头痛者，可以用苦药引吐的方法治疗。而若遇到气血虚极而感受风寒暑湿之邪所导致的厥头痛，由于其气血之根本先绝，已无药可救，则旦发夕死，夕发旦死。

除病因外，对头痛一证的治疗，还考虑到发病部位的差异。孙一奎认为，如同自然界的高山之巅，只有风力可以到达，由于头为诸阳之首，至清至高之处，头痛之病，也只有"风药"或性味淡薄的轻清之药可以治疗。然而具体治疗时，还需要注意发病部位所在之三阴三阳经脉的位置，而有选择性地区别用药。如太阳经头痛，可见恶风寒，脉浮紧等症，川芎、独活之类主之。少阳经头痛，可见脉弦细，往来寒热等症，柴胡、黄芩主之。阳明经头痛，可见自汗，发热，不恶寒，脉浮缓长实等症，升麻、葛根、石膏、白芷主之。太阴经头痛，必兼有痰饮之证，可见体重或腹痛，为痰癖，脉沉缓等症，苍术、半夏、南星主之。少阴经头痛，可见三阴三阳经不流行，而足寒，气逆，寒厥，脉沉细等症，麻黄附子细辛汤主之。厥阴经头疼，可见项痛，或吐痰沫，冷厥，脉浮缓等症，吴茱萸汤主之。

2. 腹痛

孙一奎认为，腹痛一症，变化极多，即有寒、热、虚、实的变化，又有积聚、虫痛、死血之病因不同，医者诊断时应认真鉴别，不可草率。对此，孙一奎较为系统地总结了各种不同腹痛的脉象。其在《赤水玄珠》第四卷《腹痛》曰："腹痛极要体认真切，庶投剂有功。有寒热，脉沉而迟者寒，脉浮而数者热。有虚实，脉散大而无力者虚，脉弦而有力者实。有痰涎，脉滑者痰，沉弦者饮。有积聚，脉沉弦而伏者积，或伏或弦者聚。有虫痛，脉多沉滑，或乍大乍小。有死血，脉沉而涩，或结或促。"

对于各种不同腹痛的症状与治疗，孙一奎也有较为详尽的论述：

寒痛，可见绵绵而痛无增减。以姜、桂、附子之属温之。

热痛，可见时痛而或时吐之症。其证可得热物而痛止，这是由于辛热能冲开郁结，气道疏通，使病情暂时缓解，但阴血日亏，燥火愈炽，不久复发，迁延岁月，此为积热。轻者可用山栀、黄连、白芍、香附之类，重者调胃承气汤下之。

虚痛，以手重按至痛处而止。宜参、术、白芍，加温暖药。

实痛，手不可近，按之愈痛。或消或下，根据具体病情施治。

饮食所伤作痛者，宜温脾行气以消导之。这是饮食得寒则滞，得热则化之故。若痛渐下及，日久不愈者，可用荡涤积滞的治法。

痰痛者，必小便不利，痰隔中焦。气闭下焦，上下不相流通，故痛。治当导痰开郁。

虫痛者，面上有白斑点，唇若涂朱，痛后便能食，时作时止，可驱虫治疗。

食积死血痛，可见痛有常处，而不移动。可用桃仁承气汤。或根据实际情况，按治疗积聚之法治疗。

凡脐下痛而人中黑者多死。

感暑而痛，或泻痢并作，其脉必虚。宜十味香薷饮，或六和汤。

感湿而痛，大便溏泄，小便不利，其脉必濡。宜胃苓汤。

食积痛，常欲大便，去后而痛减者是也。宜温宜消。久者遇仙丹、神芎丸等择而下之（当与伤食门相参治）。

气滞而痛，其脉必沉。宜木香顺气散。

痛而欲得热手按及热物熨者，是寒。宜香砂理中汤，或五积散。

痛而热手热物熨不止者，是热。宜黄连解毒之类，实则以硝黄下之。

绞肠痧，痛剧烈而急速，先与盐汤探吐，或委中并十指出血。藿香正气散、正气天香散。

酒积痛，酒伤则发，宜泄其积，痛自止也。

3. 胁痛

胁痛与腹痛之证相似，由于其病性与病机的不同，也有着多种不同类型。孙一奎对于胁痛的诊断，也首先对不同胁痛的脉象做了总结。《赤水玄珠》第四卷《胁痛》曰："（胁痛）有风寒，脉浮弦而数者是也。有食积，脉沉弦而伏者是也。有痰饮，或弦，或滑，或结，或促。有死血，脉涩。有虚，脉弦而细数，或大而无力。有气郁，脉沉而细。有火，脉洪滑而数。当分条类析，明别左右施治。"

孙一奎认为，胁痛属肝木与胆火，因而治疗应以调理肝胆为主。"肝气实者，以柴胡、川芎、青皮、苍术疏之。肝火盛者，以当归龙荟丸泻之。死血积者，以桃仁、红花、香附、川芎破之。痰饮流注者，以南星、半夏、苍术、川芎豁之。郁宜开郁，寒宜散寒，此大法也"（《赤水玄珠》第四卷《胁痛》）。

对于胁痛的辨证，孙一奎认为，左右胁痛的病机并不相同，左胁痛为肝经受邪，宜枳芎散，或柴胡疏肝散；右胁痛为肝经移病于肺，宜推气散。胖、瘦人之间的胁痛病证也有区别：胖人气虚，发寒热而胁下痛，可用参、芪补气，柴胡、黄芩退热，木香、青皮调气；瘦人发寒热胁痛，多怒者，必有瘀血。宜桃仁、红花、柴胡、青皮、大黄、滑石。

肝郁气滞，是引发胁痛的主要病机之一。治疗气郁胁痛，历史上曾有"达之"与"泻之"两说。孙一奎认为，此两说实为一体。两胁，为足少阳肝经所行之地，此经气多有余。如人在日常生活中不能做到"恬淡虚无而合乎天和"，则"七情一有不遂则生郁，郁久则生火，壅遏经隧，充塞清道，而痛作矣。至于痛极而涌吐酸水者，犹洪范所谓曲直作酸，乃肝胆之咎征也"（《医旨绪余·气郁胁痛论》）。对于此类病证的治疗，《内经》中有"木郁达之"之说，王冰对此解释为"吐之令其条达"，但孙一奎认为不然。其曰："达，是通达之达，非独止于吐也。木郁于下，以柴胡、川芎之类升而发之，以顺其挺然之性，正所谓因曲而为之直，又谓从其性而升之，皆达之之义也。"（《医旨绪余·气郁胁痛论》）是故，如张仲景以小柴胡汤治少阳胁痛，以柴胡为君，即可视为"达之"。而"泻之"之法，则出于《内经》"有余者泻之"之说，气郁胁痛为肝气实所致，可用泻肝之法治疗，本草中列有青皮、香附、黄连、白芍、柴胡、川芎等药，均为泻肝之剂。然临床运用也应有所选择，如青皮、香附等药，应用于"泻气之冲逆者"，黄连、白芍应用于"泻血之沸腾者"，均属辛酸苦寒之剂，符合《内经》"上者抑之"之说，为正治法。而柴胡、川芎等药则不同，属辛甘苦平之味，可于阴中提阳，升发肝胆之清气，符合《内经》"下者举之"之治法。肝胆之清气上升，则清阳升而浊阴自降，这正是前述"木郁达之"之意，属于从治法。所谓"轻者正治，重者从治"，故胁痛病轻者，可用降气之正治法治疗；而病重者，则须"从其性而升之"，以从治法调整气阴阳升降。

4. 心痛

孙一奎认为，心痛可分为两类，一类是指真心痛，可见"手足青至节"的典型症状，是旦发夕死、夕发旦死的危重证候，由寒邪损伤心脏所致。另一类，则是指心脏所在部位出现的各种疼痛的总称，其实质上并非心脏受邪而引发的疼痛，而是心之脉络、心主之脉络、胃脘、胸膈等处受损，而表现为心脏所在部位出现的疼痛，其病因有食伤、寒伤、气逆、痰饮、死血、虫痛、郁火等。

孙一奎特别指出，因足太阳胃经之支脉（胃之大络），其走向从胃上入膈，注入心中，如感邪受病，则可见舌本强，食则呕，胃脘痛，腹胀善噫，心下急痛等症。因而胃脘受伤，不仅可表现为腹胀，而且可迁延至心胸部疼痛，上支两胁，咽膈不通等症。应注意鉴别。

寒厥心痛，可见手足逆而通身冷汗出，便溺清利，或大便利而不渴，气微力弱等症，属于极危重的证候，应急用术附汤温之。故曰："寒厥暴痛，非久病也。朝发暮死，急当救之。是知久病无寒，暴病非热也。"（《赤水玄珠》第四卷《心痛》）

孙一奎对治疗各类心痛的方剂有所归纳。如寒厥心痛，可用赤石脂丸、术附汤、立应散等；外感寒邪心痛，可用麻黄桂枝汤、草豆蔻丸等；内伤饮食心痛，可用煮黄丸、藁本汤等；气郁心痛，可用正气天香散、七气汤、苏子降气汤等。其余如痰饮、死血、火郁、虫痛等各类心痛，均列有相应的方剂治疗。

除以上所述各种实性心痛外，孙一奎指出，尚有一类体虚引起的心痛，"病久正气虚损，及禀赋素弱之人，或被峻利克伐太过，以致羸弱而痛不愈者，皆虚痛也。"（《赤水玄珠》第四卷《心痛》）此类虚痛治疗当以补养气血为要，不可攻伐，以致"虚虚之祸"。而孙一奎在用攻伐之法治疗其他类心痛之后，最后也常以补益之剂收功。可用黄芪建中汤随症加减，治虚弱及被克伐药伤损者。

5. 腰痛

孙一奎认为，腰痛有肾虚，有湿热，有痰，有气滞，有跌仆瘀血等多种情况。脉大而无力为虚，弦为阴虚，涩为死血，沉滑为痰，沉细为气，濡弱为湿，紧数为风。

腰者，肾之府，有腰痛不能转摇者，是肾将败的征兆，宜肾气丸、茴香丸之类，以补阳之不足。如人素食膏粱厚味，或久服汤药，醉以入房，损其真气者，则肾气热而腰脊痛不能举，久则髓减骨枯，发为骨痿，宜六味地黄丸、滋肾丸、凤髓丹之类，以补阴之不足。

（四）耳目口鼻咽喉诸病

耳目口鼻咽喉诸病，虽为专科，但中医各家向来也非常重视，很多综合性医书中均有论及。孙一奎也不例外，在其著作《赤水玄珠》中，列有目、鼻、耳、口、舌、齿、咽喉7门专门论述，虽然其篇幅均不大，但也有其独到之处。

1. 目病

孙一奎认为，眼中之瞳子，黑眼法于阴，白眼赤脉法于阳，故眼中具有阴阳和合之理。阳主散，阳虚则眼楞急，为倒睫拳毛。阴主敛，阴虚则瞳子散大，为目昏眼花。

在各种目病中，孙一奎重点论述了内、外障的治疗。外障指发生在胞睑、两眦、白睛、黑睛的眼疾，局部症状如眼部红赤肿胀，眼多出现胶黏现象，或出现星点云翳、赤膜胬肉等。孙一奎首先将外障分为太阳病、阳明病、少阳病三类加以区分，分别给予治疗。目痛，赤脉翳从上而下者，为太阳病，为表证，其病必连眉棱骨痛，或脑项痛，或半边头肿，治法宜温之散之，如简要夏枯草散、东垣选奇汤之类。如赤脉翳从下而上者，则为阳明病，为里证，可用羊肝丸治疗。如有赤脉翳从外眦入内，此为少阳病，主于半表里，宜用和解法，可予东垣神仙退云丸。

内障，指主要发生于瞳神及眼内各组织的疾病。《赤水玄珠》第三卷《内障》曰："内障者在睛里昏暗，与无患之人相似，惟瞳人里有隐隐青白者。无隐隐青白者亦有之。"其中，若患者猝然出现目无精光的失神症状，此为阳气虚脱的危证表现，当急用人参膏、人参补胃汤等补气之法治疗。若内障属阴血虚者，则可与复明散、熟地黄丸、益阴肾气丸等方。其余还有如百点膏可治眼翳遮瞳人；还睛散可治胬肉攀睛；滋阴地黄丸可治瞳子散大，黄睛；驻景丸可治肝肾气虚之内障；菊睛丸可治肝肾不足之内障；煮肝散治雀目等。

2. 鼻病

肺开窍于鼻，《难经·三十七难》曰："肺气通于鼻，鼻和则知香臭矣。"故孙一奎论述鼻病时，首先重视鼻的嗅觉功能异常。孙一奎在此引用李东垣的说法，认为一方面鼻中之宗气与升发于头面之阳气，皆源于胃中生发之气。故若因饥饱劳役，损伤脾胃生发之气，则气血营运之气不能上升于面，可致邪塞鼻窍；另一方面，鼻之嗅觉功能属于心脏功能的一部分，若寒邪客于头面，也可影响鼻的嗅觉功能。故治疗应先以温暖治法祛散寒邪，后补胃气，使心肺之气得以交通，则鼻的嗅觉功能可得以恢复。可用丽泽通气散与温肺汤治疗。

孙一奎对鼻鼽、鼻渊也非常重视。鼻鼽与鼻渊症状类似，通常以"鼻流清涕者为鼻鼽，流浊涕者为鼻渊"（《医旨绪余·鼻渊》）。关于鼻鼽的病因，古人较少有论及者，只在《内经》运气七篇中，论及火攻肺虚是导致鼻鼽的主要病因。如《素问·五常政大论》云："少阴司天，热气下临，肺气上从……鼽衄鼻窒""少阴司天，热淫所胜……鼽衄嚏呕""少阳司天，火淫所胜……甚则鼽衄""岁金不及，炎火乃行，民病鼽嚏""阳明所至为鼽嚏"等。然而，孙一奎认为不然，他指出火克金，热伤肺，而鼻为肺之窍，故而运气学说认为火攻肺虚可导致鼻衄，但在少阴、少阳等火热主令之岁，并非人人有此病，而其他如水湿司令之岁，同样也有发此病者，可见其与运气的联系并非十分紧密。因而，孙一奎提出，鼻衄的主要病因，应为"肠胃素有痰火积热"。其在《医旨绪余·鼻衄》中曰："必肠胃素有痰火积热者，然后有此感也。何者？大肠，肺之府也。胃，五脏之所受气者也……肠胃设无痰火积热，则其平常上升之气，皆清气也，纵火令之年，何豫耶？若夫肠胃素有痰火积热，则其平常上升之气，皆氲而为浊耳。金职司降，喜清而恶浊，今受浊气熏蒸，凝聚既久，壅遏郁结，而为痰涕。"此外，若人患感冒风寒，常有鼻塞浊涕之症，或调理失宜，积年累月，而成鼻衄、鼻渊者也往往有之，并非一定待火热司令之岁而发病。由此，孙一奎认为"肠胃素有痰火积热"，才是鼻衄真正的主要病因，而非"火攻肺虚"，只不过到了少阴、少阳等"火热当权之年，内外之火夹攻"，则鼻衄之症可发作更甚而已。

在《汪石山医案》中，有一则鼻流浊涕案。言"后见数人亦皆不治"，有人对此存疑。孙一奎认为，一般的鼻流浊涕症自然属易治之轻证，但汪石山在此处所论鼻流浊涕者，"必肾阴虚而不能纳气归原，故火无所畏，上迫肺金，由是津液之气，不得降下，并于空窍，转浊为涕"，是肾肝阴虚，导致的气机有升而无降，有阳而无阴之一类危急重证。应当"戒怒以养阳，绝欲以养阴，断煿炙，远酒面，以防作热，然后假之以良医，保肺为君，开郁顺气为臣，补阴养血为佐，俾火息金清，降令胥行，气畅郁分，清窍无壅，阳开阴阖，相依相附，脏腑各司乃职，升降不匮"（《赤水玄珠》第三卷《鼻衄鼻渊》）。由此可见，对鼻衄、鼻渊之证决不可轻视。

3. 耳病

肾主藏精，开窍于耳，故《灵枢·决气》曰："精脱者耳聋。"故朱丹溪曰："大病后耳聋，须用补阴降火。有阴虚火动而聋者，宜四物汤加黄柏之类。"孙一奎认为，朱丹溪之说并不全面，大病后气血俱虚，并非单纯的阴虚，故诊病时当仔细检查患者双手之脉象。若确实仅有阴虚火动之证，则以滋阴降火之法，为正治；但若有脉大而无力，或右手细小沉弱者，皆阳气大虚之象，可仿阳生阴长之义，用甘温之剂，少加血药佐之，则阴阳互生、气血双补。若一味地滋阴降火，则阳气愈弱，不但耳聋难以痊愈，反而会增加恶心、胸满、泄泻等诸多病症。这是犯了李东垣所说的"伐生生"之戒。

除气虚耳聋外，尚有气逆耳聋之证，肝气逆与手太阳、少阳之经气逆皆可出现。故《素问·脏气法时论》曰："肝病者……厥阴与少阳气逆，则头痛耳聋不聪颊肿。"《素问·脉解》篇又曰："太阳……所谓浮为聋者，皆在气也。"

孙一奎认为，治疗耳聋之症，多数难以很快见效，其主要原因有三点，即不能节制性欲、不能控制情绪、不能戒酒及煿炙厚味，因而服药收效甚微。因为，"欲伤精，精脱则耳聋。怒则气逆，气逆则厥，厥气相搏，故为气聋。酒性大热，助火消阴，煿炙厚味，皆助火生痰者。痰火上壅，清窍闭塞，郁而为热，热久则溃而为脓。亦有燥火旺，不作脓，而成干膜耵聍之类"（《赤水玄珠》第三卷《耳肿痛》）。这三点都是自身不摄养所致，"皆由于人之自索"，因此其在书中写明，以为警示。

4. 口唇舌齿病

孙一奎认为，口为脾之窍，贯通五脏六腑，脏腑之气皆由此出入。因而，脏腑如有偏胜之疾，则口中也一定会有偏胜之症状。故肝热口酸者，可用小柴胡汤加黄连、吴茱萸、青皮，甚者用当归龙荟丸。心热口苦，或口舌生疮者，可用黄连泻心汤、凉膈散。脾热口干者，可用三黄丸、泻黄丸。肺热口辛者，可用甘桔汤、泻白散加前胡、山栀。肾热口咸者，可用滋肾丸、大补阴丸、滋阴降火汤。胃热口淡者，可用清胃散加石膏。有谋虑不决，肝移热于胆而口苦者，可用益胆汤加柴胡、龙胆草，或龙胆泻肝汤。有脾胃气弱，木乘土位而口酸者，可用伐肝补脾汤。有膀胱移热于小肠，而口糜溃烂者，用柴胡地骨散，实者大黄、朴硝以利之，或导赤、五苓，加黄连兼服。这是由于"大抵口舌生疮，初起不可便用凉药敷掺，恐寒凝不消，久而难愈。必须先用辛轻升散之剂，而后清凉，或视其所因而分治之。或有中气不足致虚阳口疮者，又当从理中汤加附子治之"（《赤水玄珠》第三卷《口门》）。

与口病相似，由于六腑之华在唇，而肝脉、督脉、冲脉、任脉，也都经过口唇，故一旦感受外邪，则唇即极易受病。如感受风邪则唇动，感受寒邪则唇紧，感受燥邪则干裂，若有气郁则生疮，血少则涩而无血色。而治法通常应以"内理脾胃，外敷以药"，则无不愈。此外，尚有"伤寒狐惑，上唇生疮，虫食其脏，下唇有疮，虫食其肛"等多种疾患可伤及口唇，治疗当根据实际情况"以类而推"，通常可"与口病相须而治"（《赤水玄珠》第三卷《唇》）。

孙一奎认为，心脉系舌本，脾脉络舌旁系舌下，故舌病多因二经受邪所致。心热则舌上生疮；脾热则舌强硬，滑胎。如见舌尖肿胀叠厚为重舌，舌肿硬而不柔和，挺然胀满，或出口者，为木舌，乃二经之火上壅所致，应急以针砭刺出毒血，以治其标，然后以泻心脾之药治其本。此外，除心脾二经外，肝脉亦络舌本，故伤寒邪热传至厥阴经，可见舌卷囊缩等症。除以上诸证外，其他口部病变也可能引发舌部病变，治疗也应参照口部病变治法。

孙一奎认为，齿病应分为两大类，一类是牙齿本身之病，应从肾虚论治；另一类则属于牙龈疾病，当从脾胃论治。其在《赤水玄珠》第三卷《齿门》中曰："齿者，骨之余，肾之标，寄于龈，养于气血。上龈属足阳明胃，下龈属手阳明大肠，是知齿者骨也，本乎乾元，以资始也。龈者，肉者，本乎坤元，以资生也。譬之木生于土，就藉土以为养也。"齿为骨之余，属肾之标，若肾脏之本虚衰，精元不固，齿无所养，则牙齿之标亦虚，必有浮豁不坚，动摇脱落，隐隐而痛等症。除此之外，其余牙龈生虫浮肿、牙宣出血、臭秽腐烂等症，甚而龈烂齿落者，皆应为肠胃湿热壅盛所致，其治应在牙龈，龈坚则齿自固。治法应遵循"虚者补之，湿热者泻之清之，外以末药擦之。如风寒外束者解散之。"（《赤水玄珠》第三卷《齿门》）

5. 咽喉病

孙一奎在论述咽喉疾病时，重点鉴别了喉痹与咽痛的区别。咽喉是进食水谷的通道，喉咙是呼吸的通道，二者不可混淆。因此，喉痹指的是喉中呼吸不通，不能言语之证，严重者甚至可危及生命。其主要病机，为手厥阴心包与手少阳三焦二脉并络于喉，气热内结所致。咽痛，是指咽喉疼痛导致不能咽唾与进食的证候。一般情况下"病喉痹者，必兼咽嗌痛，病咽嗌痛，不能兼喉痹也"（《赤水玄珠》第三卷《喉痹》），因而喉痹之证远较咽痛为重，必须谨慎对待。治疗喉疾之药，皆大同小异，多为疏风、清热、散毒、破血、激痰之剂。如有"其声如鼾，有如痰在喉中响者"，此为急喉痹之证，是肺绝之候，极为危重。应速用人参膏救之，或用竹沥姜汁调下独参汤，若抢救及时，尚能十全七八，若稍有延迟，则十不救一。

此外，喉中尚有梅核气一证，也较为常见。梅核气的主要症状，是"喉中介介如梗状"，或是"痰结块在喉间，吐之不出，咽之不下者"，可用丹溪噙化丸、三子调气丸等方治疗。

（五）呕吐哕

呕、吐、哕三者，均为胃气上逆的表现。三者虽症状相近，但仍有所区别。对此，孙一奎在《赤水玄珠》第四卷《呕吐哕》中，引《机要》云："有声无物谓之呕，无声有物谓之吐，空呕浊恶物声而谓之哕。"哕，音

yuě，是象声词，指呕吐时嘴里发出的声音。哕与呕含义相同，指无物吐出之干呕，为无形；吐则有食物自口鼻出，是为有形。无形者为阳，有形者为阴，故"要知哕属阳而吐属阴也"。无形者如呕与哕，多因肺气不降所致，有形者如吐，多因胃气上逆所致。故曰："无形者肺，有形者胃。"又曰："上焦吐者为气，中焦吐者为食积，下焦吐者为寒。"（《赤水玄珠》第四卷《呕吐哕》）

1. 呕吐

引发呕吐的病因甚多，有饱后逢怒，或伤力跌仆，以致瘀血积于胃脘者；有胆虚及风痰作吐者，有胃虚而虫行求食者，有中气虚弱者，有风寒外袭者，有郁火作痛而吐者，有伤酒而呕吐者，有脚气发而吐者。故医家临证时，应仔细辨认，方能治之无不愈。

对于呕吐的治疗，李东垣认为："治呕吐，生姜、半夏、橘皮，必用之圣药。"孙一奎从其说，并引用孙思邈之语，认为呕吐为气逆，应散之，故以生姜为主。吐者有物无声，是多血少气之故，为血病，应用陈皮理气化痰；哕者有声无物，是多气少血之故，为气病，应用姜制半夏降逆止呕。呕吐一证，大多因脾虚弱，或因寒气、饮食所伤而致，宜丁香、藿香、半夏、茯苓、陈皮之类，但内伤脾胃还应察其虚实，或有痰饮者，均应仔细辨证，对证用药。

2. 噎膈

噎膈，是指食物吞咽受阻，或食入即吐的一种疾病，属吐病的一类。《素问·阴阳别论》曰："三阳结，谓之膈。"孙一奎认为，三阳即太阳，手太阳为小肠经，足太阳为膀胱经，故此处之"三阳"即指小肠与膀胱而言；"结"即为热结之意，"三阳结"则为小肠与膀胱热结，小肠热结则血脉燥，膀胱热结则津液涸，则隔塞不通。

噎膈一病，其初始病因，多由饮食不节、痰饮停滞、七情过用、脾胃内虚等，医者不察，以为受寒，用香热之药治之，反而扇动七情之火，耗伤脾胃之阴，导致病情加重。故对噎膈的治疗，应仔细辨证。如有症见咽嗌闭塞，胸膈痞闷，看似属于气滞之证，实则是因服耗气药过多，中气不运而致，当补气使中气自运；有大便燥结如羊屎者，看似属于血热之证，实则是因服通利药过多，致血耗则愈结所致，当补血润血而自行；有因火逆冲上，食不得入，其脉洪大有力而数者，或有痰饮阻滞而脉结涩者，应当清痰泻热，其火自降；又有脾胃阳火衰弱，其脉沉细而微者，当以辛香之药温其气，仍辅以益气养胃之药治疗。

3. 反胃

反胃，又称胃反、翻胃，与噎膈相似，极易混淆。朱丹溪在《局方发挥》中曰："翻胃，即是噎膈，噎膈乃翻胃之渐，言此盖火气炎上，熏蒸津液成痰，切切不可用香燥之药，若服之必死。"又曰："年高者，不治。盖少年气血未虚，用药劫去痰火，病不复作；老年气血已虚，病必不起。"孙一奎指出，朱丹溪一方面认为"翻胃即是噎膈"，而同时又说"噎膈乃翻胃之渐"，彼此之间似有矛盾之处。用药时，朱丹溪戒用香燥之药，而在临床中常见"用香燥而得生者"，故他认为丹溪之说不妥。孙一奎认为，噎膈、翻胃二证，古人虽未明言，但彼此之间还是有所区别的，实则噎、膈与翻胃，是彼此不同的三种病证。其在《医旨绪余·噎膈反胃辩》中曰："夫饮食入于噎间，不能下噎，随即吐出，自噎而转，故曰噎。膈，是膈膜之膈，非隔截之谓也。饮食下噎，至于膈间，不能下膈，乃徐吐出，自膈而转，故曰膈。翻胃，是饮食已入胃中，不能运化，而下脘又燥结不通，朝食而暮吐，暮食而朝吐，明其自胃中而倒出，故曰翻胃也。"三者虽均属"吐"病，但其实有上、中、下之分。噎证为上焦之吐，症见饮食不能下咽，随吃随吐，为上焦气逆所致；膈证为中焦之吐，症见饮食下咽，不能下膈入胃，于食后徐徐吐出，为中焦食积所致；翻胃之证为下焦之吐，症见饮食已入胃中，不能运化，故朝食而暮吐，暮食而朝吐，为下焦寒盛伤及脾胃所致。因此，临床中以香燥之药治疗翻胃之证而取效者，正是针对下焦实寒之邪而设，若年老之人下焦虚寒所导致的翻胃，再以香燥之药劫伤阴液，会恶化病情，故朱丹溪称"（香燥之药）若服之必死"，并曰"老年气血已虚，病必不起"。

因此，噎膈、反胃之证重在寒热之辨，若食已即吐者为热盛，而食久始吐者，为虚寒。《金匮要略·呕吐哕下利病脉证治》曰："病人脉数，数为热，当消谷引食，而反吐者，何也？师曰：以发其汗，令阳微膈气虚，脉乃数，数为客热，不能消谷，胃中虚冷故也。脉弦者虚也，胃气无余，朝食暮吐，变为胃反。寒在于上，医反下之，今脉反弦，故名曰虚。"脾气受伤，胃中虚冷所致的朝食暮吐，暮食朝吐，宿谷不化的胃反（反胃）之证，其病难治。胃反有气虚、血虚之分，气虚胃反，右手脉无力者，四君子汤加芦根，以伏龙肝浸长流水，澄清煎之，临服入童便、韭汁、牛羊乳，入黑驴尿和服，以防其生虫；也可用参苓白术散、钱氏白术散，皆治中气虚弱胃反。血虚胃反，左手脉无力者，以四物汤加童便，或再加桃仁、红花；有酒积，加甘蔗汁；或用二陈汤合平胃散，治有痰而胃反者。

（六）水肿

水肿，是指由于津液流通输布障碍而致体内水液停留的一类疾病。孙一奎论述水肿，遵从《内经》之说，认为水肿其本在肾，其标在肺。肾为胃关，关门不利，则可聚水而生病，或上下溢于皮肤，或格拒于腹膜之内，发为水肿。

孙一奎认为，水肿的治疗也当从《内经》之"开鬼门，洁净府"之治疗大法。对此，其在《赤水玄珠》第五卷《论水气证治大法》中指出，所谓"鬼门"为人之"毛窍"，"开鬼门"即为发汗之别称，"病客于表，故宜发汗，遣邪气以开鬼门也"。"净府"是指膀胱而言，"肺脾之气，通调水道，下输膀胱。气化水行而自清净，否则便涩，或浊或淋，为水气溢于腠理，为肤肿诸病。若菀腐陈莝，壅滞于身中，当泄去是物而洁净。"故所谓"洁净府"实为恢复膀胱气化功能以利水之意。此"开鬼门"与"洁净府"二法，"在表者汗之，在里者泄之，权衡于治也"，为治疗水肿之大法。

水肿之病，其本虽在肺肾二经，但治水却不可"独泻肾气"，因为肾阴为生化之源，而常不足。故泄水当注意顾护阴精。如积饮留饮伤脾，或因七情所致，手足太阳俱病，身浮肿似水气者，可用燥脾导气之剂治疗，则"肺气开泄，渗道通利，水气不濡于脾矣"（《赤水玄珠》第五卷《论水气证治大法》），此正为《内经》中"诸湿肿满，皆属脾土""诸气膹郁，皆属于肺"之义，而不须"开鬼门，洁净府"之法。

孙一奎认为，水肿一证有有余、不足之分，"有余之证"可按照刘纯"在表有热宜汗"，"在里有热宜下"之"开鬼门，洁净府"之法治疗；"不足之证"则可按照朱丹溪"脾虚不能制水，治当补中行湿利小便"之法治疗。但对刘完素所言"水肿为湿热实甚，故治以辛苦寒药"的滋阴制火之法，则不以为然。孙一奎认为，补肾之药阴滞柔润，会助长人体内之湿气，不可用于水肿治疗。若水肿之证为脾虚受湿的不足之证，宜燥脾土兼利小便治疗。如非气郁或饮食湿热等导致的邪实有余之证，则不可以泻下之法治疗；即使其证候确实可以运用下法，但也不可使用芫花、大戟、甘遂等猛峻之剂。否则，"暂时快利，水气复来，而无以治之也"。因此，治疗水肿，若是少壮之人，气血充实，脉洪大有力者，可以用利水之法治疗，若是年老体虚之人，则须以补中行湿为先。如有元气下陷者，则应首先提升阳气。

孙一奎还对水肿一证的预后生死，做了详细的探讨。指出水肿之证从症状上看"诸唇黑则伤脾，缺盆平则伤心，脐出则伤肝，足心平则伤肾，背平则伤肺,凡此五伤,必不可治";"大凡水肿,先起于腹,而后散于四肢者生。先起于四肢,而后入腹者死"(《赤水玄珠》第五卷《论水气证治大法》)。若从脉象上看,则"水病脉洪大者可治,微细者不可治。水病胀闭,其脉浮大数者生,沉细虚小者死。水病腹大如鼓,脉虚者死,实则生"(《赤水玄珠》第五卷《论死生脉法》)。

(七)鼓胀

鼓胀,是以腹部胀大,皮色苍黄,脉络暴露,四肢瘦削为特征的一种病证。由于患者腹部膨胀如鼓,故名为鼓胀。鼓胀大多发生于疾病的后期,属危重病证。此病病因病机比较复杂,多为本虚标实,虚实互见,治愈实难,被称作中医杂病四大难证之一。历代医家论及鼓胀的病机,多从《内经》"诸湿肿满,皆属脾土"之说,以为鼓胀的病机当为脾虚湿停,治疗多以补中建脾、通利小便为主。而孙一奎首创"鼓胀"属下元虚寒之说,为鼓胀的治疗开辟了新的思路。

孙一奎在《赤水玄珠》第五卷《臌胀说》中指出:"胀满之疾,谷食不消,小便不利,腹皮胀急而光,内空空然如鼓,俗谓之臌胀。"即鼓胀除腹胀如鼓外,还有两个最主要的症状,即"谷食不消"与"小便不利",这也是造成"腹胀如鼓"的主要原因。"谷食不消"与"小便不利"这两大症状,从根本上讲都和下焦原气虚寒有关。孙一奎根据《内经》"胀取三阳(太阳膀胱经)"及"膀胱者,州都之官,津液藏焉,气化则能出矣"的经义,提出小便之不利是起于下焦原气虚寒,下元虚寒则气化不行,气化不行则必然小便不利,"以致湿气壅遏于肤里膜外之间,不得发越,势必肿满"。"谷食不消"同样与下元虚寒有关,孙一奎将胃之腐熟、消化谷食,形象地比喻为釜甑作炊。其云:"釜底火旺,则热气熏蒸,甑炊易熟。若徒有水而无火,则无气上升,物何由熟?"中焦脾胃之腐熟运化水谷,全赖肾阳温煦,若肾中元阳不足,火衰不能熏蒸中焦,则必然导致脾胃运化无力，则食谷不化，水湿内停，酿痰积瘀，终成本病。

鼓胀的病机"起于下元虚寒"，则鼓胀的治疗自当以温补下元为重。孙一奎认为，治胀满宜先补下元，使火气盛而湿气蒸发，胃中温暖则谷气易化，脾得健运亦可运化水湿。如若下元得温，膀胱气化功能恢复，则清气能升，而浊气自降而化为小便，如是湿气方有出路而胀满自消。针对鼓胀"先宜温补下元"的治疗原则，孙一奎自制补下元之剂"壮原汤"，温先天之肾阳与益后天之脾气并重，气运水行则鼓胀自消。若医者不知温补下元，只知用五苓散、胃苓汤等通利之剂，则下元益虚而真气益弱，服之愈多而小便愈少，肿胀愈急，则死期将至。

孙一奎在《赤水玄珠》第五卷《虫蛊》中还指出，鼓胀中尚有虫蛊一证，不见载于诸书。唯有许叔微《本事方》中称，"但只腹胀而四肢不甚肿者为蛊"，暗指其为虫证。孙一奎对此，引述其友人吴生所述其堂嫂"病鼓三载，腹大如箕，时或胀痛，四肢瘦削"，其死后火葬，有虫自腹中出，"细视之皆蛔也，不下千数万数"。孙一奎还在书中记述了自己的一个医案，一乡宦之子，"新娶后腹胀大，按之有块，形如稍瓜，四肢瘦削，发热昼夜不退，已年半矣"，孙一奎见其有腹疼、唇色淡、不嗜饮食等症，怀疑有虫，故投以阿魏积块丸，"服之果下虫数十"。以此来说明确有"虫蛊"之证。

（八）痰证

孙一奎对痰证的诊治相当重视，在其《孙氏医案》398案当中，涉及与痰有关的医案多达150余则，占医案总数的三分之一以上。

孙一奎认为，痰之为病，因其"所感不同，病变甚多。或为喘，为咳，为呕，为泄，眩晕嘈烦，悸忪惊惕，寒热疼痛，肿满挛癖，癃闭，痞膈，如风如癫，皆痰饮之所致也"（《赤水玄珠》第六卷《痰饮门》）。因此，"治痰者，要当察其所来之源"，方可辨证施治。对于痰之"所来之源"，《医旨绪余·论痰为津液脾湿所生》指出，"痰为津液脾湿所生。亦有因于火，因于虚，因于气，因于食者"。其针对不同病机所导致的痰证，均拟定了一套与之相应的治疗方法，对痰证的临床治疗有非常重要的参考价值。根据病机不同，孙一奎将痰证分为以下四类。

第一类，为脾湿生痰。孙一奎认为，痰为津液运化失常所产生的。因此"若脾虚停湿，则失其健运之常，不能致精于肺，遂而成痰，此脾湿而生痰者也"。这一类病机，治疗以健脾燥湿化痰为主，以二陈汤加减。"盖半夏燥脾湿，陈皮利肺气，茯苓入手太阴，利水下行，甘草调和诸性，入脾为使，三味皆燥湿刚悍之剂，使水行、气下，湿去、土燥，痰斯殄矣，脾斯健矣"。

第二类，为阴虚火动生痰。孙一奎对此类病机也非常重视，明确提出"有阴血不足，阴火上逆，肺受火侮，不得清肃下行，由是津液凝浊，生痰不生血者，此又因阴虚火动而成痰者也"。在治疗原则上，孙一奎认为应该"因于火则治火，火降金清，秋令乃行，水无壅遏，痰安从生"。

第三类，为食积生痰。其云："又有食积痰者，饮食过饱则伤脾，脾伤则气馁，气馁则湿停，湿停则痰生矣。"对此，孙一奎治疗以消食化积为主，"宜以保和丸类治之"。

第四类，为气郁生痰。气郁，多因情志不舒所致。气郁日久，气化失常，则易生痰浊。故孙一奎曰："谓痰之所从来，皆由七情郁结，气道不清，气积生痰。"因此，"人之气道贵乎顺，顺则津液流通，决无痰饮之患"。治疗气郁生痰，则"必先利气"，"今利其气，使郁结开而气道畅，抑何痰饮之有"。方药则"宜七气汤、越鞠丸之类治之是也"。

二陈汤为治疗痰证之要剂，用以治疗脾湿生痰。二陈汤在《孙氏医案》中运用得非常多，有40余个案例均在不同阶段使用二陈汤加减方，可见其在孙一奎治疗痰证中的重要作用。然而，孙一奎对二陈汤的使用是非常谨慎的，而且极力批评当时医界不辨病机，滥用二陈汤治疗痰证的倾向。孙一奎称二陈汤乃"峻利之剂"，指出方中半夏、茯苓、陈皮三味皆燥湿刚悍之剂，"半夏燥脾湿，陈皮利肺气，茯苓入手太阴利水下行"（《医旨绪余·论痰为津液脾湿所生》），故只适用于"脾湿而生痰者"，其余不可以概用。孙一奎明确指出："世俗例以二陈统治诸痰，不分寒热。因于湿者，固亦宜矣……至于火刑肺金，不得下降，而用二陈者，此又失之疏也……若一例而以二陈治之，吾知脾愈燥，而火愈动，非惟病不能去，而反增其喉痛、声哑、咳嗽、盗汗、烦躁、口渴也已。"

朱丹溪曾说："二陈汤一身之痰都管，欲上行加引上药，欲下行加引下药。"[①] 后人借此只言片语，即将二陈汤视为治痰之定法。孙一奎对这种认识大力批驳，指出朱丹溪此语乃专指"脾胃湿化之痰"而言，且主要是在强调引药的重要性。"如痰在胁下，非白芥子不能达。痰在四肢，非竹沥不行。痰在皮里膜外，非姜汁竹沥不除。气虚之人有痰，非姜汁竹沥不开"等等。朱丹溪也并非单纯依仗二陈汤治痰，而后人不知变通，则无异于刻舟求剑。

孙一奎还在《医旨绪余·论痰为津液脾湿所生》中，提出了多种痰证的病机与证治。如：风痰，是由表虚皮腠不密，风邪得以乘之，肺气不利，邪郁为热，是以浊涕稠黏；治宜散风利气，如杏仁、枳壳、紫苏、前胡之类。惊痰，是惊则神不守舍，气乱胸中，清浊相干，脉道壅塞，痰浊内生所致。故惊痰者，多生心痛颠疾，以牛黄镇心丸之类治之。冷痰，由脾胃虚弱，不能运化精微，气馁行迟，津液凝滞所致，治宜温暖脾胃。宜当温补，使脾胃充实，痰自流动，如六君子之类。肾虚不能制火，致使津液生

---

① 二陈汤……引下药：孙一奎在《医旨绪余·论痰为津液脾湿所生》中引述朱丹溪语。

痰而不能生血。因肾虚不能纳气归原，出而不纳则积，积而不散则生痰。以金匮肾气丸之类①治之。

综上所述，孙一奎辨治痰证有着丰富的经验，其在理论阐述上博采众家之说，各取所长，其著作中多处引述朱丹溪、张子和、李东垣、严用和等医家的痰证学说，且能有所发挥，提出新的见解。尤其在《孙氏医案》中，保留了大量治疗痰证的有效案例，对痰证诊治有着较高的参考价值。

（九）咳嗽

咳嗽，是肺脏受邪所引起的常见症状。孙一奎认为，咳与嗽虽然常常伴随出现，然咳是指无痰而有声的症状，是肺气受伤而不清所致；嗽是指有痰而无声的症状，是脾虚湿动而生痰所致。二者症状虽相似，但病机上还是有所区别，应仔细分辨。故《赤水玄珠》第七卷《论咳与嗽本一证》曰："大抵咳者气动也，阳也。嗽者兼血也，阴也。况是证其本虽殊，其标则一。"

孙一奎认为，咳证虽然变证较多，但总以治肺为先。其云："有五脏咳，有六腑咳，有六气咳，有虚咳，有实咳，有水咳，有火咳，种种不同，用药亦异。观古人立方，多所重于肺部，有清肺者，有保肺者，有敛肺者，有泻肺者，有补肺者。五者，谓肺属金而主乎声者也。惟肺也，外统皮毛，为一身之护卫，内为华盖，作五脏之至尊，肺受百脉之朝，故病每干于肺，设不干肺，抑何咳焉？是以治咳必兼于肺。"（《医旨绪余·咳嗽》）而其余常用的，如清痰降火、流湿润燥、补肾疏风等治法，则主要用于治疗嗽证，

---

① 金匮肾气丸之类：肾虚不能制火者，当为肾阴亏虚，然金匮肾气丸为治肾阳虚之要药，其似有矛盾，但原文如此。而其下解说中只谈及"茯苓、泽泻利水下行""地黄、山萸实补肾水"，未及桂枝、附子等阳药，故此当理解为肾气丸的加减应用，如六味地黄丸等。

而治疗咳证少用。

嗽证与咳证不同，为秋伤于湿积于脾所致。秋属金，其气应清肃而下，若肺脏受邪，其气不能肃下反而上冲，则必发为咳嗽。脾喜燥恶湿，肺气虽伤，并不会必然生痰，只有邪气伤脾动湿，才会有痰。有痰之嗽证，往往寒少热多，应各随五脏而治之，"假令湿在肝经，谓之风痰也。湿在心经，谓之热痰。湿在脾经，谓之湿痰。湿在肺经，谓之气痰。湿在肾经，谓之寒痰。宜随证而治之"（《赤水玄珠》第七卷《论湿痰生嗽》）。

临床上咳与嗽两证常常同时并见，既有声又有痰，此为"因伤肺气，动于脾湿"所致。但治疗上还应兼顾咳与嗽两证的不同表现。故"因咳而有痰者，咳为重，主治在肺。因痰而致咳者，重，主治在脾"（《赤水玄珠》第七卷《王节斋治咳嗽活套》）。又曰："咳而无痰者，以辛甘润其肺。咳而嗽者，治痰为先，故以南星、半夏胜其痰，而嗽自愈；枳壳、陈皮利其气，而痰自下。"（《赤水玄珠》第七卷《论湿痰生嗽》）"蜜煎生姜汤、蜜煎橘皮汤、烧生煎胡桃，皆治无痰而嗽者"（《赤水玄珠》第七卷《论咳与嗽本一证》）。若咳嗽中一咳则出痰者，此为脾中湿盛而痰滑，宜用南星、半夏、皂角灰之类燥其脾，不可用利气之剂。若有连咳十数声不出痰者，则为肺中燥盛而克制痰湿之邪，宜用枳壳、紫苏、杏仁之类以利肺气，而忌用燥肺之剂。

孙一奎认为治嗽当分寒热，《赤水玄珠》第七卷《论咳与嗽本一证》曰："夏月嗽而发热者，谓之热嗽，小柴胡四两加石膏一两，知母半两；冬月嗽而发寒热，谓之寒嗽，小青龙加杏仁服之。"《赤水玄珠》第七卷《论湿痰生嗽》曰："饮水一二口而暂止者，热嗽也。呷热汤而暂停者，冷嗽也。热嗽以小柴胡汤，冷嗽理中汤，并加五味子。"此外，治嗽还要分辨肺气虚实，如新嗽夹虚者，尚可用人参与五味子补气滋阴，但若风寒邪盛，及久嗽热郁者，则切不可用。

（十）喘哮

喘与哮二症，均有呼吸急促的特征，彼此间多有差别，又常可相互转化。孙一奎在《赤水玄珠》一书中，分作《喘门》与《哮门》两门来论述。

1. 喘

喘，是指以呼吸喘促困难为主要特征的一类疾病。孙一奎指出，肺主气，《素问·至真要大论》"病机十九条"中有"诸气膹郁，皆属于肺"，而"诸痰喘呕"也应属于肺，其性属热。孙一奎在《医旨绪余·喘》中曰："诸喘气逆者，乃阳火急数而然也。一呼一吸为一息，呼随阳出，吸随阴入，呼吸之间，脾受其气，通乎营卫，合乎阴阳，热则息急气粗，寒则息迟气微。今之喘逆，由火热而息急也，或六淫所伤，七情所感，或脾肾俱虚，或脾湿肿满，或本脏气虚，或瘀血伤滞，皆所以致之。"

喘证虽其性属热，但亦有虚实之分。孙一奎进一步对喘嗽、痰喘、喘逆气急、气喘等多种不同的喘证加以分析。孙一奎指出："今之喘嗽者，既嗽而兼有喘声也。痰喘者，喉中有痰，或出或不能出，抬肩撷项者是也。喘逆气急者，无痰嗽而独气急作喘声也。气喘者，较逆急势则稍缓耳。"（《医旨绪余·喘》）在这其中，前两者，为喘证兼见痰、嗽等其他症，为实证。因而，应当根据具体情况不同，而选用汗、吐、下等攻邪之法治疗；后二者喘逆气急与气喘之证，常见于本脏气虚，或阴虚火动，或产后体虚等，导致虚阳外越而出现的，应当以补虚、敛阴之法治疗。因其病证虚实不同，故治法有攻补之别，医家应对此特别谨慎，稍有差错，则会导致"轻者重，重者死"的严重后果。由此，孙一奎在《医旨绪余·喘》中，特别罗列了各种喘证的症状表现与治法，供读者参考。其云："喘而无汗者，宜解表。喘而有汗者，宜和营卫，固腠理。腹满，脉沉实者，为内实，当下之。发时有痰吐出者，宜化痰。发时有痰不能出者，宜开提之。食积痰逆者，宜导痰运脾。饮水多者，宜渗利之。久嗽不已，痰壅胸膈气实者，宜吐之。心火刑肺者，宜清心热。气从小腹上冲，乃冲脉之火，宜调中益气汤加黄柏、知母以降之。脉数无力者，宜滋阴降火。产后喘急者，郭氏谓孤阳绝，阴极，为难治。本脏气虚及久喘，攻击太过者，宜人参、五味、阿胶之类补之。新喘气实者，宜葶苈、枳壳、桑皮之类泻之。肿满脾虚，不能摄水，上迫于肺，喉中作水鸡声者，或小青龙汤，或导水丸，桑皮、赤小豆、瞿麦之类决之。瘀血凝滞胸膈者，或韭汁之类以活之。"

2. 短气

短气，指因呼吸短促而不相接续的情况。与喘证症状相似，但又有所区别。孙一奎在《赤水玄珠》第七卷《喘与短气辩》中，对喘与短气做了详细的区分，认为喘是指呼吸急促，"腹里时时有气上冲"，甚则出现张口抬肩，掀身滚肚等症状；而短气，是"气而不能相续"，即"若有喘上冲，而实非气上冲也"，而出现"似喘而不摇肩，似呻吟而无痛"的症状。

短气与少气也有所不同，短气是指气急而短促，似喘非喘者；而少气者，则是指气少不足以言的症状。两者治法也有所分别，"短气仍有虚有实，治法有补有泻；少气则纯不足也，治惟有补而已"（《赤水玄珠》第七卷《喘与短气辩》）。

3. 哮

哮，是指喘中有痰鸣声的一类病证。朱丹溪认为，"哮者，专主于痰，宜用吐法。亦有虚而不可吐者，必使薄滋味；不可纯用寒凉，必兼散表"。孙一奎对此深以为然，认为哮证的病因病机较为复杂，有多种情况。其在《医旨绪余·哮》中，对此做了非常详尽具体的分析：

第一种情况：患者幼时，被酸咸之味伤及脾、肺，导致痰积气道，积久生热，妨碍升降，则可发为哮证。而后一旦遇到风寒即发，若风寒外束，阳气不得发越，则内热壅郁，新痰复生，并引发旧痰一起发作。可见气高而哮，抬肩撷项，不得仰卧，面赤头疼，恶寒发热等症状，治宜散表，表散热解，气道流通，则可暂时缓解。

第二种情况：患者饮食厚味伤脾，导致脾伤则不能运化水液，津液不得布散而生痰涎，壅塞经隧，肺气为之不利，发为哮证。可见胸满腹痛，盗汗潮热，昼夜发哮，声如拽锯等症状，治宜消食健脾，清痰利气，可暂时缓解。

第三种情况：患者房劳太过，肾水衰少，不能制火下降，火寡于畏，而侮所胜，肺金受伤，金伤则生化之源断绝，发为哮证。可见下午潮热，哮声如雷，头疼面赤，盗汗烦躁，昼轻夜重，脉数无力等症状，治当补肾制火，清金润燥，或可暂时安定。

最后一种情况：患者大怒而肝火上炎，怒则气上，上升之气，自肝而出，中夹相火，肺虚不能平木，则气逆而发为哮证。症见胸满胁痛，耳聋眼赤，气出如火等，治宜抑肝利气。这一类哮证，若脾胃未伤，正气充足者，可以吐法劫去其气道之痰涎，拔除其病根，而后迅速补充其中气，使其中气充实，则可使"痰不再作"。

（十一）疟

疟证，是指以寒战壮热，休作有时为特征的一类病证。早在《内经》中就对疟证已有了相当认识，在《素问》中专有《疟论》一篇，足见古人对疟证的重视。然而，孙一奎指出，世俗之人往往对疟证有相当的误解，"世俗皆视疟为小病，不分外感内伤，劳倦虚弱，在阳在阴之旨，率以砒丹、常山等毒剂劫之；或以草药尝之；又或指为鬼祟，而以符水巫咒禁之"（《赤水玄珠》第八卷《疟门》）。孙一奎认为，砒丹、常山等药，皆有大毒；疟证虽轻，但若"轻病重治，必成重病"，故而若病人禀赋较强而病邪轻者，可侥幸痊愈；若病人禀赋较弱而病邪重者，往往会越治越重，以致迁延岁月，咳嗽潮热，饮食减少，最后往往会演变为"虚怯之候"。因此，医家应特别重视疟证的诊治。

在疟证的治疗上，孙一奎首推刘完素的"分经治疗法"，以为其与《内经》之旨相符合。其认为疟邪若自外而来者，与伤寒类似，故治疗方法也应同于伤寒。若病在太阳经，则可用桂枝羌活汤与麻黄羌活汤，前者治有汗者，后者治无汗者。若病在阳明经，则先以大柴胡汤下之微利，后以白芷汤尽其邪。若疟证隔日一发，先寒后热，寒少热多者，可用桂枝石膏汤。若寒热大作，不拘先后，此为太阳阳明合病，为阳盛阴虚之证，不治恐久而传入阴经，可用桂枝芍药汤。若服用桂枝芍药汤后寒热更加剧烈，则为太阳阳明少阳合病，宜以桂枝黄芩汤和之。若有夜发者，此为邪气深远而入血之象，以麻黄黄芩汤或桃仁承气汤治之。

除外感伤风导致的疟证外，疟证亦有夹内伤者，是外感疟邪潜伏于体内，后被饮食、劳倦等内伤病因所引发。此类疟证虽涉及内伤病因，但其头痛、寒热、口渴等症之治法，可参照前述之"分经治疗法"，再"每用所夹症之药，加于前各经治方之内，错综治之"（《赤水玄珠》第八卷《疟门》）即可。

此外，孙一奎还特别指出，运用此"分经治疗法"当仔细分辨患者的寒热虚实变化，选用恰当的方药，否则极易出现误治。其在《赤水玄珠》第八卷《疟门》中曰："此亦前分经法也。但此以寒热多少定治，然寒多而但寒不热，脉洪实或滑，多有热极而似水者，为有余，治当下之。若便以桂枝投之，误也。如或多热而但有热者，脉虚大或微弱，当作虚治。若便以白虎汤投之，误也。故必须细心体认，详之以脉，而以寒热多少参治，庶为稳当。"

（十二）泄痢

泄泻，是指因感受外邪，或被饮食所伤，或情志失调，或脾胃虚弱，或脾肾阳虚等原因引起的以排便次数增多，粪便稀溏，甚至泄如水样为主症的病证。痢，又称滞下、肠癖，是以痢下赤白脓血，腹痛，里急后重为临床特征的病证。主要病因是外感时邪疫毒，内伤饮食不洁。

泄泻与痢两者多发于夏秋季节，病位在胃肠，病因亦有相似之处，症状都有腹痛、大便次数增多，较易混淆。孙一奎引用朱丹溪之说，对此二者做了详细的区分。《赤水玄珠》第八卷《泄痢辩》曰："丹溪云：泄泻之症，水谷或化或不化，并无努责，惟觉困倦。若滞下则不然，或脓或血，或脓血相杂，或肠垢，或无糟粕，或糟粕相杂。虽有痛不痛之异，然皆无里急后重，逼迫恼人。"在此，明确指出了痢疾（滞下）的两大主要特征：下利脓血与里急后重，此为与泄泻的主要区别。

虽然泄泻与痢并不相同，但古代医家如张仲景、刘完素、李东垣等，多以泄、痢混同论治。孙一奎认为，这主要源于《难经》中对于五泄的论述。《难经》五十七难曰："泄凡有五，其名不同。有胃泄，有脾泄，有大肠泄，有小肠泄，有大瘕泄，名曰后重。胃泄者，饮食不化，色黄；脾泄者，腹胀满，泄注，食即呕吐逆；大肠泄者，食已窘迫，大便色白，肠鸣切痛；小肠泄者，溲而便脓血，少腹痛；大瘕泄者，里急后重，数至圊而不能便，茎中痛。此五泄之法也。"其中"小肠泄"有"便脓血"之症，"大瘕泄"则有"里急后重"之症，俱为痢疾的典型症状，故孙一奎认为"小肠泄"与"大瘕泄"当属于痢的范畴。而泄泻、痢两者病因相近，症状相似，在一定条件下，又可相互转化，"以其有先痢而后泄，有先泄而后痢，有痢不因泄，有泄不因痢，治有次第，症有轻重也"（《赤水玄珠》第八卷《泄痢》）。故古人泄、痢不分也是有一定道理的。

孙一奎除了辨别泄泻与痢两病外，还对泄与泻做了一定的区分。他认为泄、泻二字虽常常混用，但还是有一些细微的差别，即二者的区别应与排便的量及缓急有关。即势缓者为"泄"，势急者为"泻"；量少者为"泄"，量多者为"泻"。故曰："粪出少而势缓者，为泄，若漏泄之谓也。粪大出而势直下不阻者，为泻，倾泻之谓也。"（《医旨绪余·泄泻辩》）

　　痢与滞下虽常混用，但孙一奎在《医旨绪余·痢与滞下辩》中对二者的差别也做了深入的探讨。书中记载：曾有人以"刘河间云：仲景治痢，多用承气，但与滞下混同立论，而无分别，考之诸方，亦未见其有分治者"之说，询问孙一奎的意见。他认为古书中虽然略过不谈，但顾名思义，痢与滞下当然有所区别，治疗方法上也不尽相同。其指出"痢"字通"利"，有通利之义，古书中有"夏伤于暑，秋多疟痢"之说（《素问·生气通天论》与《素问·阴阳应象大论》有"夏伤于暑，秋必痎疟"之语，孙一奎在此处似乎引用有误），故痢应为"或从泄泻而得，或径大便脓血，盖秋令气降，腹中秽积因时下行"的时证。而滞下之"滞"，则是指积滞之"滞"，为"不因时令，不由泄泻，而竟里急后重，垢腻之物频并而下"。故"痢者，兼令气而言也。滞下者，四时皆有之"。二者病机完全不同，治法自然也有所区别。因此，对于滞下之证，初起之时，即多使用"推陈致新""迎而夺之"的泻下之法治疗。而治痢，则根据不同情况，"有用补法者，有用涩法者，有燥湿者，有升提者，有消之者，有温之者，有分利者，有下之者，然初时不敢遽以药下之，因时制宜，必审其胃实积固，乃敢推荡耳"。

　　关于水泻与下利脓血二者之先后关系，古人有"先水泻而后脓血者，为脾传肾，乃贼邪，难愈；先脓血而后水泻者，为肾传脾，乃微邪，易愈"之说。孙一奎对此不以为然，其认为水泻与下利脓血代表着体内积滞是否去尽，而与"脾传肾""肾传脾"无关；"先水泻而后脓血，此脾先虚，而积滞继至，故难愈；先脓血而后水泻，此积滞既去，已无邪矣，故易愈"（《医旨绪余·痢与滞下辩》）。

　　孙一奎认为，泄泻的治疗要注意区分患病的不同情况，故曰："泄泻要分新久、时令、寒热、虚实，及饮食、痰积数者。"（《赤水玄珠》第八卷《泄泻门》）尤其强调对新泻与久泻的区别，认为新发之泄泻多为感受湿邪所致，当以燥脾利水法治疗，方用胃苓汤、五苓散之类。泄泻稍久不止者，可用东垣升阳渗湿汤，或苍术防风汤。若是饮食所伤导致的泄泻，则可以平胃散加消导之剂治疗。久泻则多为胃肠积滞所致，当以大承气汤等泻下之剂治疗。其曰："既久泻矣，而又以承气汤下之者，必其积滞胶固，脉结实不虚，非常法可效，故用此推陈致新，不可姑息也。"（《赤水玄珠》第八卷《泄泻门》）

关于泄痢的治疗，孙一奎在《赤水玄珠》第八卷《泄痢》中，遵从《病机机要》所载之方法，把泄痢分为热泄、湿泄、风泄、寒泄四类，分别论述。其中热泄的病因，是由于春季行秋令，致风气内藏，至夏季火盛克金，使得肝木过旺而无所制约，从而克伤脾土所致。热泄可分为轻证与重证两类，若脾土受损较轻，则身热脉洪，发为飧泄（大便清稀，并有不消化食物残渣的泄泻）；若脾土受损较重，则下痢脓血，稠黏，里急后重，即发为痢。故曰"诸泄稠黏，皆属于火"。治疗上应采用实则泻其子之法，通过泻火使肝木自虚而脾土恢复，其曰"溲而便脓血，知气行而血止也，宜大黄汤下之，是为重剂；黄芩芍药汤，是为轻剂。是实则泻其子，木能自虚而脾土实矣"（《赤水玄珠》第八卷《泄痢》）。

湿泄，即通常所说之泄泻。为湿邪犯脾所致，伴有脘腹胀满，身体沉重，饮食减少等症状。可依照春夏秋冬四季分别以"宜补""宜泄""宜和""宜止"四法治疗，"春宜益黄散补之，夏宜泄之……和则芍药汤，止则诃子汤"（《赤水玄珠》第八卷《泄痢》）。

风泄，为外感风邪内陷，而致"厥阴经动，下利不止，其脉沉而迟，手足厥逆，涕唾脓血"（《赤水玄珠》第八卷《泄痢》）等症，治疗宜用麻黄小续命汤汗法散之而自愈。但在《赤水玄珠》一书中，又称此类泄泻为"久泄"（《赤水玄珠》第八卷《泄痢》曰："此一节风泄，所谓久泄也。"）却不知作何而解，且存疑。

寒泄多为暴泄，症见"暴下无声，身冷自汗，小便清利，大便不禁，气难布息，脉迟，呕吐"（《赤水玄珠》第八卷《泄痢》），应急以重药温之，可用浆水散。

此外，孙一奎系统地总结了治疗泄痢的诸多方法，《赤水玄珠》第八卷《泄痢》中曰："故法云：后重则宜下，腹疼则宜和，身重则除湿，脉弦则去风。血脓稠黏，以重药竭之。身冷自汗，以毒药温之。风邪内缩汗之，鹜溏为痢温之。又云：在表者汗之，在里者下之，在上者涌之，在下者竭之。身表热者内疏之，小便涩者分利之。又曰：盛者和之，去者送之，过者止之。兵法云：避其来锐，击其惰归，此之谓也。"

（十三）血证

血证，即为各种出血类病证的统称。孙一奎在《赤水玄珠》《医旨绪余》两书中对血证多有阐发，并强调血随气行，治血当兼调气，反对滥用寒凉治疗血证。

孙一奎认为，人之荣血亦属阴，与人之一身阴气有莫大关系。血生化于脾，总统于心，藏受于肝，宣布于肺，施泄于肾，灌溉一身，人体各种生理功能皆与血液有关。故若阴气一伤，易变生多病。关于血证的临床表现，《赤水玄珠》第九卷《诸见血症总论》云："妄行于上则吐衄，衰涸于中则虚劳，妄反于下则便红，移热膀胱则癃闭溺血，渗透肠间则为肠风，阴虚阳搏则为崩中，湿蒸热瘀则为滞下，热极腐化则为脏血，火极似水血多紫黑，热胜于阳则为疮疡，湿滞于血则为痛痒，隐疹皮肤则为冷痹，蓄之在上则为喜忘，蓄之在下则人喜狂，坠恐跌仆则瘀血内凝"等等。

孙一奎还提示，因血证复杂且多变，故辨治血证应格外小心，不仅"治血当明血出何经"，且要辨明血证的寒热虚实属性。其云："咳血、衄血出于肺；呕吐出于胃；痰涎血出于脾；咯血、唾血出于肾。便血清者属营虚有热，浊者属热与湿，色鲜者属火，黑者火极，血与滞物并下者，属有积，或络脉伤也。尿血因房劳过度，阴虚火动，以致营血妄行，而或者又以此为得之虚寒，当以脉别……"因而，强调"用药者要认血来本原，不可妄治，以致变乱"（《赤水玄珠》第九卷《诸见血症总论》）。

关于口鼻诸窍之吐血、衄血的辨证论治，当时医生多认为，"吐血、衄血，多是火载血上，错经妄行，越出上窍"（《赤水玄珠》第九卷《诸见血症总论》），往往投以寒凉之药凉血止血。孙一奎对此过用寒凉之风进行批判，并指出火乃无形之气，是无法载血上行的，而是"血随气行，气和则血循经，气逆则血乱"。由于气有余便是火，故朱丹溪曰"吐血、衄血，多是火载血上"，实际是指"气逆而血妄行，兼于火化"。中医理论认为肝藏血，脾统血。怒则伤肝，怒气上逆，则脾气受伤，故肝、脾中所藏、所统之血，皆妄行而错乱。《素问·举痛论》曰"怒则气逆，甚则呕血"；李东垣曰"血妄行上出于鼻口者，皆气逆也"，均可证明吐血、衄血的病机是气逆而非火。

因此，孙一奎认为治血当兼调气，不可过用寒凉。更何况血液得寒则凝，越出上窍之血，虽然暂时为寒凉所凝滞，但气逆之病因未消，过后必然会复发。且过用寒凉会导致血不归经，而寒凉伤脾又会影响脾统血的生理功能，脾虚不能约束诸血，极易变生他证。故《赤水玄珠》第九卷《诸见血症总论》曰："治血若不兼之调气，而纯以寒凉是施，则血不归经，而且为寒凉所凝滞，虽暂止而复来也。且脾统诸血，寒凉伤脾，脾虚尤不能约束诸血，其变证可胜言哉。"由此，孙一奎在《医旨绪余·论呕血》中指出，当时的医生治疗呕血，"爱用寒凉，每每畏用温、补二法"，这是传统认识中"吐血、衄血，多是火载血上"的偏见所致。其云："夫有寒当温，有虚当补，圣哲不能废其规，但要体认切当，毋轻举也。假使胃寒，或久为寒凉所激，以至血不归经，不温可乎？暴吐暴衄，昏运软倒，不补可乎？"对此，孙一奎还举出历代各家温补之法治疗呕血的经验，以资佐证。如王好古以理中汤治疗"饮冷伤脾吐血"、罗之悌以理中汤治疗"伤胃吐血"、葛可久以独参汤治疗"吐血昏运"等。

对于呕血的治疗，孙一奎认为当以调理气机为主，也可根据病人实际情况的不同，灵活运用温补、泻下、止血等治法。其在《医旨绪余·论呕血》中曰："古方有用芎附饮治之而效者，良由川芎、香附，能调肝气，气和而血归经也。丹溪有用桂五钱为末，冷水调服者。缘桂能和荣卫，通血脉，木得桂而枯，且又为从治之法，故不独恃寒凉为治也。必须参之脉证，如脉微弱虚软，精神疲惫，急当独参汤进之。如脉洪大弦长有力，精神不倦，或觉胸中气塞，或血是紫黑块者，当以承气汤下之，此釜底抽薪法也。若势缓而色鲜红，宜以葛可久十灰散、阿胶、血余灰之类止之。或调气，或下或止，全在临症活法，勿得执一以戕生也。"

血证多变，且多有兼夹证候。如"或挟风，或挟湿，或挟气，又有因药石而发者"，其兼夹证亦不可忽略。如孙一奎在论述咳血时指出，"咳血多是火郁肺中"，其治疗原则"宜清肺降火，开郁消痰，咳止而血亦止也"，并强调"不可纯用血药，使气滞痰塞，而郁不开，咳既不止，血安止哉"！（《医旨绪余·论咳血》）另外，咳血亦有虚证，如发现"下午身热而脉细数"的症状，是真阴不足的表现，当清上补下，不可一概而论。

（十四）虚损

孙一奎认为，虚损证的形成是一个逐渐发展的过程，其中虚是气血不足，怯是不能任劳，损是五脏亏损，由虚而至怯至损，是病势由浅而渐深。强调对虚损的治疗应仔细分析，不能轻易投剂。否则，稍有差误，则轻者反重，重者至死。

《赤水玄珠》立有《虚怯虚损痨瘵门》，开篇便鲜明地指出了时医治疗虚损的三种主要错误（三大愆）：

其一，病家屡更医师。精气夺则虚，虚损一证病程长，多有反复，须长时间、多服补药才能见效，但病人往往追求速效，若见效稍迟就对医生不再信任，更换其他医生调理。后来的医生看到前方不效，便怀疑前医辨证不准而更换方药，而没有想到可能是由于时间过短，药力未到的原因。"殊不知虚者精气夺也，须多服补药，非假以岁月不见功，病者厌其效迟，更师调理，故屡换而屡试之"（《赤水玄珠》第十卷《虚怯虚损痨瘵门》）。如此，病人屡换而屡试之，最终"脾胃转伤，遂至不救"。这不是因为天下没有好医生，而是病人不懂得治疗虚损一证的规律所致，比起另外两种，这还只是个小错误。

其二，医师滥用滋阴降火之法。孙一奎指出，自朱丹溪提倡阳有余阴不足及相火易动之论后，又有后世如王纶等众多医家相应和，滋阴学说大为流行，已成滥用趋势。"故今之人，才见虚弱发热，一委之阴虚火动，开场便用滋阴降火，不分阳虚阴虚，脾胃勇怯，一概用黄柏、知母、生熟地黄、天麦门冬、牛膝、天花粉、五味子、童便之类"（《赤水玄珠》第十卷《虚怯虚损痨瘵门》）。病人体虚，易感风寒而致咳嗽潮热，应以轻扬之剂退其热，以补剂收其功，而当时的医生有不明此理者，则滥用滋阴降火之药，却不知此类药物皆有敛肺助湿，滞痰损脾之弊。若病人胃气较强又有阴血不足者，或许没有大碍。但若病人胃气较弱又无实热症状者，服用这些纯阴苦寒的药物则会加重损伤胃气，则"风邪火热皆莫能散，愈投愈咳，愈进愈热""甚至恶心胸满、咳嗽痰沫、泄泻声哑而毙"（《赤水玄珠》第十卷《虚怯虚损痨瘵门》）。这是医生滥用滋阴降火之法治疗虚损的严重后果，是最严重的错误。

其三，患者喜补而惮攻。很多病人长期饮食膏粱厚味，导致内多积聚，且心中嗜欲太多，身体不能承受，气血亏虚而不能任劳。因此，每次请来医生，总是喜补而惮攻，却不知"积之不去，热之不去"的道理。"多补则重闭其气，是资其邪而益其病也"。虚证初起未久，胃气尚强，应当先攻邪而后议补，则无后顾之忧。若失掉这个机会，迁延日远，再补则难以成功。

以至于"欲补则无成功，欲攻则胃气已坏，畏首畏尾，待死而已"（《赤水玄珠》第十卷《虚怯虚损痨瘵门》），这也是一种很常见的严重错误。

以上三弊的提出，皆自虚损病机特点而出。其中，孙一奎尤其重视滥用滋阴降火的问题。认为朱丹溪立"阳有余，阴不足"论，主要是为了纠正当时《局方发挥》以温补之药害人之偏，以此救一时之弊。至于临证辨治，也是根据实际病情"按病投剂，阴虚则补阴，阳虚则补阳"，并非固执于"滋阴降火"一法。后世医家不察，流为时弊，以至于当时医师皆"动藉开口则曰丹溪诸公云云"，而将人身之虚皆归为阴虚，以"滋阴降火应其病"，而将"病之不起"的原因归咎于天命，"虽屡试屡死，而师家、病家，终莫能醒其药之误，而一归之天"。此一弊端，以江浙之间最为严重。为此孙一奎曾著有专篇，评述"阳有余，阴不足"论之偏。

对于虚损的治疗，孙一奎认为当从《难经》十四难之治法："损其肺者，益其气；损其心者，调其荣卫；损其脾者，调其饮食，适其寒温；损其肝者，缓其中；损其肾者，益其精。此治损之法也。"其中最关键的是"只在保护脾胃为上"。治疗虚损，也并非只有温补一法，和解、攻里二法同样非常重要，只要其证具备即可运用，虽属老弱、久病之体也不可回避。因为暂用攻伐于一时，也正是拨乱反正的用意。不过临证之时，要注意运用攻补之法，应"用舍得宜，有先攻而后补者，有先补而后攻者，有攻补并行者。当攻则攻，当补则补"（《赤水玄珠》第十卷《虚怯虚损痨瘵门》）。既不能贻误机宜，又要求中病即止。总之，要达到使脾胃功能恢复的目的。脾为后天之本，脾胃健运则后天生化有源，脏腑亏损之精气有望渐渐恢复。对此，孙一奎还举出朱丹溪以"倒仓法"治疗"久嗽吐红，发热消瘦，众以为瘵"之症，滑寿以下法治疗"病疟，瘵损，馈粥难下咽"之症等实例，以说明治疗虚损之"当攻则攻，纵久病瘦弱，法有所不避也"；又举朱丹溪以人参治疗"表盛里虚"之"嗽咳恶寒"，汪石山以

"合补降二法"治疗"内伤重外感轻"之疫证，以说明治疗虚损之"当补则补"。

孙一奎指出，《内经》云：今人未及半百而衰，"以酒为浆，以妄为常，醉以入房，以欲竭其精，以耗散其真"（《素问·上古天真论》），这是虚损一证发病的根本原因。因此，治疗应及早下手，在病人"血气未衰，病势未羸，大肉未消，饮食未减"之时，虽有寒热诸邪，尚可医治；若等到脉象微弱，"血气已衰，病势已羸，饮食减，骨肉枯，寒热蒸，呕泄作"，于此则处于攻补两难的处境，就很难处治了，如再拖延，则必将"正气已竭，病必殆矣"。如两手均出现弦脉，则为贼邪侵脾，尤为难治。故"善治者，当病势未深之时，调养脾胃，安镇心神，滋补肾水，俾心肾气交，脾胃充实，饮食日进，血气自生，病无不差"（《赤水玄珠》第十卷《虚怯虚损痨瘵门》）。

《内经》曰："精不足者，补之以味。"此处的"味"指的是阴性饮食，如谷、粟、菜、果之类，而并非指醯酱烹饪偏厚之味；"形不足者，温之以气"，温是温养的意思，温存以养，使气自充，气充则形完。当时医生有不懂补养之法者，轻则鹿茸、雄桂，重则起石、丹砂，加之艾灸。本应补阴却滥用燥热之剂，导致病势更加严重，故曰"夫五行之气，水特其一耳，一水不胜五火，况又加以热剂，则水愈涸而火转盛，久而咳痰、咳血，潮热烦渴，喜冷，犹且喜补不已，如此死者，医杀之耳"（《赤水玄珠》第十卷《虚怯虚损痨瘵门》）。因此，治疗五脏气血虚损，补剂虽不可无，用之亦必有道，必先治其诸虫、痰饮、宿癖，一一除尽，方可以服补剂。且病人身体虚弱，最易感受风邪，尤当先行和解、微利、微下，"从其缓而治之，次则随证调之"。如果病人体内邪气未除，而贸然使用温补，则"邪气得补，遂入经络，致死不治"（《赤水玄珠》第十卷《虚怯虚损痨瘵门》）。

　　孙一奎认为，五脏虽均有虚损之证，但以心肾为多。"心主血，肾主精，精竭血燥，心肾虚矣。肾气虚则水走于下，心气欠则火炎于上，火炎上则为痰，为嗽，为烦热，为口干，为咯血，为上气，为呕逆，为盗汗，为耳鸣目眩，为睡中惊悸。水走下，则为腰痛，为脚弱，为泄泻，为赤白浊，为遗精梦泄，为小便滑数，为皮毛焦枯，皆虚劳变证生于心肾者也"（《赤水玄珠》第十卷《虚怯虚损痨瘵门》）。故治疗虚损证之补法，当以调心补肾为先，惟宜温养，以缓取效，不宜用峻烈之剂。脾胃为后天之本，"脾胃健顺，运纳五谷，虽有虚损，复之亦速。脾胃苟虚，若不先补益，而便用补本脏之药，则脾不能纳化，滞而不行，用力多而成功少也。故治虚损者，须先健顺脾胃，然后徐用本脏补药，无不成功"（《赤水玄珠》第十卷《虚怯虚损痨瘵门》）。

　　在治疗用药方面，孙一奎针对时医滥用滋阴降火的流弊，举出汪机辩驳王纶《明医杂著》阴血虚证"忌用参芪论"的观点，以说明温补的重要性。指出人参不惟补气，亦能补血，以补血佐之则补血，以补气佐之则补气；黄芪虽专补气，以当归引之，亦能补血；芍药为行血之药，认为"大凡用当归活血，须以芍药收之，免辛散助热"。

　　孙一奎还提出，治疗虚损应补其不足，泻其有余，标本兼治。指出："抑火有三法：有泻、有降、有滋阴。黄芩、黄连、栀子，泻火之药，泻其有余。黄柏、知母，降火之药，补其不足。天门冬、麦门冬、生熟地黄、当归，助阴生血滋阴之药。"同时，孙一奎还提出选用甘草、白术、陈皮、青皮、柴胡、白芍、栝楼、贝母、阿胶、五味子、石莲、芡实、秦艽等药性较平和的药物，治疗阴虚火旺证，以达到标本兼治的目的。

　　对于五脏虚损之证，孙一奎在《赤水玄珠》第十卷《虚怯虚损痨瘵门》中，系统地总结了各证的症状与治法方药：

　　心虚者，恍惚忧烦，少颜色，或惊悸多汗，宜人参养营汤、归神丹、养心丸之类。虚而热，烦而渴者，十全大补汤。心悬如大饥之状者，平补镇心丹主之。

肺虚者，呼吸少气，哄然喘之，咳嗽嗌干，宜以紫菀散调其气。若短气少气不足以息者，四君子汤。气促气短，上焦虚而热者，加生脉散；虚而寒者，十全大补汤。表虚不任风寒者，黄芪建中汤。皮肤灼热，不耐风寒，补中益气汤。皮肤干燥，日渐黑瘦，麦门冬饮子。咽喉干者亦同。津液不到咽者，四君子加五味子、桔梗。

脾虚者，面黄肌瘦，吐利清冷，腹胀肠鸣，四肢无力，饮食少进，宜益黄散，或参苓白术散加木香、藿香、香附子。食后便卧，精神短少，补中益气汤加砂仁。手足酸软，行步欹侧，四君子汤、黄芪汤。手足擅振，筋惕肉瞤似风，以十全大补汤。手足酸软，不耐劳役，一有动作，多汗困热，十全大补汤。脏腑不调，中气不运，病久不能食，理中丸少加附子。

肝虚者，目眩筋挛，面青，恐惧如人将捕之状，宜六味地黄丸加牛膝、肉桂、人参、川归、木瓜主之。眼昏少精神，无比山药丸。目中溜火，视物昏花，寝汗憎风，行步不正，卧而多惊，补益肾肝丸。视物不明，筋弱阴痿，阴下湿痒，八味地黄丸。

肾虚者，背脊腰膝厥逆而痛，耳鸣精滑，小便频数，宜八味地黄丸去附子，加鹿茸、五味子、山药，以生其精。若腰背肩胛头痛，不任房事，宜十全大补汤。腰胯腿膝无力，宜牛膝丸。脚膝酸软，下元虚冷，宜八味地黄丸。脚弱胫痠，宜无比山药丸。肾冷精虚，阳事不举，宜还少丹、离珠丹、金锁正元丹、三才封髓丹选用。梦遗白浊，宜巴戟丸。小便如泔，寒精自出，宜小菟丝子丸。小便频而遗，宜十全大补汤加益智仁。

虚损证的治疗，除药物外，本人的日常调养也很重要，"病人亦须爱惜身命，坚心定志，绝房室，息妄想，戒恼怒，节饮食，以自培其根，否则虽服良药无益也"（《赤水玄珠》第十卷《虚怯虚损痨瘵门》）。

（十五）郁证

郁证，是指由于情志不舒、气机郁滞所致的一类疾病。其临床表现多见心情抑郁、情绪不宁、胸部满闷、胁肋胀痛，或易怒易哭，或咽中如有异物梗塞等症。孙一奎曰："夫郁者，结滞而不通畅之谓。当升而不得升，当降而不得降，当变化而不得变化，所以为郁。气血冲和，百病不生。一有怫郁，诸病生焉。"（《赤水玄珠》第十一卷《郁证门》）

郁之为病，最早见于《内经》。在《素问·六元正纪大论》中，有"木郁达之""火郁发之""土郁夺之""金郁泄之""水郁折之"的"五郁"之说，是指在木、火、土、金、水五运中，当年大运之气被所胜之气克制而遏郁，不能行令，所引发的五种郁证的总称。孙一奎对此做了进一步的发挥，其在《医旨绪余·论五郁》中指出，《内经》之五郁"虽统揭夫郁之名，而未显言夫郁之症"。因此，孙一奎将《内经》五郁理论与脏腑理论结合起来，"夫五脏一有不平则郁"，从而明确了郁的概念，其曰"木郁达之，木郁者，肝郁也……火郁发之，火郁者，心郁也……土郁夺之，土郁者，脾郁也……金郁泄之，金郁者，肺郁也……水郁折之，水郁者，肾郁也"（《医旨绪余·五郁论》）。

对于五脏郁证的治法，孙一奎认为，《内经》所谓"木郁达之""火郁发之""土郁夺之""金郁泄之""水郁折之"，是辨治五脏郁证的基本大法，然而世人解读却多有误解，"惟是后之人认达为吐，认发为发汗，以泄为解表利小便，以夺为下，以折为抑其冲逆，意义未必非是，恐于经义未之尽也"（《医旨绪余·五郁论》）。孙一奎对五脏郁证的治疗，逐一做了详尽的阐述。

孙一奎在《医旨绪余·五郁论》中曰："木郁达之，木郁者，肝郁也。达者，条达、通达之谓也。"木性上升，若怫逆不遂，使肝气不能上升，则生肝郁。症见胁痛耳鸣，眩运暴仆，目不认人等，治疗当以"条而达之"

之法，以条畅其气机。如食塞胸中，而肝胆之气不升，故胸腹大痛，宣而吐之，以舒其肝气。木郁于下，胁疼日久，轻则以柴胡、川芎之类开而提之；重则用当归龙荟丸摧而伐之，同样也都属于条达之义。

"火郁发之，火郁者，心郁也。发者，发越之谓也。"火性炎上，若怫逆不遂，使心火不能上炎，则生心郁。症见瞀闷目赤，少气疮疡，口渴溲黄，卒暴僵仆，呕哕吐酸，癫疾狂乱等，治疗当以"发而越之"，使之恢复自然之常态。如五心烦热，肌肤大热，这是由于过食冷物，抑遏阳气于脾土之中所致，可用火郁汤、升阳散火汤，皆有发之之义。如有思想无穷，所愿不遂，悒郁不乐导致的痰涎内生，不进饮食，或气不升降，如醉如痴等症，可用木香、石菖蒲、生姜、雄黄之类，以推动郁结之气血运行，也属于发之之义。若有小便浑浊，疮疡舌疳等症，则以黄连解毒汤、导赤散、八正散之类引火下行，也同样有"发而越之"之义。

"土郁夺之，土郁者，脾郁也。夺者，攘夺之谓也。"土性贵燥，脾气健运则水液输布正常，湿邪不生，则可运化水谷精微至各个脏腑。若脾失健运，湿邪壅滞渍濡，则生脾郁。症见肿满痞塞，胕肿，大小便不利，腹疼膜胀等，治疗当以"攘而夺之"之法，以恢复脾脏健运之常。如腹中窒塞，大满大实，以枳实导滞丸、木香槟榔丸、承气汤下而夺之。饮食伤脾，痞闷，痰涎日生，以橘半枳术丸；忧思痞结，不思饮食，腹皮微急，以木香化滞汤、消痞丸消而磨之；诸湿肿满，胕肿，湿热发黄，以实脾利水之剂燥之，也均属于攘而夺之之义。

"金郁泄之，金郁者，肺郁也。泄者，疏泄之谓也。"金性贵空清，若肺失肃降，致使气机壅塞窒密于肺脏，则生肺郁。症见咳逆，喉疼声哑，胸满喘息，抬肩撷项，肌热，鼻塞呕脓等，治疗当以"疏而泄之"之法，以恢复肺主肃降功能的正常。如伤风，咳嗽鼻塞，以参苏饮、人参败毒散，皆疏之之义。胸膈停饮，或水饮入肺，喉中如水鸡之声，或肺痈呕脓血，以葶苈大枣泻肺汤治之，也属于泄之之义。

"水郁折之，水郁者，肾郁也。折者，决折之谓也。"水性贵沉静，若肾阳亏虚致使水湿泛上，则生肾郁。症见冷唾上涌，水肿腹胀，腰膝不利，屈伸不便等，治疗当以"决而折之"之法，使得引导泛上之邪水回归正常。如肾气抑郁，邪水泛上而冷唾，以茯苓、泽泻之类导而下之，是决之之义。腰脐疼痛，不可俯仰，或如奔豚之状，以桂心之类折之，或小便癃疼，久亢不泄，而为白浊，以小茴香、泽泻、黄柏之类治之，也属于决之之义。

除了五脏郁证外，孙一奎对朱丹溪所谓之"六郁"也非常重视。"六郁"为气郁、血郁、痰郁、食郁、火郁、湿郁六种郁证的总称，《丹溪心法·六郁》曰："郁者，结聚而不得发越也。当升者不得升，当降者不得降，当变化者不得变化也，此为传化失常。六郁之病见矣。"孙一奎沿用丹溪治郁之法，认为苍术、香附子、川芎三药可总解诸郁，"苍术气味雄壮辛烈，开发水谷之气，乃足阳明太阴之药。香附子下气最速，乃阴血中快气之药。一升一降，足以解散其郁。川芎直达三焦，俾生发之气，上行头目，下行血海，通阴阳气血之使也。况苍术尤能径入诸经，疏泄阳明之湿，故诸郁用之多效。"（《赤水玄珠》第十一卷《郁证门》）故郁证可用朱丹溪之越鞠丸（又名芎术丸，由苍术、香附、抚芎、神曲、栀子组成）通治之，并可随证加入诸药。

气郁者，其状胸满胁痛，脉沉而涩，宜二陈汤加苍术、川芎、香附子，或分心气饮、木香分气饮、七气汤之类。

血郁者，其状四肢无力，能食，便血，脉沉涩而芤，宜四物汤加桃仁、红花、川芎、牡丹皮、香附子，或越鞠丸。

痰郁者，其状动则喘，寸口脉沉而滑，宜二陈汤加南星、海石、枳壳、香附子、瓜蒌仁，或化痰丸。

食郁者，其状嗳酸，胸满腹胀，不能食，或呕酸水，恶闻食气，宜二陈汤加苍术、神曲、麦芽、山楂、香附子，或保和丸。

火郁者，其状瞀闷，小便赤涩，脉沉而数，骨髓中热，肌痹热，扪之烙手，宜二陈汤加黄连、青黛、贝母、香附子、川芎、苍术、山栀子，或火郁汤。

湿郁者，其状周身肿痛，或关节痛，阴雨则发，体重，头重痛，脉沉而细，宜白芷、二术、茯苓、川芎、香附子，或升阳除湿汤。

（十六）痿证

中医对"痿证"的认识很早，在《内经》中就有专论。痿证是医学的一大难题，可谓"世之病痿者甚多，而治痿之法甚少"（《医旨绪余·痿论》）。有鉴于此，孙一奎从《内经》出发，深入阐发"治痿独取阳明"的思想，阐述痿证病机并提出治疗"痿证"的基本原则，大大丰富了痿证的诊治理论。

痿证是指以肢体痿弱无力，不能随意运动为主要特征的一类病证。《赤水玄珠·痿证门·痿》曰："痿谓痿弱，无力以运动。"孙一奎认为，《内经》提出以"气热"为五痿受病之胎，总括痿证病机。气热是痿证的病本，而气热的产生是由于肺热叶焦而来。因肺为相傅之官，主治节，统一身诸气，犹如宰相承一旨以令天下。故气热先自肺热，肺热叶焦则一身之气俱热，而五脏相继传递皆热且燥，不能荣润其所主，发为筋、脉、肉、皮、骨五痿之证。故曰"肺热为本，而五痿为标"。《赤水玄珠》第十一卷《痿证门》中，所载五痿的症状分别为："肺热叶焦，则肺喘鸣，生痿躄，色白而毛败者"；"心热生脉痿，数溲血，枢不相提挈，胫纵不能任用于地，色赤而络脉溢者"；"肝热生筋痿，下白淫，口苦，筋急挛，色苍而爪枯者"；"肾热生骨痿，足不任身，腰脊不举，骨枯髓减，色黑而齿槁者"；"脾热生肉痿，干渴，肌肉不仁，色黄而蠕动者"。

孙一奎认为，《内经》中所谓"治痿独取阳明"为治疗痿证之根本大法。"独取阳明"与"肺热为本"是密切相关的。孙一奎认为，痿证的主因虽为"肺热"，但与脾虚也有密切的关系，故"肺热则不能营摄一身，脾伤则四肢不能为用，而诸痿之病作"（《医旨绪余·痿论》）。痿证乃内脏不足所致，治疗必须运用补法。此"独取阳明"之"取"字，不是指攻取，是教人补之之义。"阳明"指的是足阳明胃经。胃乃坤土，万物之所以资生，乃因与脾脏相表里。脾胃一虚，肺气先绝，肺虚则不能宣通脏腑，节制经络。若肺热叶焦，则不能节制诸经；胃气虚弱，则脏腑无所受气。《素问·痿论》："阳明者，五脏六腑之海，主润宗筋。"冲脉为经脉之海，带脉环腰，总束诸脉。人身冲任二脉，与阳明合于宗筋，会于气街，皆属于带脉，而络于督脉。若足阳明经虚，则宗筋枯槁软纵，带脉不能约束，则足痿弱不用。故曰："原其病皆自肺中来，在于方萌之时，故独治阳明，使宗筋润，能束骨而利机关之意，是澄其源而流自清之谓也。"（《赤水玄珠》第十一卷《痿证门》）因此，治疗痿证必先补胃气。若补其阳明，使谷气充，冲脉密，带脉引，宗筋润，则能束骨而利机关，且"胃厚则脾充，脾充则能布散津液，使脏腑各有所察受，四肢健运，如是则何有于叶焦，何有于痿躄也"（《医旨绪余·痿论》）。

对于痿证的治疗，李东垣曾以"取黄柏为君，黄芪等药为辅佐"而治疗取效。对此，朱丹溪曾提出以"泻南补北"法治痿之说。《难经·七十五难》中有"东方实，西方虚，泻南方，补北方"之说，此说是针对脏腑生克而言其补泻之法，朱丹溪认为这是"治痿独取阳明"理论在临床运用的关键所在。所谓"泻南方，补北方"者，即为滋肾水以泻心火。《难经·七十五难》曰："东方肝也，则知肝实；西方肺也，则知肺虚。泻南方火，补北方水，南方火，火者木之子也，北方水，水者木之母也。水胜火，子能令母实，母能令子虚，故泻火补水，欲令金不得平木也。"肾阴亏虚，水不涵木，则可致肝气实；横逆犯脾，则脾气虚；肝风内动，扇动心火，克伐肺脏，可致肺热而生痿证。故治痿当以滋阴为先，辅以补虚。孙一奎对此不以为然，他认为李东垣虽然曾用"取黄柏为君，黄芪等药为辅佐"治痿，但其并"无一定之方"，而是"临病制方"，并非专为治疗痿证而制，故取得良效，却并非可用朱丹溪的理论来解释。痿证的主要病因是肺热脾虚，若使用苦寒或滋腻之类的药味，则将进一步损伤脾胃，使病情更加复杂，故曰："但是患痿之人，若不淡薄滋味，吾知其必不能安全也。"(《医旨绪余·痿论》)朱丹溪所谓之"泻南补北"之法，用于治疗牵连肺肾之"骨痿"，也许有一定的效果，但对于脾气虚弱，湿着肌肉之"肉痿"，则非但不能取效，反而会加重病情。因此，孙一奎认为，治疗痿证的大法"独取乎阳明"之"独"字，说明只有补益脾胃才是治痿之关键。

临床治疗痿证，虽有"独取阳明"之大法，但也不能局限于此法。由于痿证病程漫长，病势可随病程的迁延而逐渐加重，新病、久病不同，五痿症状各异，具体处方用药自然不同。"治痿独取阳明"是临证处方的基本原则，而具体运用时须分清病之新旧。由于其病皆自肺热而来，故当在痿证初起方萌之时自当"独取阳明"，自源头截断病变流传，能够取得良好的疗效。然而，若迁延日久，到了痿证的后期，"五痿之疾既痼，而阳明虚，宗筋纵，带脉不引，足痿不用之时，而独治阳明，斯亦晚矣"(《赤水玄珠》第十一卷《痿证门》)。此时应当根据五痿之所主而参治之，或许能收到预期效果，即《素问·痿论》所谓"各补其荥而通其输，调其虚实，和其逆顺，筋脉骨肉各以其时受月，则病已矣"。这里虽然说的是针刺治疗"阳明虚，带脉不引"的方法，也是治痿之纲领。具体治疗，可参考《内经》所言皮、肉、筋、骨、脉五痿分属五脏而分别治疗。治阳明之法，只可治脾之肉痿与肺之皮痿，而肝之筋痿、心之脉痿、肾之骨痿，其受病又自不同，不可只取阳明而治。"故治筋痿宜养其肝，治脉痿宜益其心，治骨痿宜滋其肾，不可执一而论"(《赤水玄珠》第十一卷《痿证门》)。但总的治疗原则，仍是要以"气热"为本，补益阳明胃气为用，具体临证处方，则需要靠医者本身去探索扩充。

（十七）消瘅

消瘅即为消渴，泛指以多饮、多食、多尿、形体消瘦，或尿有甜味为特征的一类疾病。消渴通常分为上、中、下三消。如《赤水玄珠》第十一卷《消瘅门》曰："渴而多饮为上消，消谷善饥为中消，渴而便数有脂膏为下消。"通常认为上、中、下三消，分别对应肺、胃、肾的病变，又称膈消、消中与肾消。

对于消渴的治疗，早在张仲景的《金匮要略》中，已明确其治疗大法。如《金匮要略·消渴小便不利淋病脉证并治》曰："男子消渴，小便反多，以饮一斗，小便一斗，肾气丸主之。"又曰："渴欲饮水，口干舌燥者，白虎加人参汤主之。"张仲景认为，消渴的病机是营卫气竭，故其开宗明义的提出以肾气丸治疗消渴，这是治本之法；若肺胃热盛，则使用白虎加人参汤清热生津止渴，此属治标之法，一本一标示人以规矩。然后，直至明代以前，包括金元四大家在内的众多医家，对消渴多以燥热火证论治，多用清里攻下的治标之法，渐成流弊。如刘完素在《三消论》中指出："若渴而饮水不绝，腿消瘦而小便有脂液者，名曰肾消。"治疗上主张补肾阴、泻心火、清燥热。而仲景之补肾滋阴化气以济上燥的治本之法，则为后世众多医家所忽略。

孙一奎认为，古人将三消均归属火证，多用清理的治法有失偏颇，阴虚火旺固能致消渴，而阳虚火衰亦可致消渴。其在《医旨绪余·治肾消》中指出："若腰肾既虚冷，则不能蒸化，谷气尽下为小便……消渴病者，下泄皆为小便，皆精气不实于内，则小便频数也。又肺为五脏华盖，若下有暖气蒸则气润，若下冷极，则阳不能升，故肺干而渴。"对此，孙一奎以"釜中之水"做比喻来说明这一理论。"譬如釜中有水，以火暖之，又以板覆之，则暖气上腾，故板能润，若无火力，则水气不能上升，此板终不得润。火力者，腰肾强盛也。常须暖补肾气，饮食得火力则润上而易消，亦免于渴之患。"（《医旨绪余·治肾消》）因此，对于肾消的治疗，宜"大补元气，使阳气充盛，熏蒸于上，口自不干。譬之釜盖，釜虽有水，若釜底无火，则水气不得上升，釜盖干而不润。必釜底有火则釜中水气升腾，熏蒸于上，盖才湿润不干"（《孙氏医案》二卷《三吴治验一百三十一》）。认为应该使用温补下元法来治疗，使阳化气，气化液，则消渴自除。

孙一奎在《医旨绪余·治肾消》中，还举其族兄双柏为例，来说明肾消的治疗。双柏五十岁时得消渴，当时医生主要以滋阴降火法治疗，但是患者小便愈多，口渴加重。遂多次更换医生，却均以为热病，而尽用苦寒之药，轻剂如天花粉、黄连、石膏、知母之类，重剂如汞丹之类，不仅无效，反而加重了病情。孙一奎弃滋阴降火之法，改用肾气丸加桂心、五味子、鹿角胶、益智仁，患者服用半月后消渴全除，小便不甜，身体得以恢复，并且十年无恙。这一病案充分体现了孙一奎重视温补下元的观点。一般认为，以温补肾阳之法治疗消渴出自赵献可，但实际上孙一奎应用此法要早于赵献可。

（十八）痹证

"痹"之名出自《内经》。《素问·痹论》云："风、寒、湿三气杂至，合而为痹也。"后世医家多认为，痹证是因风、寒、湿、热等外邪侵袭人体，痹阻经络而导致气血运行不畅的病证。主要表现为肌肉、筋骨、关节等部位酸痛或麻木、重着、屈伸不利，甚或关节肿大灼热等。

由于痹证所包含的范围广泛，病情复杂多变，自《内经》之后较少得到医家的重视，也较少有人提及，而是将其分散到其他病证中治疗，"如胞痹寓淋，肠痹寓飧泄，心痹寓噫气……其有认为痿，认为风，认为脚气同治者"（《赤水玄珠》第十二卷《痹门》）。因此，孙一奎对痹证的论述，首先从对痹证的"正名"开始。

孙一奎在其所著《赤水玄珠》第十二卷《痹门》中，依据《内经》所论将痹证分为"行痹""痛痹""着痹"三大类，明确指出："行痹者，行而不定也，今称为走注疼痛，及历节风之类是也"；"痛痹者，苦楚，世称为痛风及白虎飞尸之类是也"；"着痹者，着而不移，世称为麻木不仁，必着而不移"。基于这种认识，《内经》中所论述的"骨痹""筋痹""脉痹""肌痹""皮痹""肺痹""心痹""肝痹""肾痹""脾痹"等，则是行痹、痛痹、着痹在不同病变部位的体现。

关于痹证的病因病机，《孙氏医案》一卷《三吴治验四》指出："阴血虚，则筋失养，故营不营于中；气为寒束，百骸拘挛，故卫不卫于外；营卫不行，故肢节肿而痛。"孙一奎认为，痹证以后天不足，营卫亏虚为基础，营阴不足，卫外不固，则机体易为风、寒、湿三邪所中而致痹。痰邪既是痹证发生的发病因素，又是其病理产物。孙一奎在《赤水玄珠》第二卷《湿门》中指出："脾恶湿，苟脾土不燥，则失其健运之常，病易乘之。内湿多则泄泻，生痰，流于经络肢节则肿痛。"其在《赤水玄珠》第六卷《痰饮门》亦曰："冷痰骨痹，四肢不举，气刺痛"；"凡人手臂，或动不得，或骨节遍身痛，坐卧不能，此痰入骨也。"脾在体合肉而主四肢，运化水液。若脾气运化功能失常，可导致体内产生痰饮之邪。痰邪留滞经络肢节，筋骨失养，则肢体关节疼痛、肿胀甚则畸形。综上所述，孙氏认为：痹证以后天不足，营卫亏虚为基础，卫外不固，复感外邪而致痹，而痰邪的产生加重经络肢节的痹阻。其本在于脾气运化失常，即脾虚生痹。

对于痹证的治疗，孙一奎在《赤水玄珠》第十二卷《痹门》中，有着非常详尽的论述，其主要学术特点是：

其一，注重培补后天，调和气血。

孙一奎认为痹证之本，在于脾气运化失常。其在《赤水玄珠》第十二卷《痹门》中曰:"三气合而为痹,则皮肤顽厚,或肌肉酸痛,此为邪中周身,搏于血脉。"意在强调痹证为风、寒、湿三邪搏结于血脉,影响气血正常运行,肢体、筋脉、肌肉、骨骼失于濡养而为痹。因痹证病情缠绵,久病必致气血亏虚,故孙一奎的疗痹之法,注重固护脾胃,培补后天,调和气血。对于培补后天,孙一奎多从健脾化湿,补益脾气着手,临证用药常佐以辛温之品,温肾以补脾阳,多用人参、黄芪、山药、甘草等补益脾气;以升麻、柴胡、附子振奋脾阳;以茯苓、苍术、泽泻、猪苓、薏苡仁渗湿健脾;以当归、红花活血养血。据《孙氏医案》记载,治疗"右手痛风,小水频迫,起身稍迟,即出不禁,足有浮气"之症,使用六君子汤加减治疗。该方为益气健脾之剂,加苍术、石菖蒲、晚蚕砂,倍加薏苡仁渗湿健脾,大附子温补脾阳,充分体现了孙一奎治疗痹证治病求本,从健脾立方的思想。

其二,注重辨证审因,循证施治。

行痹、痛痹、着痹虽为风、寒、湿合邪致病,但致病之邪各有偏重。因此,孙一奎治疗痹证时尤为注重审因辨证,根据感受病邪之不同,在治疗中则有所侧重,循证施药。

行痹属风邪为胜兼夹寒湿,多因表虚卫外不固,腠理开泄,感受风邪,邪气流注肌表经络而致。针对行痹成于卫气虚弱,复感外邪,孙一奎治疗行痹兼顾祛邪通络与固本扶正。其治疗大法以人参、黄芪等扶正固本;以苍术、防风、白术实卫固表;以秦艽、威灵仙、羌活、独活祛风除湿;以麻黄、桂枝、白芷、豆豉解表散寒,通阳开痹,祛在表之邪;并以当归、丹参、红花养血活血,生姜、大枣、甘草调和营卫。疼痛以上肢关节为甚者,多加姜黄、桑枝祛风通络止痛;肢体关节肿胀,其多以桑白皮、薏苡仁渗湿消肿。诸药共用祛邪而不伤正气。

痛痹属寒邪为胜兼夹风湿,多因寒邪侵袭,凝滞营阴,筋脉不通而致痹。孙一奎治疗痛痹以寒邪为胜，立法突出温补肾阳，补脾扶正。孙一奎在《赤水玄珠》第十二卷《痹门》指出："行、痛、着三痹，其中未能无虚。虚者或久作风寒湿治，用疏风刚燥之剂太过，而气血为之暗损，或气血先虚而后受邪。"其意在指出不可因痛痹主寒邪胜，而过量使用辛热药物，需防止燥热劫阴。大法用苍术、南星、川芎、白芷、当归、黄芩，随症用羌活、桂枝、桔梗、威灵仙等进行加减。其中，苍术性辛温燥湿健脾，祛风散寒，祛在体之寒邪；南星性辛温，祛风消肿，燥湿化痰；川芎、当归养血活血，通畅脉道。加黄芩，防止祛邪热药过燥而耗阴伤正。

着痹为风、寒、湿三气合邪，湿邪为胜。孙一奎认为着痹即麻痹，着痹不外气血俱虚，因虚感寒或因虚感受风、寒、湿三邪，因湿邪缠绵，故邪气致经脉痹阻而易留滞不去。孙一奎在《赤水玄珠》第二卷《明湿论》指出："《内经》云：诸湿肿满，皆属脾土。湿胜则濡泻。地之湿气，感则害人皮肉筋脉，湿之为邪，有自内得，有自外得者。阴雨湿地，皆外所因。饮食汤饮醴酪，皆内所因。"孙一奎认为，脾虚而变生内湿，因脾主四肢，而湿邪性缠绵，故久病则气血亏虚则必致肢体失用。孙一奎治疗着痹强调补脾温肾、健脾祛湿，故其治疗着痹遣药立方多惯用麻黄、柴胡、官桂等药物微发其汗，使风湿之邪由表得以泄；以茯苓、泽泻、薏苡仁、晚蚕砂淡渗利湿以祛湿邪；用黄芪、人参、白芍、苍术等药物补脾化湿以生气血；以续断、鹿角、杜仲、龟板、五加皮、牛膝补肾健骨以实四肢。

其三，注重祛痰，遣方善于化裁。

孙一奎在《赤水玄珠》第六卷《痰饮门》中有"冷痰多成骨痹"之说，又曰："脾土上应于天，亦属湿化。所以水谷津液不行，即停聚而为痰饮。虚人不可尽去其痰。攻之太甚，则病转剧而致危殆，须以固元气为本。"孙一奎强调脾虚生痰，冷痰致痹，故临证祛痰，用药宜和缓，不可过猛而伤及元气。其在临证治疗痹证中善用二陈汤化裁以祛痰邪。

在《孙氏医案》中多有二陈汤化裁治痹之案例。如《孙氏医案》二卷《三吴治验七十九》中记载："大京兆姚画老夫人，年七十几，右手疼不能上头。医者皆以痛风治，不效……右手脉浮滑，左平……二陈汤倍加威灵仙、酒芩、白僵蚕、秦艽，四剂而病去如脱。"本案中患者年事已高，患有肢体疼痛。前医"皆以痛风治"，当是拘于《内经》"风、寒、湿"致病之说论治，不仅不效，反而"益加口渴烦躁"。孙一奎诊其脉象，右脉浮滑，不同于一般痹证患者之虚象，提示痰热内蕴，故断定此为"湿痰生热，热生风"，治以清热化痰通络。以二陈汤燥湿化痰为基础，恐其性属温燥，于患者热象不利，故配伍黄芩清其痰热，合用威灵仙、白僵蚕、秦艽祛风湿、通经络、止痹痛，终使患者痛止痰消。

孙一奎治痹证灵活变通，即使是同为痹证夹痰的患者，方药组成也有所不同。在"闵厘楼虚损咳嗽，令眷痛风奇疾"一案中，孙一奎认为患者"乃湿痰凝滞经络作痛"，须以"燥湿流动之剂，疏决一番"，故用二陈汤配合燥湿化痰之苍术、南星，祛风除湿、化痰通络之白僵蚕、海桐皮，温中止痛之乌药叶，以治寒湿之痰阻滞经络之痹证。在"崔百原公右胁痛右手足痛"一案中，因患者右脉滑数，孙氏认为此乃"湿痰风热为痹"，遂以二陈汤为基础，益以祛风除湿之苍耳子、威灵仙、钩藤、秦艽，清热化痰之黄芩、竹沥，利湿之薏苡仁、五加皮，辅以红花活血，姜汁温散反佐以防凉遏，诸药合用，共奏清热祛风化痰之功。

总之，孙一奎认为痹证的病因病机，多因后天不足，脾失健运而致营阴不足，卫外不固复感外邪，及脾虚变生痰湿，邪气或痰湿痹阻经络而致痹。故其治疗痹证从脾胃立论，着重于培补后天、调和气血、善祛痰邪。其临床辨证施治精准，善于化裁出新。

（十九）内伤

孙一奎所谓"内伤"者，是指伤饮、伤食、伤酒等诸证之通称。孙一奎在《赤水玄珠》一书中，将之与诸种劳心竭力不足之证相区别开，称之曰《内伤门》。

孙一奎在书中，首先解释了将伤饮、伤食等证与"内伤"相区别的理由。他认为，通常所谓的"内伤"，是属于病机的一个大类，而"内伤病"则是指各种因过度劳累而导致形体、脏腑、气血等虚损的一类病证。《赤水玄珠》第十三卷《内伤门》曰："夫内伤二字，乃病机总辞。凡诸劳心、劳神、耗竭精气，及损伤营卫、脏腑、筋骨、血脉，莫不皆内伤病也。故古人有五劳七伤之谓，斯为不足之疾，症多类似。"这一类内伤病，在李东垣的《内外伤辨惑论》一书中已有非常详尽的阐述，孙一奎也在书中节录了部分内容加以说明。而伤饮、伤食之证，症状虽与一般常说的内伤不足之证相似，但却多属于"有余"之证，治疗方法自然也完全不同，"夫有余当消，不足当补，天壤悬绝"，故不应与内伤病混治。为避免初学医者"恐初学于有余中之不足，不足中之有余，及纯有余，纯不足之证，茫无分别，则用药未免有虚虚实实之误"，故孙一奎将饮食所伤等证单列出来，合称为《内伤门》。

《素问·阴阳应象大论》曰："水谷之寒热，感则害于六腑。"《素问·痹论》又曰："饮食自倍，肠胃乃伤。"早在《内经》时代，古人就已经注意到暴饮暴食对人体脏腑功能的损害。饮食所伤又分为伤食与伤饮二者，其对人体的损害与治疗方法也不尽相同。

孙一奎认为，伤食主要是影响脾胃运化的功能，对于伤食的治疗，应根据病情的轻重缓急，主要可应用吐、消、下三法。《赤水玄珠》第十三卷《内伤门》称之曰："此证所患甚多，紧关妙处只三节，随轻重缓急治之，百发百中。"首先，在伤食初起之时，由于饮食过度，而出现"填塞胸膈，胀满疼痛"等症状，可以急用吐法治疗。这是由于饮食刚刚被摄入体内，停积膈间，尚未进入胃中，较易吐出的缘故，符合《内经》中"在上者因而越之"的理论。若食物已经下膈入胃，则不可用吐法，若强行吐之，也无法全部吐出，反而会留部分宿食于胃中，而易生他变。但此时也不能骤然使用下药，下之过早则必伤中气，使得"清纯冲和之气，并为之下陷"，导致痞气之证。故此时当用健脾消导之法，促使积食尽快进入大肠。若病人出现"痛在脐腹"的症状，则说明宿食主要积在肠中，此时方可用下法使之排出体外，这也符合《内经》之"在下者引而竭之"的理论。总之，治疗食积之证应尽量运用因势利导的方法治疗，这样即易于着力，也不会出现误治。

伤饮则与伤食不同，饮为水，为无形之物，不会如宿食般积滞于肠胃之间，却可以影响人体的气化功能，尤其是肺脏的功能。故曰"大饮则气逆，形寒，饮冷则伤肺，肺病则为喘咳，为肿，为水泻"（《赤水玄珠》第十三卷《内伤门》）。孙一奎认为，对于伤饮的治疗，首先当区别其病情轻重，病情轻者为饮停于内，阻碍正常的津液气化输布功能，可见烦渴，饮水过多，或水入即吐，心中澹澹，停湿在内，小便不利等症，此时当发汗，利小便，使上下分消其湿，可用解酲汤、五苓散、生姜、半夏、枳实、白术之类。如是伤饮重证，则饮邪蓄积而为瘀血，或呕吐，或痞满，或下痢肠澼等，此时的治疗，则又"当分寒热轻重治之，轻则内消，重则除下。如伤寒物者，半夏、神曲、干姜、三棱、广术、巴豆之类主之；如伤热物者，枳实、白术、青皮、陈皮、麦蘖、黄连、大黄之类主之"（《赤水玄珠》第十三卷《内伤门》）。

此外，根据《内经》"在上者因而越之"的理论，也有使用吐法治疗伤饮者，可用瓜蒂散之属。然而剂量不可过大，如过量则会伤肠胃。人体之胃肠功能先被暴饮暴食所伤，后又被药物反复伤害，则可导致"气不能化，食愈难消矣，渐至羸困"的严重后果。故而，医家临证之时应对此给予充分的警惕，如非必要，伤饮之证最好以五苓散等轻剂调理为主。

除饮食所伤者外，尚有"不能食"的病人。孙一奎认为，这一类患者并非食积导致"心下痞满而恶食"，而是由于"脾胃馁弱，或病后而脾胃之气未复，或痰客中焦"所致，"治当补益以开豁之，丹溪导痰运脾之法皆是也"（《赤水玄珠》第十三卷《内伤门》）。此外，下元虚也可能导致病人不思饮食，可用"菟丝子淘净，炒干，日服数匙，酒下"而治疗，亦可用二神丸治之。

（二十）积聚

积聚，是指腹内结块，或痛或胀的病证。积属有形，结块固定不移，痛有定处；聚属无形，包块聚散无常，痛无定处。孙一奎在前人基础上，对积聚的病因、病机、病位等提出了新的见解，并根据内外积聚之不同详述治法。

关于积聚的阴阳属性，一般认为积属阴，聚属阳。《难经·五十五难》曰："积者，阴气也，其始发有常处，其痛不离其部，上下有所终始，左右有所穷处；聚者，阳气也，其始发无根本，上下无所留止，其痛无常处谓之聚。"孙一奎对此提出不同看法，在《赤水玄珠》第十三卷《积聚论》指出，《难经》所言积属阴、聚属阳，是"以血气分阴阳"，这种认识并不确切；因为"阴血阳气也，皆能成积，但脏腑所主之不同耳"。明确提出积聚的症状表现之所以不同，是由脏腑的形态、功能等差别所致。心肝多主于血，脾肺多主于气，积的产生不但与阴血有关，阳气异常同样会导致积的发生。如《内经》中所说的"肺积息贲"，息者为气息之意，此即五阳气所成之积。

对于积聚的脏腑属性，多数医家根据《难经·五十五难》"积者，五脏所生；聚者，六腑所成也"的理论，认为积生于脏，聚生于腑。孙一奎则认为，此说也有矛盾之处。如张仲景的《伤寒论》中所述热结膀胱所致的下焦蓄血证，及李东垣所谓之"食积肠胃，腹满卒痛者，备急丸下之"等，均为六腑之中有积的例证。又如，《难经·三十六难》将奔豚归为肾积，然奔豚之证"发于少腹，上至心下，若豚状，或上或下无时"，为气逆上冲所致。按《难经》的积聚分类，奔豚应属于聚病。孙一奎还明确指出："肾积奔豚……与聚证走动相类，与本文积属阴沉伏之比不相合。"由此，进一步提出五脏六腑俱可形成积聚的观点，指出只要体内存在有形之物的聚集即属于"积"，与脏腑的阴阳属性并无直接关系，即所谓"殊不知有形质之物，积滞不行，则为之积，五脏六腑俱有之"。因此，通过以上分析，孙一奎认为积聚的阴阳、气血与脏腑等属性，均不能成为区分积与聚的标准。因此，孙一奎尝试澄清积和聚的概念，指出："积伏而有常处，其症静也，因于血、气、痰、食、水、火之所成；聚者对散而言，散而无形，或集为有象，其症动也，因于气虚不能运行之所致。"（《赤水玄珠》第十三卷《积聚论》）

对于积聚的病变部位，孙一奎则认为可以划分为内、外两大类，即"作于腹中者属内，作于皮肤四肢者属外"。如其论及肝积肥气时曰："夫肥气者，言其皮里膜外有块，以致皮肤有肥满之状，所谓痞母是也。此肝之外积，非肝之内积也。"说明虽称肥气为肝积，但其可能是肝经出现异常而影响肝经所主皮部，进而发生形态改变，只是肝的外积，而非肝脏本身出现异常之"内积"。

孙一奎从积聚分内外的认识出发，结合许叔微、朱丹溪等医家的思想，依据积证与聚证的不同，制定出诸多治法。如《赤水玄珠》第十三卷《积聚论》对各种积证与聚证，均根据病因病机与病变部位进行详细的划分，并根据积聚的内外差别而确定具体治法。如其所云："积者，由于气、血、痰、食、水、火之所成，而有脏腑内外之分也；聚者，由于气虚不运之所致，而有表里正邪之别，则常变虚实之治得矣。"（《赤水玄珠》第十三卷《积聚论》）孙一奎又将内积证分为"积于五脏"与"积于六腑"两类，分别详述治疗方药。

对于"积于五脏"者，孙一奎根据病因之别又分为多种不同情况：血积左胁作痛，治用川芎、当归、红花、苏木、麝香、肉桂、莪术等药；火郁左胁痛甚，治用当归龙荟丸；里热蓄水，十枣汤主之；食积右胁作痛，用补中益气汤加减；食积右胁不痛者，治宜消导，用白术、枳实、三棱、莪术、砂仁、吴茱萸等；痰饮积于心膻，治用白螺丸；气积胸中，治用紫苏、杏仁；水积胸膈作痛，治用陷胸汤；湿郁心膈为痞满，治用大消痞丸。

对于"积于六腑"者，孙一奎则以紫沉丸治中焦吐，备急丸治食积，川芎、当归、肉桂、莪术、乳香、没药、琥珀、麝香等治疗血积，见晛丸治疗石瘕，晞露丸治疗肠覃，顺气消痞丸治疗痰火小腹左侧有块，三补丸治疗右胁块痛等。同时，还提出可以用"倒仓法"治疗"腑之积甚者"。

对于外积，即位于皮肤四肢的病证（如痈疽、瘰疬、疟母等），则痈疽用仙方活命饮、内托复煎汤，瘰疬用破结散、如神散，疟母用降痰火之剂。内聚，是腹中有块作痛，用人参、黄芪、白术、当归、枳壳、木香治疗；外聚，为四肢百节作痛，痛作随肿，痛退随消，可用人参、黄芪、白术、羌活、五加皮、薏苡仁治之。

此外，孙一奎还在其《医旨绪余·本草攻克血积癥瘕及胎产解毒并十八反药类》中，系统总结了对于治疗各种积证之用药，以备读者察用：

攻克血积癥瘕类：延胡索、三棱、蓬术、川芎、归尾、使君子、大戟、红花、苏木、黑丑、续随子、麝香、雷丸、神曲、白芷、海螵蛸、桃仁、虻虫、水蛭、干漆、木香、通草、牛膝、山楂、大黄、瞿麦、射干、麦芽、水银、硇砂、鳖甲。

肉积类：硇砂、阿魏、山楂。甚者，巴豆。

酒积类：葛根、葛花、神曲、麦芽、黄连、青蒿、巴豆。甚者，甘遂、牵牛。

鱼积类：橄榄、芦根、草果、红曲。甚者，巴豆、芫花。

血积类：归尾、桃仁、红花、苏木、牛膝、干漆、丹参、大黄。甚者，虻虫、水蛭。

气积类：木香、槟榔、沉香、檀香、乌药、枳壳、青皮、枳实。甚者，黑丑。

水积类：黑丑、泽泻、猪苓、郁李仁、海藻、昆布。甚者，芫花、大戟、甘遂、商陆。

涎积类：雄黄、腻粉、枯矾。甚者，礞石、巴豆、瓜蒂、甘遂、轻粉。

痰积类：半夏、南星、竹沥、礞石、枳实、海石、蝎梢、皂荚。甚者，瓜蒂、藜芦、巴豆。

食积类：砂仁、香附、麦芽、青皮、枳实、神曲、谷芽、红曲、草果。甚者，巴豆。

虫积类：薏苡根、吴茱萸根、酸石榴根、使君子、雷丸、芜荑、干漆、槟榔。甚者，苦楝根皮、锡灰、轻粉、鹤虱。

诸瓜果积：平胃散加健脾消导，倍加肉桂；加麝香尤妙。

豆腐积：萝卜子。

豆粉积：杏仁。

（二十一）癫狂痫

癫、狂、痫是三种不同的疾病，由于其皆有精神异常之症状，病因又多与痰邪有关，故世人对此多有所混淆或误解。在传统中医经典与各家理论中，对癫、狂、痫三者或分述，或合并，或彼此混淆，难有定论。正如孙一奎在《医旨绪余·癫狂痫辩》中所说："诸书有言癫狂者，有言癫痫者，有言风痫者，有言风癫者，有言惊痫者，有分癫痫为二门者，略无定论。"孙一奎对此不以为然，他认为，癫、狂、痫是完全不同的三种疾病，不可相互混淆，故曰："癫、痫、狂，大相径庭，非名殊而实一之谓也。"因此，其在《医旨绪余·癫狂痫辩》与《赤水玄珠》第十四卷《癫狂痫门》中，对此三种疾病分别给出了明确的诊断与鉴别诊断标准。

孙一奎认为，所谓癫证，即民间俗称之"心风"，其主要症状为"或狂或愚，或歌或笑，或悲或泣，如醉如痴，言语有头无尾，秽洁不知，积年累月不愈"，其主要病因是"志愿高大，而不遂所欲"所导致的精神损伤。对于癫证的治疗，初始时应多用攻痰法，而继以养心壮神补剂收功。癫证分为两类，一类是"悲哀动中则伤魂"所致，当用温药补魂之阳，可用张仲景的地黄汤或《本事方》中的惊气丸之类治疗；另一类，则是"喜乐无极则伤魄"所致，当用凉药补魄之阴，通常以辰砂、郁金、白矾之类来治疗。

所谓"狂"者，即猖狂之意。其主要症状为"猖獗刚暴"，如《伤寒论》中所述之阳明实证发狂，出现"骂詈不避亲疏；甚则登高而歌，弃衣而走，逾墙上屋，持刀执棍，日夜不止，狎之则笑，忤之则怒，如有邪依附"等症状。狂证多由痰火盛实所致，与癫证相比则可见明显的热象，故有"重阴者癫，重阳者狂"之说。其治疗"宜大吐下"。

所谓痫证，其主要症状为"时发时止者是也。有连日发者，有一日三五发者……发则昏昧不知人事，耳无所闻，目无所见，眩仆倒地，不省高下。甚而瘛疭抽掣，目作上视，或口眼歪斜，或口作六畜之声。将醒时必吐涎沫"。其主要病机是"或因惊，或因怒，而动其痰火"所致。由于对于三病的鉴别，孙一奎同样给出了相应的鉴别诊断标准。其首先指出痫证发作时，会出现"昏昧不知人事""眩仆倒地""甚而瘛疭抽掣""吐涎沫"等症状，这是因痰火所致，癫、狂二病皆无此症，较易鉴别。治疗当以行痰为主。

孙一奎认为，痫证本无阴痫、阳痫之分，这是由于医家误治导致的"坏证"。由于痫证皆由痰火所致，故痫之初起皆为阳证，宜用寒药以攻治

124

之；而若寒凉攻下太过，损伤脾胃，则可变而成阴证，宜用温平补胃燥痰之药治之。

（二十二）疝气

疝气，是指以体腔内容物向外突出到阴囊内，导致睾丸、阴囊肿胀疼痛，或牵引少腹疼痛的一类疾病，本病与足厥阴肝经、任脉的关系较为密切。

对于疝气的分类，孙一奎根据《内经》的记载，分为"风疝"与"五脏疝"两类。其在《赤水玄珠》第十五卷《疝气门》中曰："《内经》以六经脉滑为风疝，又以大急沉为五脏疝。按此六经五脏皆有疝也。"《素问·四时刺逆从论》提出以六经脉滑为"风疝"，称厥阴脉滑则病"狐风疝"（《内经》原文作"狐疝风"），少阴脉滑则病"肺风疝"，太阴脉滑则病"脾风疝"，阳明脉滑则病"心风疝"，太阳脉滑则病"肾风疝"，少阳脉滑则病"肝风疝"。"风"为木之气，为肝之所主。疝气发生部位为阴囊，属肝经绕行之处，故称"风疝"。滑脉主痰饮食积，故六经脉滑"是言各经之痰饮食积，流传于肝之部地，乃成疝也"。

《素问·大奇论》曰："肾脉大急沉，肝脉大急沉，皆为疝。心脉搏滑急为心疝，肺脉沉搏为肺疝……三阴急为疝。"在此，孙一奎将"三阴"解释为脾脉，故其以五脏脉大急沉为"五脏疝"。孙一奎认为五脏疝不同于痰饮食积所导致的六经风疝，主要是由于寒邪损伤五脏，五脏寒气流于下部所导致的疝气病证。故《赤水玄珠》第十五卷《疝气门》曰："急者紧急之谓也，紧主病为寒，沉亦为寒为气，大亦为气，是亦言五脏寒气流于下部，发为疝也。盖寒喜伤下，肾肝俱在下，而肝之络，环绕阴器，故以疝属肝也。"

《医学统旨》中提出，疝气为肝经之病，与小肠气、膀胱气并不相同；古人以小肠气、膀胱气为疝气，是误解。孙一奎则对此说不以为然，其指出《医学统旨》中所指之"疝气"，仅为"狐疝"，并不能代表所有的疝气病证。《素问·四时刺逆从论》中，提出"六经皆有疝"的论断，则此后所谓"小肠气""膀胱气""肾冷气"等，实则均为疝气的别称；至张子和、朱丹溪等医家以疝气独属之肝经，只是由于因疝气起病以肝肾经居多之故。孙一奎称"按《灵枢经》云：邪在小肠，连睾系，属肾，贯肝，络心系，心气盛，厥气上冲也"（此段文字出自《灵枢·四时气》，但原文为"属于脊"，并无"属肾"之语，故此处孙氏之引用有误）。因此，孙一奎认为，邪气侵袭人体各经脉，则其所患病证也即随各经而命名，"袭于肾为肾气，袭于膀胱为膀胱气，袭于小肠为小肠气"。其中，肾与膀胱相为表里，其气通于外肾，系于睾丸；而肾、膀胱、小肠三经，由于与环绕阴器的足厥阴肝经互相联络，且俱在下部，与冲、任、督诸脉相通，故各经受邪均可导致疝气病证。

孙一奎进一步分析疝气的证候，认为"久立过内则伤肾，劳力远行则伤筋，肾伤则膀胱虚，筋伤则肝气弱"，若有风寒湿邪乘虚袭入于肾，则可见胕囊（阴囊）肿，小腹痛，而足冷、舌本强等症，则为肾经受病的表现；若外邪乘虚袭入于肝，则可见阴器冷痛，上抵胠胁，唇青足厥，甚则舌卷囊缩等症，此为肝经受病之表现。因此，疝之为病，与肝肾两脏均相关，而并非专属于肝经。张子和所谓"独属之肝"之说，主要为以攻邪之法泻肝气之实的缘故。故曰："惟肝肾居多，肾不得无相干，肝不得独主疝，从可知矣。揣戴人之意，若独属之肝，则东方实，为有余，有余者泻之，庶可以行生平所长之技也。师者诚能体认不谬，则通塞一适其宜。丹溪、戴人不多让矣。"（《赤水玄珠》第十五卷《疝气门》）

对于疝气的治疗，历代各家的意见并不统一，故孙一奎称"其病极为难治"。对于历代各家论述，孙一奎认为只有张子和所说较为详尽，尤其重视其"七疝"之分类方法。其曰："诸书所言亦不一，惟张戴人一主于肝，搜辑甚博。且曰：非《灵》《素》《铜人》之论，法皆不取。要之欲穷其原耳。故其历举经义、腧穴及七疝症图，殊为详悉。"(《赤水玄珠》第十五卷《疝气门》)孙一奎认为，治疗疝气所用之方药，也当以张子和所长之汗、吐、下三法，攻逐痰饮食积或寒邪。然而，由于张子和所用方药过于峻猛，医家多有不善于攻邪之法者，常常不敢及时使用，最终导致"过时失机之悔"。孙一奎对此不以为然，大声疾呼医家用药应果断。其曰："人或病其峻，抑不知有是病用是药，医而不善用此，是无术也。则未免有过时失机之悔。顾其癥滞根固，渊薮偏僻，非峻剂曷能以达。第不可孟浪乱投，法所当用，又何畏缩。"(《赤水玄珠》第十五卷《疝气门》)此外，除张子和之法，孙一奎还提出其他一些医家的创见。如刘完素提出疝气之证亦有属热证者；朱丹溪认为部分疝气"有湿热死血及痰积，因寒郁而发"，因而以"刚燥为剂"治疗；许叔微提出疝气有虚证等。孙一奎将这些各家论述均列在书中，以供读者参阅。全，

（二十三）眩晕

眩晕，是目眩与头晕的总称。目眩，即眼花或眼前发黑，视物模糊；头晕，即感觉自身或外界景物旋转，站立不稳。二者常同时并见，故统称为眩晕。故孙一奎在《赤水玄珠》第十六卷《眩晕门》引述林亿语曰："眩者，玄也，谓忽然眼见黑花昏乱，少顷方定。晕者，运也，谓头目若坐舟车而旋转运也。甚有至于卒倒而不知者。"

对于眩晕一证的病机，历代医家各有发明。如刘完素认为，眩晕为"肝木兼于风火之化"所致；成无己认为，"伤寒引汗吐下后之虚"可导致眩晕；严用和提出，外感风、寒、暑、湿四气，内伤七情郁结，皆可导致眩晕；张子和提出，停饮可致头风眩晕，可用独圣散吐法治疗；朱丹溪认为，痰火、湿热、气虚、死血、久病均可导致眩晕；戴思恭提出，阳虚可引发眩晕；刘纯、林亿认为，眩晕为肾阴亏虚所致，治疗应戒用温热香窜

之丹剂。孙一奎认为，以上各家之说均有一定道理，医者应全面学习，要做到"不为成说所缚"。故孙一奎在其书中对以上诸说全部收录其中，以备读者参阅。

在以上诸说中，孙一奎最为重视刘纯、林亿二人的理论。刘纯认为，眩晕一证，为上盛下虚所致。其中，虚证又分为气虚与血虚两类，气虚"乃清气不能上升，或多汗亡阳，当升阳补气"；血虚"乃因亡血过多，阳无所附，当益阴补血"。实证，则又分为痰涎、风火与外感三类，"有因痰涎郁遏者，宜导痰开郁，重则吐下；有因风火所动者，宜清上降火；又有外感而得者……当散邪为主"（《赤水玄珠》第十六卷《眩晕门》）。一般医家多以眩晕为"气不归原"所致，而好用沉香降气之法治疗，殊不知香窜散气，丹药助火，则其不归之气更加难以复位。故眩晕治疗应遵循《内经》治病必求其本的原则，气不归原只是表现出来的标证，治疗关键还应解决其正虚邪实之本证。林亿同样认为，淫欲过度则可导致肾虚不能纳气归原，使"清气逆奔而上"，由此导致的眩晕属于气虚；若肝阴不足，不能收摄荣气，使诸血失道妄行，由此导致的眩晕则属于血虚。"气虚者宜益气补肾汤，血虚者宜补肝养荣汤。若专用温热镇坠丹药，多致飞越之亢，其害有不可胜言者矣。"（《赤水玄珠》第十六卷《眩晕门》）

孙一奎认为，刘纯、林亿所提出的"慎丹剂、戒燥热"之说非常重要，并称其为"保金水二脏真阴而言"。其对此进一步展开论述，指出若肝火过旺而侮肺金，则可导致"津液枯涸，降令不行"，津液生化代谢的过程被中断，而肾水得不到肺金所生"斫丧枯燥"，从而导致肾虚不能纳气归原。如此则再以燥热之药伤其肺金，会导致病情更加严重。一般医家喜用燥热之药治疗肾虚之证，多是局限于"温补下元"之说，并没有认真分析真阴真阳之虚实，相循习俗而成流弊。故对于肾虚气不归原的治疗，孙一奎在《赤水玄珠》第十六卷《眩晕门》中做了非常详细的归纳。其曰："凡物各有

属也，肺出气，肾纳气，今气不归原，是肾之真阴不足，当益肾阴以全其
职可也。肾虽属阴脏，而用药亦自有气血之分焉。气虚则用补骨脂、杜仲、
菟丝子之类，如安肾丸之谓也。若血虚则以山药、山茱萸、熟地黄之类，
如六味地黄丸之谓也。"此外，孙一奎还指出，《内经》中虽有"形不足者
温之以气，精不足者补之以味"之说，但其"温"乃温存之温，非专指温
暖之药而言；"味"则是指味之厚者，乃阴中之至阴，"是皆不以温热为补
明矣"。前述气不归原之证，"若果属肾虚木旺，火亢金衰，则当从东方实，
西方虚，泻南方，补北方之治，则其气自平而无偏倚之患也矣"（《赤水玄
珠》第十六卷《眩晕门》)。

（二十四）厥证

厥证，是指以突然昏倒，不省人事，或伴有四肢逆冷为主要临床表现
的一类急性病证。"厥"作为中医病名，很早就已出现，在《内经》中就已
有《素问·厥论》专篇论述厥证，并将厥分为"寒厥"与"热厥"两大类；
在张仲景的《伤寒论》中，也曾提到了"阴厥""阳厥"之名。然而，孙一
奎在深入分析后却指出，《内经》中的"寒厥""热厥"，与《伤寒论》中的
"阴厥""阳厥"并不相同，其病机不同，病情不同，治法亦异，当属两种
病证。

孙一奎在《赤水玄珠》第十六卷《厥证门》中，首先指出《素问·厥
论》曰："阳气衰于下，则为寒厥；阴气衰于下，则为热厥。"又曰："热
厥之为热也，必起于足下者……阳气起于足五指之表，阴脉者集于足下，
而聚于足心，故阳气盛则足下热也。""寒厥之为寒，必从五指而上于膝
者……阴气起于五指之里，集于膝下而聚于膝上，故阴气盛，则从五指至
膝上寒。"此《内经》论寒厥为手足寒，热厥为手足热，而并不单指四肢逆
冷。在《内经》中，解释寒厥的病机认为，春夏则阳气多而阴气少，秋冬
则阴气盛而阳气衰，若人"秋冬多欲而夺其精，则阳气日衰，不能渗荣其

经络，阴气独在，邪气固从之而上"，出现手足寒的症状。热厥的病机则与
"酒"有关，《内经》认为，酒与正常的饮食不同，由于酒气盛而剽悍，酒
入于胃，则剽悍之气充满于络脉，导致经脉空虚，从而阻断了脾脏运化津
液的过程，致使"阴气虚则阳气入胃而胃不和，胃不和则精气竭而不荣其
四肢"，若此人多次出现"醉饱以入房"的情况，必然会导致"气聚于脾中
不得散，酒气与谷气相搏，热盛于中，故肾气日衰，阳气独胜，热遍于身，
内热而溺赤，手足为之热"，发为热厥。综合分析《内经》所论，则寒、热
二厥，实际上皆由肾之精气内竭而成，均为虚损之证。治疗上则寒厥当补
阳，热厥当补阴。即王冰所谓之"壮水之主，以制阳光；益火之源，以消
阴翳"。

　　在《内经》中除寒热二厥外，尚有"六经厥"一说。《素问·厥论》
曰："巨阳之厥，则肿首头重，足不能行，发为眴仆；阳明之厥，则癫疾欲
走呼，腹满不得卧，面赤而热，妄见而妄言；少阳之厥，则暴聋颊肿而热，
胁痛，胻不可以运；太阴之厥，则腹满䐜胀，后不利，不欲食，食则呕，
不得卧；少阴之厥，则口干溺赤，腹满心痛；厥阴之厥，则少腹肿痛，腹
胀，泾溲不利，好卧屈膝，阴缩肿，胻内热。盛则泻之，虚则补之，不盛
不虚，以经取之。"孙一奎认为，六经厥与寒热二厥其本质是相通的，"此
分六经之厥，亦不出寒热二证"。对此，其在《赤水玄珠》第十六卷《厥
证门》中引刘纯之语曰："阳证至为眴仆，为癫疾，为妄见。阴证至为䐜
胀，大小便不利，或呕，或心痛之类。皆素多痰气因虚所乘之为病。"在
此，孙一奎还引述汪子良的理论对此做出解释，指出所谓"盛则泻之，虚
则补之"，实际上就是指上文所述之寒热二厥的治法，此为治疗内伤厥证之
法。热厥为酒伤脾胃，导致肾气独衰，阳气独盛，其治当泻阳气之有余；
寒厥为秋冬劳伤脾胃，阳气独损，阴气独存，其治当补阳气之不足。故曰
"盛则泻之，言热厥也；虚则补之，言寒厥也"。而所谓"不盛不虚，以经

取之"，实际是指六经厥的治法，此为治疗外感厥证之法。由于六经厥非由内伤脏腑所致，故无寒热盛虚之分，而由外感邪气客于经脉之间。故治疗"须审兼某经之证，则取其经，随病盛衰而施补泻也"。如见到肿首头重，足不能行，发为眴仆等症状，则取之太阳经治疗。故曰："内伤之治在脏腑，外感之治在经络，不可紊也。"

孙一奎明确指出，张仲景在《伤寒论》中所述之"阴厥""阳厥"，与《素问·厥论》不同，其阴阳二厥均有手足逆冷的症状，而并不以阳厥为手足热。其中，阴厥为寒极而成厥逆者，独阴无阳，治疗当用热药；而阳厥为热极而成厥逆者，阳极似阴，治疗当用寒药，若误作阴证而用热药治之必死。刘完素、王履等人在各自著作中所谈到的厥证均属此类，乃伤寒传变而导致手足厥冷。与《内经》中所述之寒热二厥病情不同，治法亦异，医者当详究。

孙一奎在《赤水玄珠》第十六卷《厥证门》中，还对伤寒阴、阳二厥的病因与治疗做了详细分析。认为伤寒阳厥，其病因起自三阳气分感寒，可见于头痛、发热恶寒等症状，而后传入三阴血分，"变出四肢厥冷，大便燥实，谵语烦渴，扬手掷足，不恶寒，反怕热，脉沉有力"等症。其中手足厥冷的症状，是由于大实之证不能下利，引起血气壅闭不通所致，其证"手冷上不过肘，足冷上不过膝，或有时而乍温，是外虽厥冷，内实热邪"。在治疗上，若厥微者热微，宜四逆散；厥深者热深，宜大承气汤。若医者不察，将之误作寒证而投热药，则如抱薪救火，极为危险。伤寒阴厥的病因，则是因三阴血分自受寒邪，"初病无身热头痛，就便恶寒，四肢冷过肘膝，引衣蜷卧，或腹痛吐利，小便清白；或战栗而如刀刮，口吐涎沫，脉沉迟无力"，这是阴证的表现。另有一类阴厥，是病从三阳传入三阴，病程日久而变为寒证，也属于阴厥。治疗阴厥，轻者可用理中汤，甚者可用四逆汤。除此之外，有部分病人出现厥逆症状后完全摸不到脉象，导致难以辨别其厥证之阴阳者，孙一奎也提供了一种测试方法，可"且与理中丸加甘草一倍试之，若阳厥便当见出热证，阴厥则无热证矣"。这一方法甚为简便，可避免误诊。

厥证，除前文所述之外，由于病因病机的不同，还有几种特殊的厥证，孙一奎在《赤水玄珠》第十六卷《厥证门》也一一详加讨论。

尸厥，为冒犯不正之气所致，症见忽然手足厥冷，肌肤粟起，头面青黑，精神不守，牙紧口噤，昏不知人，头旋晕倒。治疗宜急以苏合香丸灌之，候稍苏省，以调气散合平胃散治之，名调气和胃散。

气厥，为七情内伤所致，症见卒然气逆身冷，僵仆，牙关紧急，痰涎潮壅，昏不知人。此病常见于忿怒太甚之人，不可误认为是中风，而以疏风散气之药。治疗宜急以苏合香丸灌之，候省，以八味顺气散，或木香调气散，调降其气，自然平复。有痰者，以四七汤，加南星、木香治之。

食厥，为醉饱之后，或感风寒，或着恼怒所致，症见忽然厥逆，昏迷，口不能言，肢不能举。这是由于食滞胸中，阴阳痞膈，升降不通所致，若误作中风而用祛风散气之剂，则胃气重伤，可危及生命。其治疗宜煎姜盐汤探吐其食，后以平胃散加茯苓、白术、麦芽、半夏之类调理，若有风寒尚在者，以藿香正气散解之，气滞不行者，以八味顺气散调之。

血厥，症见吐衄不知人而厥，治之无论其脉，急用芎归养荣汤、十全大补汤，或独参汤以救之。

风厥，症见小儿手足搐搦而发厥，治宜加减续命汤。

厥因气虚而得者，其脉细小，宜四君子汤加黄芪、附子。

厥因血虚而得者，脉洪大，宜四物汤加酒炒黄柏、知母。

厥因气血两虚而得者，宜十全大补汤加附子。

厥因饮酒而得者，宜二陈汤加黄连、栀子、干葛、青皮，或葛根解酲汤加减治之。

（二十五）伤寒

伤寒，是中医病证的一个重要分支，自张仲景《伤寒杂病论》始，为历代医家所重视。孙一奎虽然以善治杂病而闻名，但其对于伤寒病证同样也非常重视，在其著作《赤水玄珠》中，用了第十七、十八、十九整整3卷的篇幅，来论述伤寒病的诊治。

总的来讲，孙一奎并非伤寒大家，因而他对伤寒的论述虽然篇幅很大，但其内容较为琐碎，不成系统，且很多为引述他人观点。然而，在其中仍然不乏孙一奎独有的创见。

1. 伤寒诊法

孙一奎在《赤水玄珠·伤寒门》中，系统地总结了用于伤寒病证的各种诊法，分为望、闻、问、切等加以论述，内容甚为详细，切合临床实用。

（1）望诊

孙一奎在《赤水玄珠》第十九卷《伤寒门·望色》中，系统总结了伤寒病的望诊方法，具体内容如下：

昔肥今瘦主痰。大肉脱去，主不治。平人消瘦，主脾热。眼眶黑。主内有痰。鼻色青，主腹中痛，苦冷者死。鼻色微黑者，有水气。鼻色黄，主小便难。鼻色白者，属气虚。鼻色赤者，属肺热。鼻色鲜明者，有留饮。鼻孔干燥者，必衄血。鼻色燥如烟煤者，是阳毒热极。鼻孔冷滑色黑者，是阴毒冷极。鼻流浊涕者，属风热。鼻流清涕者，是肺寒。鼻孔癖胀者，属肺热有风。唇口焦红者吉，唇口焦黑者凶。唇口俱肿赤者，是热极。唇口俱青黑者，是寒极。唇口舌苔断纹者，难治。唇口燥裂者，是脾热。唇青舌卷者，死。唇吻色青者，死。环口焦黑者，死。口张气直出者，死。齿燥无津液者，是阳明热极。前板齿燥兼脉虚者，是中暑。齿如热者难治。耳色黑枯燥者，是肾惫。目赤唇焦舌黑者，属阳毒。目熏黄色暗者，属湿毒。目黄兼小便利，大便黑，小腹满痛者，属蓄血。目暝者，将欲衄血。目之白睛黄，兼冷无热，不渴，脉沉细者属阴黄。两眦黄者，病欲愈。凡开目见人者，属阳，闭目不欲见人者，属阴。睛昏不识人，目反上视，睛小瞪，目直视，目斜视，目睛正圆，戴眼反折，眼胞陷下，此八者皆死证。目睛微定，暂时稍转动者，属痰。目中不了了，睛不和，不明白者，此因邪热结实在内。不了了者，谓见一半目、不见一半目是也。舌肿者，难治。舌出者死。面颧颊赤在午后，此虚火上升，不可作伤寒治。面赤脉数无力，此伏阴病，其证烦躁引饮，虚阳上升。面赤脉沉细，此少阴病，外热内寒，阴盛格阳，宜温，误用寒凉者死。面赤脉弦数，此少阳病，宜小柴胡和解。缘面赤，赤乃阳气怫郁在表，汗不彻之故，宜发汗。面部通赤色，此阳明表证未解，不可攻里，宜解肌。面唇青，是阴寒极。面青兼舌卷囊缩，亦是阴寒。面青兼小腹绞痛，是夹阴伤寒。面目身黄，兼小水短涩，是湿热。面目身黄，兼小腹满硬痛，小便利，是蓄血伤寒。面白为无神，或汗多，或脱血所致。面白人不宜大汗。黑气在鱼尾相牵入太阳者死。黑气自人中入口者死。黑气自入耳目鼻舌者，死。面黑人在伤寒，内涉虚，不宜参、术大补。

（2）闻诊

孙一奎在《赤水玄珠》第十九卷《伤寒门·闻声》中，系统总结了伤寒的闻诊方法。具体内容如下：

声清声浊　病邪在表，其声清而响亮。邪入里，其声浊而不亮。

声轻声重　病在阳分，其声前轻后重。病在阴分，其声前重后轻。

声断声续　病邪表浅，并有余阳证，其声续。病邪入深，并内伤不足，其声断。

言壮言怯　外感阳病有余，出言壮厉，则寒热交作。内伤阴证不足，出言懒怯，则寒热间作。

叹　是心变动之声。

欠　肾主欠，阴气积下，阳气未尽，阳引而上，阴引而下，阴阳相引，故数欠也。

噫　是心变动之声，是胸中气不交通，寒气客于胃，厥逆从上，下复出于胃，故为噫。

嚏　是肾变动之声。有病发嚏是伤风或伤热，无病发嚏是阳气和满于心。

吞　是脾变动之声。

呃　其声皆从胃中至胸嗌间而为呃。有胃中实热失下者，有胃中痰饮者，有服寒凉药过多者，有胃中虚冷者。

咳　是肺变动之声，欲呼为嗽，肺为邪干，气逆不下也。有肺寒咳者，有停食咳者，有邪在半表半里咳者。

唏　阴气实，阳气虚，阴气速，阳气迟，阴气盛，阳气绝，故为唏。

怒　是肝变动之声。

歌　是脾变动之声。

哭　是肺变动之声。

笑　是心变动之声。

太息　忧思则心系急，急则气约，气约则不利，故太息以伸屈之。

错语　意错言乱，自知言错，邪气尚轻。自不知觉，此热盛正气衰。

呢喃　病邪入轻则睡中发此声也。

声嘶　肺有风热。

声哑　声哑唇口见生疮，是狐惑病。有风热伤心肺而声哑者，少阴病咽中生疮者，有痉病口噤者，有热病三四日不得汗出者，死。

口噤　口噤难言，见手足挛搐是风痉。口噤不言难治。阳明病渴欲饮水，口噤舌干，白虎加人参汤。咽干不可汗。

舌硬舌短舌强 病邪入深，主难治。

口噤咬牙 是风痓。

喉中有声 喉中辘辘有声者是痰也。

卒然无音 寒气客于会厌则厌不能发，发不能下，至其开阖不便，故无音。

声如鼻鼾 声如鼻鼾者难治。

久病耳聋 属气虚。

咽喉不得息 寸脉微浮或沉伏，胸中痞硬，气上冲，此胸中有寒，宜吐之。

鼻息如鼾睡 属风温。

耳聋兼胁痛 宜和解。寒热，咽而口苦，属少阳。

耳聋兼耳肿耳痛 是少阳风热。

（3）问诊

孙一奎在《赤水玄珠》第十九卷《伤寒门·问因》中，系统总结了伤寒的问诊方法。具体内容如下：

口苦口甜 口苦是胆热，口甜是肝热。

舌干口燥 是胃家热极。

心下满 因下早致满，为痞气。手按拍之有声又软，此停水。手按则散，此虚气。手按硬痛，此宿食。

喜明喜暗 喜明属阳，元气实。喜暗属阴，元气虚。

睡向壁向外 向壁属阴，元气虚。向外属阳，元气实。

病起觉不舒快，少情绪 有此证，是夹气伤寒。

病起觉倦卧，骨腿酸疼胁痛 有此证，是劳力伤寒。要知病在肝经，问妇人乳头缩不缩。

耳聋 邪气入深难治，或兼虚证有少阳证。

（4）切诊

孙一奎在《赤水玄珠》第十九卷《伤寒门·切生死形状六经六绝脉》中系统总结了伤寒的切诊方法，具体内容如下：

左右手脉俱急紧盛，是夹食伤寒。

右手脉来空虚，左手脉来紧盛，是劳力伤寒。

左手脉来紧盛，右手洪滑，或寸脉沉，身热恶寒，隐隐头痛，喘咳烦闷，胸胁体痛，是夹痰伤寒。

左手脉来紧涩，右手脉沉数，心脚胁下小腹有痛处，是血郁内伤外感。

鬼脉　得病之初便谵语或发狂，六部无脉，大指之下，寸口之上，有脉动者是。

后关脉　如病人六部无脉，便不可言其无，要在掌后切看，脉来动者是。

（5）死证

除以上望、闻、问、切外，孙一奎在《赤水玄珠》第十九卷《伤寒门·病人应死证》中，还格外强调了伤寒死证的辨证方法。具体内容如下：

头重视身，此天柱骨倒，元气已败，死。

大便浊气极臭者，死。

目精正圆者，死。

卵缩入腹，脉见离经者，死。

瘥后小便涩有血，名曰内，外疮皆黑黡不出脓者死（此处语句不通，疑有脱漏）。

少阴下利止，头眩，时时自冒者，死。

热盛躁急，不得汗出，是阳脉极，死。

舌上黑苔生芒刺，刮不去易生者死，夏月可治。

鼻衄自汗者，死。

胃寒发呃，丁、茴香，柿蒂，良姜汤调服，脉不出，加胆汁合生脉散，其脉又不出，或暴出者皆死。

2. 伤寒辨证

对于伤寒的概念，孙一奎在《赤水玄珠》第十七卷《伤寒门·陶节庵辨仲景伤寒论》中，引用陶节庵《伤寒六书》中的内容曰："冬气严寒……触冒之者，乃名伤寒耳。其伤于四时，皆能为病，以伤寒为毒者，以其最成杀厉之气也。中而即病名曰伤寒，不即病者，其寒毒藏于肌肤，至春变为温病，至夏变为暑病，暑病者，热极重于温也。以此言之，伤寒者，乃冬时感寒即病之名。"对此，孙一奎进一步对伤寒的范围做了明确的界定。如《赤水玄珠》第十七卷《伤寒门·治伤寒看证大略》曰："凡证有头疼恶寒，皆是伤寒，无则皆否也。"这一定义即为简明，也在一定程度上对指导临床有意义。

对于伤寒的辨证，传统上大多依照伤寒六经病证的模式。孙一奎也同样采纳这一辨证方法，在《赤水玄珠》第十八卷《六经图正治法》中详细论述了伤寒六经病证的内容。然而，书中的主体结构与内容却并非按照伤寒六经来编排，而是极为琐碎地罗列了大量相关症状与变症，但彼此间缺乏系统性的结构。这可能与孙一奎大量引用他人书中的观点与内容有关。

孙一奎所列内容涵盖范围非常广泛，总的来说包括以下四部分内容：其一，为伤寒相关各证候或症状。如太阳头痛中寒、阴毒伤寒、夹阴伤寒、大头伤寒、痰证、伤食、虚烦、脚气、食积、漱水不欲咽、昼夜偏剧、心下满、遗尿、大便自利、呃逆、谵语、郑声、冷结蛔厥、郁冒不仁等。这一部分是数量最多的。其二，为伤寒治疗禁忌即误治之后的变症。如当汗而不汗生黄，当汗而发汗过多成痉，当汗而下之成协热利，不当汗而汗成蓄血，伤寒误下变有轻重，阳明证不可犯禁忌，汗多亡阳，下多亡阴，伤寒不可发汗，伤寒不可吐，伤寒不可下等。其三，是一些对伤寒特定的治疗方法。如伤寒发汗不出熏法，伤寒汗出不住止法，伤寒吐不出探法，伤寒小便不通熏法，伤寒胸膈不宽熨法，妊娠伤寒护胎法，蒸脐法，熨脐法等。此外，还有一些虽不属于伤寒，但其症状与伤寒类似者，孙一奎称之为"类伤寒"，包括中湿类伤寒、痰证类伤寒、内伤瘀血证发热状类伤寒、疮疡发热类伤寒、解㑊类伤寒等。以上这些内容林林总总约百余条，其具体内容大多极为简略，只记录相关症状、脉象与所用方药，多数只有寥寥数十字。这种写法虽然缺乏对于伤寒的系统性认识，但在临床上查阅皆为方便。

3. 伤寒治法

（1）正治法

"六经图正治法"，是孙一奎对伤寒辨治最主要的学术观点。自张仲景著《伤寒杂病论》后，关于伤寒六经的实质，就成为中医学的一大悬案，始终是历代伤寒学家所争论的焦点问题。宋代医家朱肱在其著作《南阳活人书》中，首创"六经经络说"，将伤寒六经等同于经络，认为伤寒六经见症实际上是寒邪侵袭到不同经络部位的表现。孙一奎接受了此说的观点，并进一步发展细化了其内容。孙一奎在《赤水玄珠》第十八卷《六经图正治法》中，详细绘制了人体足六经的示意图，并将之与伤寒六经病证一一对应，分别总结其各经病证的"见证法""辨证法""诊脉法""用药法"等内容，使得伤寒诸证的辨治方法一目了然，极大地方便了初学者的临床运用。其主要内容如下：

①太阳病

太阳病，为足太阳膀胱经受病。孙一奎认为足太阳膀胱经与督脉会于巅顶，而"头为诸阳之首，故多传变，受病为先"，因此伤寒首发于太阳经。其脉起于目内眦，从头下至项，行身之背，终于足。其症见头顶痛，项强腰痛，骨节痛。

见证法　假如先起恶寒者，本病。以后发热者，标病。若有一毫头痛恶寒身热，不拘日数多少，便宜发散，自然热退身凉。

辨证法　表虚自汗者，为风伤卫气，宜实表；表实无汗者，为寒伤营血，宜发表。

诊脉法　脉浮紧有力为伤寒，脉浮缓无力为伤风。

用药法　冬月正伤寒，用升阳发表汤，即加减麻黄汤。冬月伤风，用疏邪实表汤，即加减桂枝汤。春秋无汗，用羌活冲和汤发表，有汗用加减冲和汤实表。腹痛用小建中汤。痛甚用桂枝加大黄汤。夏月无汗用神术汤，有汗用加减冲和汤。

②阳明病

阳明病，为足阳明胃经受病。其脉起于鼻额，上头额，终于目，循于面，行身之前，终于足。其症见头额痛，目痛，鼻干，不眠，微恶寒。

见证法　假如先起目痛，恶寒身热者，为阳明经本病。后潮热，自汗，谵语，发渴，大便实者，为正阳明胃腑标病。本宜解肌，标宜急下。

辨证法　目痛，鼻干，微恶寒，身热，病在经。潮热，自汗，谵语，发渴，便实，不恶寒，病在腑。

诊脉法　按至皮肤之下，肌肉之间，略重按之乃得之，脉见微洪，为经病。按至筋骨之间，重按之乃得，脉见沉数，为腑病。

用药法　微恶寒，目眶痛，鼻干，不眠者，用柴葛解肌汤，即加减葛根解肌汤。渴而有汗不解者，用神白虎汤，即加减白虎汤。潮热谵语发渴，揭去衣被，扬手掷足，斑黄狂乱，不恶寒反恶热，大便实者，轻则用大柴胡汤，重则用三承气汤选用。俱在秘方六一顺气汤加减治之。

③少阳病

少阳病，为足少阳胆经受病。其脉起于目锐眦，上头角，络耳中，循胸胁，行身之侧，终于足。由于少阳经前有阳明，后有太阳，居二阳之中，所以居半表半里。其症见头痛目弦，口苦胸满，耳聋胁痛，或心烦喜呕，或胸中烦闷而不呕，或心下病硬。或寒热往来，或发热寅申时尤盛，或身微热者，皆属少阳证。凡头角痛，耳中痛，耳中烘烘而鸣，耳之上前后肿痛等，皆为少阳经所主部分火盛所致。口苦者，是少阳之胆热；胁下硬者，是少阳之结。

见证法 假如先起恶寒，身热，耳聋，胁痛者，本病。后呕而舌干口苦者，标病。缘胆无出入，病在半表半里之间，此宜小柴胡汤加减，和解表里治之，再无别汤。本方有加减法。此经有三禁，不可汗、下、利也。

辨证法 耳聋胁痛，寒热，呕而口苦舌干，便属半表半里证。不从标本，从乎中治。

诊脉法 按至皮肤之下，肌肉之间，略重按之乃得，脉见弦数本经。

用药法 耳聋胁痛，寒热，呕而口苦舌干者，用柴胡双解饮，即加减小柴胡汤。若阳明少阳合病，则脉弦而长，此汤加葛根、芍药。

④太阴病

太阴病，为足太阴脾经受病。其脉始于足大指，上行至腹，络于嗌，连舌本，行身之前。其证若寒邪卒中直入本经者，一时便发腹痛，或吐或利，宜温之；如四日而发腹满嗌干者，此传经之邪也，宜和之；若太阳病下之早，因而腹痛者，为误下之而传。

治疗太阴病，若自利不渴，脉沉细，手足冷，急温之。若脉浮者可发汗，宜桂枝汤主之。若发热脉数者，少阳之邪未解，小柴胡汤主之。如自利不渴者，脏有寒也，宜理中汤，甚者加附子；重则用回阳救急汤，即加减四逆汤。腹满呕吐食不下者，宜理中汤。手足冷，脉沉细者，宜四逆汤。若传经邪热内陷腹痛者，宜桂枝芍药汤主之。

见证法 假如先起腹满咽干者，本病。后身目黄，标病。内有寒热所分，不可混治。

辨证法　腹满咽干，发黄者，属腑热。自利不渴或呕吐者，属脏寒。

诊脉法　重手按至肌肉之下，筋骨之间方得，脉沉而有力，宜当下。脉见沉而无力，宜当温。

用药法　腹满咽干，手足温，腹痛者，桂枝大黄汤，即加减桂枝汤。身目黄者，用茵陈大黄汤，即加减茵陈汤。自利不渴，或呕吐者，用加味理中饮；重则用回阳急救汤，即加减四逆汤。

⑤少阴病

少阴病，为足少阴肾经受病。其脉始于足心，上行贯脊，循喉，络舌本，散舌下，注心中，行身之前也。少阴病为因欲事肾虚，寒邪直中所致。其证一二日便发，故发热脉沉足冷，或恶寒倦卧。

治疗少阴病，宜温经散寒。若五六日而发躁舌干者，此传经之热邪，宜急下之。如其脉沉细足冷者，又不可下，急温之。脉沉疾有力者，乃可下之。凡少饮水而小便色白者，为下虚有寒，引水自救非热，宜温之。因少阴伤寒，多因劳伤肾经之所致，有紧有慢，其害甚速，宜温之，不可妄用寒凉之药。少阴病常见脉沉足冷，即使有发热的症状，也应急温肾以扶元气。

见证法　假如先起舌干口燥者，本病。后谵语，大便实者，标病。对于伤寒阴经诸病的治疗则难拘定法，或可温或可下，可根据实际情况决定。

辨证法　口干渴而谵语，大便实者，为热证。呕吐泻利不渴，或恶寒腹痛者，为寒证。

诊脉法　重手按至肌肉之下，筋骨之间方得，脉见沉实有力，宜当下。脉见沉迟无力，宜当温。

用药法　口燥咽干，渴而谵语，大便实，或绕脐硬痛，或下利纯清水，心下硬痛者，俱是邪热燥屎使然，急用六一顺气汤，分轻重下之，即承气汤加减法。无热恶寒，厥冷蜷卧，不渴，或腹痛呕吐泻利，沉重，或阴毒手指甲唇青，呕逆，绞痛，身如被杖，面如刀刮，战栗者，俱是寒邪中里使然。急用回阳救急汤温之，即四逆汤加减法。

⑥厥阴病

厥阴病，为足厥阴肝经受病。其脉起于足大趾上，环阴器抵小腹，循胁肋，上口唇，与督脉会于巅顶，行身之前侧也。其症一日便发吐利，小腹痛，寒甚者，唇青厥冷囊缩，急宜温之，并着艾灸丹田、气海以温之。若六七日发烦满囊拳者，此传经热邪，厥深热亦深也。若脉沉疾有力者，宜急下之，若脉微细者，不可下也。

见证法 假如先起消渴烦满者，本病。后舌卷囊缩者，标病。亦有寒热两端，不可概作热治。

辨证法 烦满囊拳消渴者，属热。口涎沫不渴厥冷者，属寒。似虚不呕，清便，必自愈。

诊脉法 脉沉实者，宜当下。脉沉迟者，宜当温。脉浮缓者，病自愈。

用药法 消渴烦满，舌卷囊缩，大便实，手足乍冷乍温者，急用六一顺气汤下之，即承气汤有加减法。口吐涎沫，或四肢厥冷不温，过乎肘膝，不渴，小腹绞痛，呕逆者，急用茱萸四逆汤，即回阳救急汤，有加减法。

（2）劫病法

对于伤寒，除正治法之外，孙一奎还进一步提出了"劫病法"。这实际上是一些治疗伤寒病证的特殊经验方，具有很强的临床实用性，对于伤寒的诊断与治疗有很大的参考价值。其在《赤水玄珠》第十八卷《劫病法》中总共记录了13种方法，其主要内容如下：

伤寒发狂奔走，人难制伏，可先于病人处生一火盆，用醋一碗，倾于火上，其烟冲入鼻内，则可使病人安静下来。此时方可察其阳狂阴躁。阳盛发狂者，当用寒药下之；阴证似阳者，当用热药温之。

伤寒腹中痛甚，可将凉水一盏，与病人饮之，其痛稍可者属热，若饮水愈加作痛属寒。属热者当用凉药清之。清之不已，而或绕脐硬痛，大便结实，烦渴，属燥屎，急用寒药下之。若小腹硬痛，小水自利，大便黑，身目黄者，属蓄血，亦用寒剂加行血药，下尽黑物则愈。此三法皆可使痛随利减。若属寒者当用温药和之。和之不已，而或四肢厥冷，腹痛，呕吐，泻利，急用热药救之。

伤寒直中阴经，真寒证，甚重而无脉，或吐泻脱元而无脉，用好酒、姜汁各半盏，与病人服之，若其脉来者，不拘脉浮沉大小，均属可治，如用此法脉不至者必死。

伤寒舌上生苔，不拘白滑黄黑，俱用井水浸青布片，于舌上洗净后，用生姜片子，时时蘸水刮之，其苔自退。若发黄者，用生姜渣，时时周身擦之，其黄退。若心胸胁下有邪气结实，满闷，硬痛，用生姜一片捣烂去汁，炒微燥带润，用绢包，于患处款款熨之，稍可，又将渣和匀前汁炒干再熨，许久，豁然宽快。

伤寒鼻衄成流，久不止者，将山栀炒黑为细末，吹入鼻中，外将水纸搭于鼻冲，其血自止。

伤寒热邪在里服转药后，盐炒麸皮一升，将绢包，于病人腹上，款款熨之，使药气得热则行，大便易通。

伤寒吐血不止，用韭汁磨京墨呷下，其血见黑必止。如无韭汁，用鸡子清亦可。

伤寒直中阴经真寒证，或阴毒证，身如被杖。腹中绞痛，呕逆，沉重，不知人事，四体坚冷如石冰，指甲唇青，药不得入口，六脉沉细，或无脉欲绝者。净葱缚一握，切去根、叶，取白三寸许，如饼。先用麝香半分，填于脐中，后放葱饼于脐上，以火熨之，连换二三饼。稍醒，灌入生姜汁，煎服回阳救急汤。如不醒，再灸关元、气海二三十壮。使热气通其内，逼邪出于外，以复阳气。如用此法，手足温和，汗出即醒者，为有生也。如用此法，手足不温，汗不出，少省人事，必死。

伤寒热病，热邪传里，亢极无解，用黄连煎水一盏，放井中顿冷，浸青布搭于胸中，徐徐换之。待热势稍退即除，不可久渍。夏月用此法，冬月不宜用。

伤寒服药转吐出不纳者，随用竹管重搽内关，后将生姜自然汁半盏热饮，其吐即止。大凡服寒药热饮，热药寒饮，中和之剂温和服之。如要取汗，虽辛甘之剂亦宜热服，如要止汗，虽辛甘温之剂亦宜温服，此为良法。

中风痰厥昏迷，卒倒不省人事，欲绝者，先用皂荚末捻纸烧烟冲入鼻，有嚏可治。随用吐痰法，用皂荚末五分，半夏、白矾各三分，为细末，姜汁调服，探吐后，服导痰汤加减治之。无嚏不可治。

治干霍乱不得吐者，用滚汤一碗，入皂荚末三分，盐一撮，调服探吐，切莫与米汤，与之即死，是谷气反助邪气。

中寒卒倒昏迷不醒者，先用热酒、姜汁各半盏灌入，稍醒后，服加味理中饮，为效。如不饮酒人，止用姜汁灌之，依此法调治，冬月有之，余月不多见。

4. 伤寒用药

孙一奎治疗伤寒，对药物的运用非常重视，在其书中多处论及伤寒的用药法则，及各药的功能疗效与配伍等内容。

（1）伤寒用药法则

孙一奎在《赤水玄珠》第十八卷《论伤寒用药法则》中，较为系统地总结了伤寒各证的主药或基本方，并称之为"伤寒用药之大法"，其具体内容如下：

表汗用麻黄，无葱白不发。吐痰用瓜蒂，无豉不涌。去实热用大黄，无枳实不通。温经用附子，无干姜不热。甚则以泥清水加葱白煎之。竹沥无姜汁，不能行经络。蜜导无皂角，不能通秘结。非半夏、姜汁不能止呕吐。非人参、竹叶，不能止虚烦。非小柴胡，不能和解表里。非五苓散，不能通利小便。非天花粉、干葛，不能消渴解肌。非人参、麦门冬、五味，不能生脉补元。非犀角、地黄，不能止上焦之吐衄。非桃仁承气，不能破下焦之瘀血。非黄芪、桂枝，不能实表间虚汗。非茯苓、白术，不能祛湿助脾。非茵陈，不能去黄疸。非承气，不能制定发狂。非枳、橘，不能除痞漏。非陷胸，不能开结胸。非羌活，不能治四时之感冒，身疼。非人参败毒，不能治春温。非四逆，不能治阴厥。非人参白虎，不能化斑。非理中、乌梅，不能治蛔厥。非桂枝、麻黄，不能除冬月之恶寒，热随汗解。非姜附汤，不能止阴寒之泄利。非大柴胡，不能去实热之妄言。阴阳咳嗽，上气喘息，用加减小青龙，分表里而可汗下。

（2）药物配伍

孙一奎在《赤水玄珠》第十九卷《用药寒温合宜论》中提出寒性与温性药物配伍得宜，会产生积极的治疗效果，他将之称为伤寒"用药相得之大端"，并详列50余对寒温药合宜相配药对以说明。其具体内容如下：

麻黄得桂枝则能发汗。芍药得桂枝则能止汗。黄芪得白术则止虚汗。防风得羌活则治诸风。苍术得羌活则止身痛。柴胡得黄芩则寒。附子得干姜则热。羌活得川芎则止头疼。川芎得天麻则止头眩。干姜得天花粉则止消渴。石膏得知母则止渴。香薷得扁豆则消暑。黄芩得连翘则消毒。桑皮得苏子则止喘。杏仁得五味则止嗽。丁香得柿蒂、干姜则止呃。干姜得半夏则止呕。半夏得姜汁则回痰。贝母得瓜蒌则开结痰。桔梗得升麻开提血气。枳实得黄连则消心下痞。枳壳得桔梗能使胸中宽。知母、黄柏得山栀则降火。豆豉得山栀治懊恼。辰砂得酸枣则安神。白术得黄芩则安胎。陈皮得白术则补脾。人参得五味、麦门则生肾水。苍术得香附开郁结。厚朴得腹皮开膨胀。草果得山楂消肉积。神曲得麦芽能消食。乌梅得干葛则消酒。砂仁得枳壳则宽中。木香得姜汁则散气。乌梅得香附则顺气。芍药得甘草治腹痛。吴茱萸得良姜亦止腹痛。乳香得没药大止诸痛。芥子得青皮治胁痛。黄芪得大附子则补阳。知母、黄柏得当归则补阴。当归得生地则生血。姜汁磨京墨则止血。红花得当归则活血。归尾得桃仁则破血。大黄得芒硝则润下。皂荚得麝香则通窍。诃子得肉果则止泻。木香得槟榔治后重。泽泻得猪苓则能利水。飧泄得白术则能收湿。

（3）煎药法

治伤寒的煎药法，又是孙一奎的一大创新。其在《赤水玄珠》第十八卷《煎药法》中，将治疗伤寒各证的药物，根据证候与治法的不同分为二十类。而每一类中又各有主药，提出"主病者先煎，余药俱后入同煎"的煎药原则，这实际上是与前文"伤寒用药法则"相呼应，进一步强调了主药在治疗伤寒病证中的重要作用。其具体内容如下：

发汗药，先煎麻黄一二沸，后入余药。止汗药，先煎桂枝。和解药，先煎柴胡。下药，先煎滚水入枳实。温药，先煎干姜。行血药，先煎桃仁。利水药，先煎猪苓。止泻药，先煎炒白术。消渴药，先煎天花粉。止痛药，先煎白芍药。发黄药，先煎茵陈。发斑药，先煎青黛。发狂药，先煎石膏。止呕药，先煎半夏。劳力感寒，先煎黄芪。湿证药，先煎苍术。感冒伤寒，先煎羌活。暑证药，先煎香薷。痉病药，先煎防风。腹如雷鸣药，先煎煨生姜。

（4）制药法

孙一奎还格外强调了部分治疗伤寒的主要药物具有毒性，为此在《赤水玄珠》第十八卷《制药法》中，提出附子、川大黄、麻黄、吴茱萸4种有毒药物如何减小毒性的炮制方法，并阐述了附子、大黄、麻黄三种药物中毒后的解毒方法。其具体内容如下：

用附子，去皮、脐，先用盐水、姜汁各半盏，用砂锅煮七沸，后入黄连、甘草各半两，再加童便半盏，再煮七沸。住火，良久捞起，入磁器盛贮，伏地气一昼夜。取出晒干，以备后用，庶无毒害。顶圆脐正，一两一枚者佳。

用川大黄，锦纹者佳。锉成饮片，用酒拌匀，干后用，不伤阴血。如年壮实热者，生用不须制。

用麻黄，去节，先用滚醋汤略浸片时，捞起以备后用，庶免大发。如冬月严寒，腠理至密，当生用不须制。

用吴茱萸，将盐水拌匀，炒燥，庶无小毒。

用附子后，身目红者，乃附子之过。用萝卜捣水滤汁二大盏，入黄连、甘草各半两，犀角三钱，煎至八分服之，以解附子毒，其红即除。如解迟，血从耳口鼻出者必死。无萝卜，用萝卜子捣水取汁亦可。如无萝卜子，用澄清泥浆水亦可也。

用大黄后泻利不止者，用乌梅二枚，炒粳米一撮，干姜二钱，人参、炒白术各半两，生附子皮一钱半，甘草一钱，升麻少许，灯芯一握，水二大盅煎之，去渣，后入炒陈壁土一匙，调服即愈。取土气以助胃气也。

用麻黄后汗出不止者，将病人发披水盆中，足露出外，用炒糯米半升，龙骨、牡蛎、藁本、防风各一两，为细末，周身扑之，随后秘方用药，免致亡阳而死。

5. 伤寒方剂

对于治疗伤寒的方剂，与其他医家不同的是，孙一奎除运用常用成方外，还在其书中大量搜集民间经验方记述于各个病证之下。如前述之"劫病法"就是很典型的例子。又如，《赤水玄珠》第十九卷《伤寒汗出不住止法》曰："将病人发披在水盆中，足冷于外，用炒麸皮、糯米粉、龙骨、牡蛎煅为末，和匀，周身扑之，其汗自止。"《赤水玄珠》第十九卷《妊娠伤寒护胎法》曰："用井底泥、青黛、伏龙肝，各为末，调匀，涂于孕妇脐中二寸许，如干再涂上，以保胎孕也。"这一类验方用药简单、见效快，大大拓宽了伤寒的治疗思路。

除经验方外，孙一奎也同样重视成方的运用。在其《赤水玄珠》第十八卷《伤寒门》中，先后详细记录了四十几个经典成方的主治、用药与加减，以备医者查用。尤其是在《赤水玄珠》第十八卷《制药法》中，录有"秘用三十七方注就注三十七捶法"一节，记述了总计37个方剂，每个方剂中均录有"捶法"内容，极具特点。综合分析，其所谓"捶法"，就是在煎药过程中再加入一些特殊的药物，如升麻发表汤："捶法，加江西豆豉一撮煎之，热眼，取汗有神。"柴葛解肌汤："捶法，加石膏末一撮煎之，热服。"加味理中饮："捶法，临服入炒陈壁土一匙调服。取土气以助胃气。"这实际上与民间所常说的"药引"相似，大多具有增强疗效、减低毒性或引经等作用。

（二十六）妇人诸病

孙一奎对妇科的内容非常重视，在其著作《赤水玄珠》中的第二十到二十四卷，用了5卷的篇幅来全面阐述妇人诸病；在《孙氏医案》中，仅标题中带有经、带、胎、产等字样的医案就有50余案，占全部医案的八分之一以上。其在《赤水玄珠》第二十卷《妇人科赤水玄珠小引》中曰："举全集而命以赤水玄珠矣。又分妇人科为五卷而引之于首者何？盖术有专工，而诸有独至，兹五卷中，妇人之症已备而方已陈，以妇人科为专门者，独举五卷而精研其奥，则临症投剂，一举手而玄珠错陈矣，不亦至易于简乎。"足见其对妇科的重视。

1. 月经

孙一奎在妇科诸病中首论调经。《素问·上古天真论》曰："女子七岁肾气盛，齿更发长。二七而天癸至，任脉通，太冲脉盛，月事以时下。"孙一奎认为，月经的正常周期，应"常以三旬一见，以像月盈则亏"，而在行经期间，必须谨慎调养，否则很容易出现问题；"若经行恼怒劳役，则气血错乱，经脉不行，多致瘕瘵等疾。若逆于头面肢体之间，则重痛不宁。若怒气伤肝，则头晕胁痛，呕血，而瘰疬痈疡。若经血内渗，则窍穴淋沥无已。"(《赤水玄珠》第二十卷《调经门》)

孙一奎还进一步讨论了性交的频率与月经的关系，其在《赤水玄珠》第二十卷《调经门》中曰："女人天癸既至，十年无男子合，则不调。未愈十年思男子合，亦不调。"即女性初次月经后十年之内，性交频率过高或过低均可导致月经不调。其中，孙一奎尤其强调性交过多的害处，认为可耗伤精血，故"合多则沥枯虚人，产众则血枯杀人，观其精血，思过半矣"。

对于月经颜色形态的变化，孙一奎认为与气机升降有关，其在《赤水玄珠》第二十卷《经水或紫或黑论》曰："血为气之配，气热即热，气寒即寒，气升则升，气降即降，气凝则凝，气滞则滞，气清则清，气浊即浊。"因此，孙一奎认为月经中见有血块者，为气凝；月经将行时疼痛者，为气滞；月经来后作痛者，为气血俱虚；月经色淡者，是水液混于经血之中，也属气血虚；月经周期错乱，为气机混乱；月经颜色发紫者，为血热；颜色发黑者，为血热之甚。孙一奎的这一认识，与当时的主流理论是完全不同的。当时医家大多认为月经颜色发紫、发黑，痛经，混有血块等，都是由于感受风冷的缘故。孙一奎对此坚决反对，认为月经颜色发紫、发黑均为"脏腑厥阳之火"所致，而时医"率指为风冷而行温热之剂，则祸不旋踵矣"。

对于月经不调的治疗，孙一奎并无过多的发挥，而是引用了朱丹溪、薛己、李东垣、张元素等众多医家的理论。其中主要引述了薛己的调经方法：有脾经血燥而经先期者，宜加味逍遥散。脾经郁火先期者，宜归脾汤。肝经怒火而先至者，宜加味小柴胡汤。血分有热而先至者，宜加味四物汤。劳役火动，宜补中益气汤。有脾经血虚而后至者，宜人参养荣汤。肝经血少而后至者，宜六味地黄丸。气虚血弱者，宜八珍汤。

2. 崩中

崩，又名血崩、崩中，是指妇女不在行经期，阴道忽然大量出血的一种病证。孙一奎在《赤水玄珠》第二十卷《崩》中曰："崩者，谓倾陷之势而不可遏，俗曰血山崩，谓血暴下如山之崩坏也。"

对于崩的病机，孙一奎认同历代诸家，如李东垣、薛己等人之说，认为主要是由脾胃亏虚，不摄血归原所致。其曰："（崩）又曰血海败，盖冲任二脉为血之海，附于阳明。阳明者，土也。土位乎中，故又曰崩中。"（《赤水玄珠》第二十卷《崩》）因此，对于崩中的治疗，应"察其有胃气，能受补则可救"，而不可使用寒凉止血之药，以免出现"复伤脾胃，反不能摄血归源"的情况。

对于治疗崩中的用药，孙一奎认为"当宜大补气血之药，举养脾胃，微加镇坠之剂治其心，补阴泻阳，经自止矣"。急则治其标，可用白芷汤调百草霜末止崩。若严重时则用棕榈炭代替百草霜末，而症状缓解后则用四物汤加炒干姜调理。此外，"因劳者，用参芪带升补药。因寒者，用干姜。因热者，用黄芩。崩过多者，先以五灵脂末一服，当分寒热，盖五灵脂能止能行。紫色成块者热，四物汤加黄连之类。崩中用香附、白芷丸服。气虚血虚者，皆以四物汤加参、芪。漏下为热而虚，四物加黄连。崩中白带用椒目末，又用石灰炒去灰为末。茜草少许，粥丸服。经血逆行，或血腥，或唾血，或吐血，用韭菜汁服效"（《赤水玄珠》第二十卷《崩》）。

3. 赤白带下

带下，指女性阴道流出白带的量明显增多，绵绵不断的一类疾病，称为"带下病"。带下一般白色较为多见，若混杂经血、脓浊等则又可呈现为多种不同颜色，故又称"赤白带下"。如孙一奎引《妇人大全良方》曰："妇人带下，其名有五。因经行、产后风邪入胞门，传于脏腑而致之。若伤足厥阴肝经，色如青泥。伤于手少阴心经，色如红津。伤于手太阴肺经，形如白涕。伤于足太阴脾经，黄如烂瓜。伤足少阴肾经，黑如坏血。"

传统上，历代医家多认为带下病，与奇经八脉中的带脉有关。如《妇人大全良方》曰："妇人带下……人有带脉横于腰间，如束带之状，病生于此，故名为带。"但孙一奎对此说不以为然，认为所谓带下，是指女性白带为有形之物，一般多成条或成片如衣带之状，故称带下，与带脉并无太多关系。《难经·二十九难》曰："带之为病，腹满腰溶溶若坐水中。"此为带脉病之特点，显然与带下无关，而历代医家对于带下病的治疗，也并不拘泥于带脉。《素问·骨空论》曰："任脉为病，男子内结七疝，女子带下瘕聚。"说明带下之病，实际上与任脉有关。此外，带下呈现赤白等多种颜色，皆为湿痰、瘀血所致，并非五脏所伤。

对于带下病的病机，孙一奎引用刘纯之说，认为"大抵此症，多有本于阴虚阳竭，营气不升，经脉凝涩，卫气下陷，精气累滞于下焦奇经之分，蕴积而成"（《赤水玄珠》第二十卷《赤白带下》）。对于带下病的治疗，则认为"治法无定"，并举出张子和"上用宣去痰饮，下以导水丸泄湿热，继以淡剂渗之"，李东垣"有补阳、调经、固真等例"，朱丹溪"治湿痰下注，用海石、南星、椿根皮之类"等以说明。此外，根据"病机有轻重浅深之异"，又有"下之而复吐以提其气，或发中兼补，补中兼利，燥中兼升发，润中兼益气，温而兼收涩"等多种不同治法。为此，孙一奎在其书中记录了治疗带下病的各类方剂20余首，以备读者根据不同情况选用。

4. 妊娠诸病

孙一奎对妊娠诸病非常重视，其在《赤水玄珠》一书的第二十一、二十二两卷中论述十分全面，但其主要内容大多引用薛己等各家之说，较少发挥。现摘录其主要内容如下：

胎前恶阻 指呕吐恶心，头眩，恶食，择食的一类病证。由胃气怯弱，中脘停痰所致。治疗用茯苓半夏汤。

胎动不安 其病因，或因饮食起居不节，或因冲任经虚，或因过酒、房室，击触跌扑，损动脏腑；或因脾气虚弱，误服药饵；或因感冒风寒。对于胎动不安的治疗，应根据其病因而施治。如有因母病而胎动者，但治其母，而胎自安。有胎不坚固，动及母疾，但安其胎，而母自愈。此外，若妊娠妇人气血虚弱，无以滋养其胎，宜下之，以免其祸。若胃气壮实，冲任荣和，宜补养之。

胎漏下血 由冲任气虚不能约制所致，有气虚、血虚、血热等不同。风热者，用防风黄芩丸。血热者，用加味逍遥散。血虚者，用二黄散。失血太多，用八珍汤或补中益气汤。肝火者，用柴胡山栀散。脾虚者，用加味归脾汤。若因事下血作痛，八珍汤加阿胶、熟艾。脾胃虚者，用补中益气汤加五味子。下陷者，倍升麻、柴胡。晡热内热，用逍遥散。气怒者，用小柴胡汤。

胎气上逼 妊娠将养失调，胎动气逆上逼，甚则可导致难产，宜以紫苏饮治之。

妊娠腰背痛 孙一奎认为"肾主腰，胎系于腰"，故腰痛会影响胎儿的安全，甚则会引起流产。若外邪所伤，用独活寄生汤。劳伤元气，用八珍汤。脾肾不足，用八珍汤加白术、补骨脂。气血郁滞，用紫苏饮加桔梗、枳壳。肝火所动，以小柴胡汤加白术、枳壳、山栀。肝脾郁结，用归脾汤加柴胡、枳壳。

妊娠心腹胀满 若外感风寒，内伤饮食，用藿香正气散。若食伤脾胃，用六君子汤。若阳气壅滞，用紫苏饮。

妊娠数堕胎 多由血气虚损所致，妊娠腰痛也可导致堕胎，治疗可用八珍汤及阿胶、杜仲、黄芪、黄柏、黄芩、桑寄生、香附等药。孙一奎认为，妊娠堕胎不仅与冲、任二脉有关，与督脉也有很大关系。由于胎儿藏于母腹之内，系于命门，命门为督脉之所循，故堕胎的原因除冲任气血不足外，因纵欲引发淫火，则摇撼其督脉，导致胞门不闭而堕胎。腰痛导致堕胎，也是因为影响到督脉与命门的缘故。因此，怀孕之人应尽量节欲，否则，即使不致堕胎，胎儿出生后也常体弱多病。

胎不长　妊娠而胎不长，或因有宿疾，或因失调，以致脏腑亏损，气血虚弱，导致胎不长。当治疗其宿疾，并补益气血，胎儿自然会继续成长。对此，孙一奎针对神志不足而胎不长者，还专门拟了一首方剂称"壮神益志保孕汤"，并记载了其自己的一则医案加以说明。

堕胎血下不止　堕胎后损伤经脉而下血不止，应以调补胃气治疗为主。

未足月欲产　妊娠未足月而痛欲产者，用知母丸。气血不足者，用茸归补中汤倍加知母，或用八珍汤。

过期不产　妊娠月足而过期不产者，当补血行滞。可用四物汤加香附、桃仁、枳壳、缩砂、紫苏。水煎服之，数帖即生。

妊娠咳嗽　妊娠久咳不已，则可伤胎，应给予充分的重视。若秋间风邪伤肺，用金沸草散。夏火邪克金，用人参平肺散。冬寒邪伤肺，用人参败毒散。春风邪伤肺，用参苏饮。若脾肺气虚，用六君子，芍、归、桔梗。若血虚，用桑皮、杏仁、桔梗。若肾火上炎，用六味丸加五味子煎服。若脾胃气虚，风寒所伤，用补中益气汤加桑皮、杏仁、桔梗。

妊娠吐血衄血　若肝经怒火，先用小柴胡、山栀、生地黄，次用前药合四物，后用加味逍遥散。若肝经风热，用防风子芩丸。心经有热，用朱砂安神丸。心气不足，用茯苓补心汤。思虑伤心，用妙香散。胃经有火，用犀角地黄汤。膏粱积热，用加味清胃散。肺经有火，用黄芩清肺饮。因气郁滞，用紫苏饮子。气不摄血，用补中益气汤。肾经虚火，用六味地黄丸。

子烦　即妊娠苦烦闷。内热子烦，用竹叶汤。气滞，用紫苏饮。痰滞，用二陈加白术、黄芩、枳壳。气郁，用分气饮加川芎。脾胃虚弱，用六君子加紫苏、山栀。

妊娠烦躁口干 脏腑不调，气血不和，以致内热乘于心脾，津液消烁，故心烦口干。与子烦大同小异，宜用益母丸。

妊娠风痉子痫 妊娠体虚受风，伤足太阳经，遇风寒相搏，则口噤背强，甚则腰反张。若心经风热，用钩藤汤。肝脾血虚，用加味逍遥散。肝脾郁怒，用加味归脾汤。气逆痰滞，用紫苏饮。肝火风热，用钩藤散。脾郁痰滞，用二陈姜汁竹沥。

妊娠瘛疭 若因风热，用钩藤汤加柴胡、山栀、黄芩、白术，以平肝木，降心火，养血气。若风痰上壅，加竹沥、南星、半夏。若风邪急搐，加全蝎、僵蚕。气血亏损，用八珍汤倍加钩藤、山栀。若抽搐无力，戴眼反折，汗出如珠者，为肝气绝，不治。

妊娠伤寒 妊娠伤寒，要给予足够的重视，若治疗不及时或治疗不得法，常常会伤胎损母，可用四物加入引经散邪之剂治疗，并须注意证候的变化。

妊娠疟疾 妊娠病疟，乃夏伤于暑，客于皮肤，至秋而发。治疗用六君子汤为主，佐以安胎药，或用清脾饮、小柴胡汤、逍遥散、补中益气汤选而用之，用黄芩、白术、陈皮三味煎汤服亦佳。

妊娠泄泻 妊娠泄泻较为多见，分娩后通常可自止，一般医生认为是小疾，不够重视。孙一奎反对这一观念，认为妊娠为月水蓄之以养胎，血也属于"湿类"，因此妊娠较易停湿而导致泄泻，若对妊娠泄泻疏忽不治，则胎儿大多虚弱。故妊娠泄泻治宜健脾燥湿，以白术、半夏等为丸与之而安。

妊娠下痢黄水 妊娠下痢黄水，为脾土亏损，真气下陷。当升补中气，并根据其兼证而临病制宜，不必拘用阿胶、艾叶之类治疗痢疾的药物。

妊娠转脬 妊娠小便不通，又称转脬。为小肠有热，传于膀胱导致小便不通。若属脬为胎所压而不通，当升举其胎，则小便自行。若脐腹作胀而小便淋闭，此为脾胃气虚，胎压尿胞，可予四物、二陈、参、术，空心服，后探吐数次自安。

子淋 妊娠小便淋者，由于妊娠胞胎系于肾，肾间虚热不能制水所致。若颈项筋挛，语涩痰甚，用羚羊角散。若小便涩少淋沥，用安荣散。若肝经湿热，用龙胆泻肝汤。若肝经虚热，用加味逍遥散。腿足转筋而小便不利，急用八味丸，缓则不救。若服燥剂而小便频数，或不利，用生地黄、牛膝、黄柏、知母、五味子、麦冬、玄参。若肺气虚而短少，用补中益气加山药、麦冬。若阴挺痿痹而频数，用六味丸。若热结膀胱而不利，用五淋散。若脾肺燥不能化生，宜黄芩清肺饮。若膀胱阴虚，阳无所生，用滋肾丸。若膀胱阳虚，阴无所化，用六味丸。

妊娠遗尿 若膀胱有热，宜加味逍遥散。若脾肺气虚，宜用补中益气加益智。若肝肾阴虚，宜用六味丸。

妊娠尿血 因怒动火者，宜小柴胡加山栀子。因劳动火者，用补中益气汤。因厚味积热，宜加味清胃散。若因肝经血热，宜加味逍遥散。因脾气下陷，用补中益气汤。若因脾虚血热，宜加味逍遥散。

妊娠胎水肿满 若胸满腹胀，小便不通，遍身浮肿，用鲤鱼汤。脾胃虚弱，佐以四君子。若面目虚浮，肢体如水气，用全生白术散，如未应，用六君子汤。脾虚湿热，下部作肿，用补中益气汤加茯苓等。若饮食失宜，呕吐泄泻，用六君子汤。若腿足发肿，喘闷不安，或指缝出水，用天仙藤散。若脾胃虚弱，兼用四君子汤，如未应，用补中益气汤。若脾肺气滞，用加味归脾汤，佐以加味逍遥散。

5. 生产

孙一奎非常重视生产，在其著作《赤水玄珠》第二十二卷《十一产论》

中录有产论十一则，记载了生产时各种不同的情况，尤其是其不仅记述横产、倒产、偏产、碍产四种难产的表现，还详细写明了纠正产位的具体手法，具有极高的实用价值。抄录其主要内容如下：

正产 怀胎十月满足，忽腰腹作阵痛，相次胎气顿陷至于脐腹痛极，乃至腰间重痛，谷道挺并，继之浆破血出，儿乃遂生。

伤产 怀胎未产，一月以前，忽然脐腹疼痛，有似欲产，仍却无事，是名试月，非正产也，又名弄痛。凡产母未有正产之候，切不可令人抱腰，亦不可令产母妄乱用力。若儿身未顺，才方转动，便教产母空乱用力，使子错路，忽横忽倒，不能正生，皆由产母用力未当所致。直待儿身顺适通临产户，始可用力一送，令儿趁力生下。

催产 若妇欲产，浆破血下已见，是为正产之候，但却未生，即可服催生药催之。忽有经及数日，产母困苦，亦可服药以助产母之正气，令儿速生也。

冻产 凡冬月天冷，产母经血得冷则凝，以致儿不能生下，此害最深，但冬月产者，下身不可脱去棉衣，尤不可坐卧寒处。当满房着火，常有暖气。令产母背身向火，令脐下腿膝间常暖，血得热则流动，使儿易生。

热产 凡盛夏之月，产妇要温凉得所，不可悠意取凉，伤损胎气，亦不令房中人多，恐热逼袭产母，使产母血沸而有发热、头痛、面赤、昏昏如醉，乃至不知人事。

横产 凡儿或先露手，或先露臂，此乃产母用力不当之过也。儿身未顺，用力一逼，遂致身横不能生下。当令产母安然仰卧，后令看生之人，先摧其手令入直上，渐渐逼身以中指摩其肩，推上而正之，或以指攀其耳而正之，须是产母仰卧，然后推儿徐徐正之。候其身正，煎催生药一盏饮之，方可用力，令送儿下。

倒产 凡产母胎气不足，关键不牢，用力太早，致令儿不能回转，便直下先露其足。当令产母仰卧，令看生之人，推其足入，不可令产母用分毫力。亦不得惊恐，使儿自顺去。

偏产　儿身未正，产母用力一逼，致令儿头偏柱左腿，或偏柱右腿。故头虽露，偏柱一畔，不能生下。当令产母仰卧，次令看生之人，轻轻推儿近上，以手正其头，令儿头顶端正，然后令产母用力一送，即便生下。若是小儿头脑后骨偏柱谷道，只露其额。当令看生之人，以绵衣炙温裹手于谷道外方，轻轻推儿头令正，便令产母用力送儿生也。

碍产　儿身已顺而露正顶，不能生下，盖因儿身回转肚带攀其肩，以此露正顶而不能生下。当令产母仰卧，令看生之人，轻轻推儿近上，徐徐引手，以中指按儿肩下拨其肚带，仍须候儿身正顺，方令产母用力一送，使儿生下。

上横产、倒产、偏产、碍产四法，若看生之人，非精良妙手，不可依用此法。恐恣其愚以误人命也。倒产者，今时往往随其倒足生下，并无后患，子母双全，不必依推足复上之法亦可。又碍产者，往往有肚带缠在儿顶上，而儿头自在产门外，看生之人，以手拨其肚带从儿头顶过而下之者，又有肚带缠在顶上一匝，而儿与胞衣自然同下者，皆无妨，不必以此碍产法复入产门内拨下也。

坐产　临产时高处系一手巾，令产母以手攀之，轻轻屈足坐身，令儿生下，非坐在物上也。此名坐产。

盘肠产　赵都运恭人，偶在建昌，得一坐婆施一法而收之。其法以醋半盏，新汲水七分，和匀，若看生之人，噀产母面，每噀一缩，三噀收尽，此良法也。丹溪治产肠不收。用香油五斤，煎热用盆盛，候温令产母坐油盆中，约一顿食时，以皂角末吹入鼻中，嚏作立上。每产则大肠先出，然后产子，既产之后，其肠不收，甚以为苦，名曰盘肠产。医不能料。又方用蓖麻子十四粒，去壳，研如膏，贴产母头顶心上，其肠上即揩去。又方，若肠出，盛以洁净漆器，浓煎黄蘗汤，浸之即收。

6. 产后

孙一奎在《赤水玄珠》一书在第二十二、二十三两卷中，对产后诸病记载有数十种情况，分别论述，但与妊娠病类似。其主要内容大多引用陈无择、薛己等各家之说，并有医案说明。其主要内容如下：

胞衣不出　胎衣不下者，因气力疲惫不能努出，或血入衣中，胀大而不能下，以致心胸胀痛，喘急，速服夺命丹，血散胀消，其衣自下。牛膝散亦效。

产后血晕　若恶露上行，用失笑散。血下过多，用芍归汤。若过劳所伤，用补中益气汤。血虚极，用清魂散。大凡产后口眼㖞斜等症，当大补气血为主，兼以治痰。若脾胃虚弱，用六君子汤。苟于七月之前服安胎饮，至八九月间，加大腹皮、黄杨头；元气虚弱，用八珍汤；临产，用无忧散。

产后癫狂　产后癫狂，乃败血上冲，用大圣泽兰散加砂仁末三分，煎酸枣仁汤调下。或用朱砂（为末）二钱，以乳汁调和，入紫项活地龙一条，滚二三沸，去之，入酒，再用重汤煮温，分三服。

产后狂言谵语　产后狂言谵语，乃心血虚也。用朱砂末酒调下龙虎丹，丹参丸、琥珀地黄丸亦可。如惊悸歌哭癫狂等症，当参治之。

产后不语　产后不语，因心气虚而不能通津于舌，则舌强不能言语者，宜服七珍散。当推其所因而治之可也。

产后乍见鬼神　产后如见鬼神，或言语谵妄，皆由血气亏损，阴虚发热或瘀血停滞，以致心神烦躁而然也，宜以调经散治之。若血虚发热，用八珍加炮姜。若心血虚损，用柏子仁散。大抵此证皆由心脾血少所致，但调补胃气则痰清而神自安矣。

产后心神惊悸　人之所主者心，心之所主者血，心血一虚，神气不守，此惊悸所由作也，当补血气为主。

产后中风恍惚　产后恍惚，因元气俱虚，心经血少，因外邪所侵，以致心神恍惚，怔忡不宁，当大补气血为主。而佐以后方为善，盖风乃虚极之假象也。固其本元，诸病自退，若专治其风，则速其危矣。

产后极虚生风　产后生风，因血去过多，气无所主，以致唇青，肉冷，汗出，目眩，神昏，急服济危上丹。若投以风药则误甚矣。若心脾气血虚，用十全大补汤。如不应，加附子、钩藤钩。若肝经血虚，用逍遥散加钩藤。若心脾二脏虚极，急用参附汤救之。

产后虚汗不止　产后汗不止者，皆阳气顿虚，腠理不密，而津液妄泄也。若遇风则变痉纵，虚乏短气，则身体消瘦，唇口干燥，久则经水断绝，由津液竭故也。若血气俱虚，急用十全大补汤。

产后汗多变痉　产后汗多变痉，因气血亏摄，腠理不密，风邪所乘，口噤背强如痛，或摇头马嘶，不时举发，气息如绝。宜速灌小续命汤，若汗出两手拭不及者不治。

产后口噤，腰背反张　产后口噤，由血气虚而风邪乘于手三阳经也。盖手三阳之筋循结于颔，得风冷则筋急，故致口燥，腰背挛急。角弓反张者，是风邪入于诸阳之经也。若因血气耗损，腠理不密，汗出过多而患之者，乃虚象也，宜固气血为主。

产后中风　产后中风，或气血未复，风寒所感，以致筋挛拘急，口眼歪斜。或肢体缓弱，入脏则恍惚惊悸。若果外邪所属，形气不足，病气有余，当补元气为主，稍佐以治病之药。若强力下床，月内入房，属形气病气俱不足，当纯补元气，多有复苏者。若误投风药，乃促其危也。

产后四肢筋挛　产后中风，四肢筋脉挛急，乃气血俱虚，或风邪客于皮肤，则顽痹羸乏。若入于筋脉，则四肢挛急。皆由大经空虚，风寒乘虚而渐入也。肝属木而主筋，若肝经风热血燥，用加味逍遥散。如不应，当用六味丸以补肾水。

产后遍身疼痛 产后遍身疼痛者，由气虚百节开张，血流骨节，以致肢体沉重不利，筋脉引急，发热头痛，宜用趁痛散治之。若以手按而痛益甚，是血瘀滞也，用四物、炮姜、红花、桃仁、泽兰，补而散之。若按而痛稍缓，此是血虚也，用四物、炮姜、人参、白术，补而养之。

产后腰痛 肾主腰脚，产后腰痛者，盖肾为胞胎所系，此因产劳伤肾，以致风冷客之，若连背脊痛，久未已，后遇有孕，必致损动。若真气虚而邪乘之，用当归黄芪汤，或十全大补为主，佐以寄生汤。如不应，须用十全大补加附子。

产后腹痛 产后腹痛，或因外感内伤，瘀血塞滞所致。瘀血用失笑散，风寒外感用五积散，内伤饮食用养胃汤加山楂治之。

产后儿枕痛 产后儿枕痛者，乃母胎中宿血也。其痛在小腹。大抵小腹痛多由恶露凝滞，或外寒相搏。或久而不散，必成血瘀。月水因之而不调也。山楂浓煎汁，入砂糖少许服之。及治儿枕痛，以其能消瘀血，故痛止也。

产后寒疝腹痛 产后脐腹作痛，乃冷气乘虚也，用当归建中汤治之。若产当寒月，入门脐下胀痛，手不可近者，用羊肉汤治之。若验其无瘀血而果为寒气所侵，蟠葱散亦佳。如小水短涩，口渴内热，以龙胆泻肝汤加青蒿，撤其热从小便出也。亦有阳气下陷者，以补中益气汤加芍药、桂心、荔枝核。

产后两胁胀痛 此因恶露不尽，或肝经血虚，或肝经气滞，当分而治之。

产后血瘕 产后瘀血与气相搏，名曰瘕瘾，其痛而无定处。乃寒邪乘客，气血壅滞，此因气病而血病也。当补养胃气，调和月经，宽缓静养为善。

产后发热 《大全》（应指《妇人大全良方》）人参汤治产后诸虚不足，

发热盗汗。

产后虚烦发热　虚烦发热，乃阳随阴散，气血俱虚。若恶寒发热，烦躁作渴，急用十全大补汤。若热愈甚，急加桂、附。若作渴面赤，宜用当归补血汤。

产后血渴　若出血过多，虚火上炎，用童子小便，或四物、白术、麦冬、丹皮。若胃气虚而有热，用竹叶归蘗汤。若血虚发热，用八珍汤加麦冬、五味。若血脱，发热，烦躁，用当归补血汤。若胃气虚弱，用补中益气汤，或七味白术散。

产后乍寒乍热　产后乍寒乍热，由血气虚损，阴阳不和。若阴胜则乍寒，阳胜则乍热，宜用增损四物汤。若因败血不散，腹内作痛，宜用夺命丹，后用增损四物汤，随病加减。败血流闭诸阴则寒，流闭诸阳则热，用大调经散、五积散。阳气不足，阴气上入于阳中而恶寒者，用补中益气汤。若因阴气不足，阳气下陷于阴中而发热者，用六味丸。若气血不足而恶寒发热者，用八珍汤。若病后寒热倦息者，用补中益气汤。若肌热大渴，目赤面红者，用当归补血汤。

产后疟疾　此证当以补胃气为主，佐以草果饮之类。若胃气稍充，以草果饮为主，佐以补胃之剂。大抵产后疟疾，因脾胃虚弱，饮食停滞，或外邪所感，或郁怒伤脾，或暑邪所伏。审系饮食，用六君子加桔梗、苍术、藿香。如外邪多而饮食少，用藿香正气散。如外邪少而饮食多，用人参养胃汤。劳役所伤，用补中益气汤。气血虚弱，用十全大补加炮姜。中气虚寒，用六君加姜、桂。元气脱陷，急加附子。盖气虚则寒，血虚则热，胃虚则恶寒，胃气下陷则寒热交作，或吐泻不食，腹痛烦渴，发热谵语，或手足逆冷，寒战如栗，虽见百症，但温补脾胃，其病自退。

产后呕吐腹胀及呕逆不食　产后腹胀满闷呕吐者，因败血散于脾胃，不能运化而致，宜用抵圣汤治之。若饮食停于脾，宜用六君、厚朴。若饮食伤于胃，宜用六君子汤或加砂仁、神曲之类。大凡损其脾者，当节其饮食为善。

产后喉中气急喘促　产后喉中气急喘促，因营血暴竭，卫气无主，独聚于肺，名曰孤阳，最为难治。若因败血停凝，服夺命丹。若因营血暴绝，服芎劳汤。若因风寒所伤，服旋覆花汤。因气郁结，用小调经散。若伤饮食，服见蚬丸。

产后口鼻黑鼻衄　产后口鼻起黑气及鼻衄者，盖阳明经脉之海，起于鼻交额中，还出颏口，交人中，左之右，右之左。此产后气虚，营血散乱，胃绝肺败之症也。急用二味参苏饮，加附子五钱，亦有获生者。

产后月水不通　产后乳子周岁而经不行，是其常也。若半岁而经行，此血有余也。若一二岁不行而无疾，不必服药。若肢体倦怠，食少内热，是血少也。宜健脾胃，若以药通之则误矣。脾胃虚弱用六君子。若兼郁火伤脾，用归脾汤加丹皮、山栀。若怒火伤血，宜四物合小柴胡。气血俱虚，八珍汤加丹皮。

产后四肢浮肿　产后四肢浮肿者，乃败血乘虚流注，宜用小调经散。若寒水侮土，宜养脾肺。若气虚浮肿，宜益脾胃。若水气浮肿，宜补中气。仍参水分、血分而治。

产后腹痛泻利　产后腹痛泻利，因肠胃虚弱，寒邪乘袭，或水谷不化，洞泄肠鸣，或手足逆冷，用调中汤治之。若六淫七情而致者，当随所感而治之。若胸膈饱胀，或恶食吞酸，此饮食停滞，用六君、枳实、山楂以消导。若食既消而仍痛，更或头痛热渴，恶寒欲呕，此中气被伤，用补中益气、半夏、茯苓，以益脾胃。

产后赤白痢　产后痢疾，因饮食六淫七情，伤于脾胃，或渗大肠，皆为难治。若饮食不进，谓之虚痢。气宇不顺，谓之气痢。寒热温凉，升降调补。各随所宜而施治之。白属气分而赤属血分也。若米食所伤，用六君加谷芽。若面食所伤，加麦芽。若肉食所伤，加山楂、神曲。凡兼呕吐，俱加藿香。若兼咽酸，或呕吐，用前药送越鞠丸。若肝木克脾土，用六君加柴胡、炮姜。若寒水反来侮土，用钱氏益黄散。若久泻或元气下陷，用补中益气汤，以升发阳气。若泻痢色黄，乃脾土真色，宜加木香、肉豆蔻。若属脾土虚寒，六君加木香、姜、桂。若脾肾虚寒，用补中益气汤及四神丸。若下元虚寒，用八味丸以补土母。若以小便涩滞，肢体渐肿，或兼喘咳，用金匮肾气丸，以补肾利水道。若胃气虚弱而四肢浮肿，须补胃为主，若久而不愈，是气亏损也，必用四神丸、六味丸、八味丸三方，以补足三阴。若用分利导之剂，是虚其虚也。

产后大便秘涩　产后大便秘涩，肠胃虚弱，津液不足。若小腹闷胀，宜服麻仁丸润之。若用寒药，则促其危矣。必待腹满觉胀，欲去不能者，乃结在直肠，宜用猪胆汁导而润之。若服苦寒疏通，反伤中气，通而不止，或成痞证。若去血过多，宜用十全大补。血虚火燥，用加味四物。气血两虚，用八珍汤。虽数日不通，饮食如常，腹中如故，仍用八珍加杏仁、桃仁治之。

产后大小便不通　此因肠胃虚弱，津液枯竭故也，可饮牛乳，一日稍通，三日而痊。人乳尤善。

产后遗粪　若脾肾虚弱，用还少丹，仍以补中益气汤为主。虚寒加肉豆蔻、补骨脂，或四神丸，若脾肾虚寒，兼八味丸，仍佐前二方。

产后诸淋　若膀胱虚热用六味丸。若阴虚而阳无以化，用滋阴肾气丸。

产后小便不禁　若脾肺气虚，用补中益气汤。若肝肾阴虚，用六味地黄丸。若肝肾虚寒，用八味丸。

产后小便出血　此因虚热血渗于脬也。以乱发洗净烧为末，米饮调服。或用滑石末一钱，以生地黄汁调下。

产后阴脱玉门不闭　此因坐产努力举动房劳所致。或脱肛、阴挺，逼迫肿痛，小便淋沥。气血虚弱，宜用十全大补汤。若肿胀燉痛，肝经虚热也，用加味逍遥散。若忧怒，肝脾气血伤也，用加味归脾汤。若暴怒肝火，血伤也，用龙胆泻肝汤。

产后乳少或止　乳汁乃气血所化，若元气虚弱，则乳汁短少。初产乳房燉胀，此为乳未通。若暴怒乳出，为肝经风热。若累产无乳，此为内亡津液。盖乳汁资于冲任，若妇人疾在冲任，乳少而色黄，生子则怯弱而多疾。此气血虚弱，而不能化生，宜壮脾胃。怒动肝胆而乳肿汁出，宜清肝火。屡产无乳，或大便涩滞，当滋化源，气血旺则乳汁溢。

（二十七）小儿诸病

儿科古称"哑科"，是中医各科中最为难学难精者，孙一奎对此深有感触，其在《赤水玄珠》第二十五卷《小儿金镜》中曰："人知医学之难也，而不知小儿之医为犹难也。先正有言，宁医十男子，莫治一妇人。宁医十妇人，莫治一小儿。盖甚言小儿为哑症，非质禀灵明，性通造化者，不易治也。"故其在《赤水玄珠》中，以4卷的篇幅来论述儿科内容，其中第二十五、二十六两卷论述小儿杂症，第二十七、二十八两卷论述痘疹，"阐明证候，选择良方，俾妇人女子皆可通晓，庶为法旨"（《赤水玄珠》第二十五卷《小儿门》）。

1. 初诞

"初诞"，即指小儿刚出生之时。新生儿刚刚出生时，柔弱娇嫩，须接生之人特别小心保护，故曰"小儿初诞，犹如嫩蕊娇花，切当调和得宜，庶无不测之症。"（《赤水玄珠》第二十五卷《初诞门》）为此，孙一奎在《赤水玄珠》第二十五卷《初诞门》中不仅详细记述了正确的接生方法，而且还记录了部分新生儿刚刚出生时可能遇到的特殊情况及应对方法，非常实用。

新生儿吸入羊水，是古代分娩时常见的证候，轻者可致新生儿缺氧，严重者甚至可引起呼吸衰竭而死亡。古人对此也多有认识，孙一奎在《赤水玄珠》第二十五卷《初诞门》中记述："古谓初离母体，口有液毒，啼声未出，急用丝绵裹指，拭去口中浊秽为妙。"然而，由于"然仓卒多不暇及，且亦多有拭之而不见物"，故孙一奎又搜集了多种改良之法，如甘草法、朱蜜法等，统称为"落地解毒法"。此外，孙一奎还详细论述了断脐、回气、戒灸、浴儿等法，其主要内容如下：

甘草法　临月预备甘草少许，以绵裹之，临产时用沸汤浸盏内，若儿落地未出声，急取绵裹指头蘸甘草汁拭其口，次用朱蜜法。

朱蜜法　用甘草汤飞过朱砂末三五分，以蜂蜜拌匀，旋抹口中，使其咽下。不独镇心安神，能解一切胎热恶物之毒，免痘热之患。

又秘法（指甘草、朱蜜二法之外的另一则秘法）　用本儿落下脐带，瓦上焙燥为末，入辰砂、黄连、甘草末各五分，和匀蜜拌，做三五次涂乳母乳上，俟儿吞之，必使一日夜吞尽。次日恶毒皆从大便而出，日后不但痘疹稀疏，竟有不出痘者。俟脐带落下，即便制服，在六、七、八日之间为妙。其辰砂必须研极细末，以甘草汤飞过，任服无害。此方一以解毒，一以补养。盖脐带乃有生初之河车也。系于母之命门，两肾之所主，乃以肾补肾，肾既充足，即不受邪，故无他日变黑归肾之证，亦无囟门不合之疾。

断脐法　《千金方》论云："凡结束所留脐带，大约六寸，长则伤肌。"又断脐切不可用刀割，盖铁器寒冷，恐伤生气。只须隔单衣咬断后，将暖气呵七口，庶无内吊之疾。必先用熟汤浴过方断脐，若断后浴之，恐水气入内。令儿腹疼。

回气法　初生气欲绝不能啼者，必是难产或冒寒所致。急以棉絮包裹抱怀中，未可断脐，且置炭火上烧之，仍做大纸捻蘸芝麻油点着于脐带上往来遍燎之，使火气入脐，则腹中温暖。更用热醋汤荡洗脐带，须臾气回啼哭如常，方可浴洗断脐。

戒灸 北方小儿诞后三日，每用艾灸囟门，以免惊风。缘北方土地严寒，故俗灸之以御寒。南方亦有仿效，屡见灸后发热，大小便秘，因而惊搐，遂致不救。这是由于南方地热，其母怀孕时又不断欲食淡，贪食厚味，恣情肆意，胎已受热毒，若加之以灸，如以油济火，必然会出现热毒证候。

浴儿法 第三日浴儿，予每用五枝汤极妙。五枝汤者，桑、槐、榆、桃、柳是也。各取嫩枝三寸长者二三十节，煎汤看冷热入猪胆汁二个浴之。周岁内可免疮疥丹毒，又可以避邪恶。盖三日浴儿，乃是俗礼。倘儿生脆弱，迟十数日或半月亦无害。择晴明吉日，于无风房内浴之。

2. 噤风、撮口、脐风

噤风、撮口与脐风三证，均为新生儿常见危重病证，历代医学家对此十分重视。因三者关系极为密切，故常并称。如《幼科发挥》曰："一曰撮口，二曰噤风，三曰锁肚。虽曰不同，皆脐风也。"孙一奎在《赤水玄珠》第二十五卷《噤风撮口脐风》中单立一节讨论此三证（孙一奎所论之"脐风"与《幼科发挥》中之"脐风""锁肚"均有所不同）。

噤风、撮口、脐风三证的临床表现虽有所不同，但三者病机上有所联系，均为"胎中受热"所致，故孙一奎称"此三症受病之源，皆缘胎毒。大概里气壅滞，总宜取下胎毒为好"。

噤风的主要症状为，眼闭口噤，啼声渐少，舌上聚肉如粟米状，吮乳不得，口吐白沫，大小便皆通。孙一奎认为，是"胎中感受热气，毒流心脾，故形现于喉舌也，或生下复为风邪搏击所致"。可用控痰散吐风涎，次予益脾散和胃治疗，或用辰砂膏祛风开窍。

撮口，以舌强唇青，聚口撮面，妨于吮乳为主要特征，兼见面目黄赤，气血喘急，啼声不出等症。主要是由"胎气挟热，兼之风邪入脐，流毒心脾之经"所致。在新生儿病证中，撮口最为恶候，月内见之，尤为急候。若患儿口出白沫，四肢冷者，不可救也。若其或肚胀青筋，吊肠卵疝，内气引痛，皆肠胃结滞不通，治宜疏利。可用甘草汤、僵蚕散、撮风散等方。

脐风之证，可见肚胀脐肿，身体重而四肢柔，直啼而不乳，甚则发为风搐等证。"为水湿风邪所乘，多因胎中受热，兼之风湿所激"所致。若脐边青黑，兼之撮口，乃是内搐，不治。爪甲黑者，即死。其或热在胸膛，伸引努气，亦令脐肿，可与千金龙胆汤。

以上三证，若感邪较浅者，当急看口中齿龈上有小白点如粟米大，即宜以温水蘸帛裹指揩去，或用银簪挑去，即能开口吮乳，不必服药。

3. 惊风

惊风，是小儿常见急重病证，以临床出现抽搐、昏迷为主要特征，又称"惊厥"。惊风证情往往比较凶险，变化迅速，威胁小儿生命。所以，古代医家认为惊风是一种恶候。如《东医宝鉴·小儿》曰："小儿疾之最危者，无越惊风之证。"孙一奎亦称："小儿之症，莫大于惊风。以其疾，顾盼间暴，若雷迅而电逝也。"

孙一奎认为，惊风的病因，通常可分为两类。一类由猝然受到惊吓所致，为外因；另一类由体内痰热生风所致，为内因。《赤水玄珠》第二十五卷《明惊风》曰："夫惊有因外因内。外至者，或耳闻异声，目击异物，蓦然仆地者是也。内生者，由痰生热，热生风也。所得之由既殊，疗治之法必异。治外须当养神，治内自宜清降。"

惊风有急惊风与慢惊风之分，孙一奎认为急者属阳，为热为实，治疗当清当泻；慢者属阴，为虚为寒，治疗宜温宜补。二者病性不同，治疗迥异，医者当仔细分辨。

急惊风的治疗，孙一奎认为首先要分辨"邪之入于何经"，而后再决定用药之缓急。如《赤水玄珠》第二十五卷《急惊风》曰："盖邪之入心，则面红颊赤，惕惕夜啼。邪之入肝，则面目俱青，眼窜上视。邪之入肾，则面黑恶叫，啮齿咬牙。邪之入肺，面色淡白，喘息气乏。邪之入脾，面色淡黄，呕吐不食。此亦大约言之耳！仍当审其兼症。盖此疾之发，其始未有不由于痰热者。虽有五脏之殊，尤重在心、肝二脏。内积痰热，外挟风邪。风火交争，血乱气并，呼吸贲郁，关窍塞塞，面赤努气，百脉凝涩，总由痰涎胶固，而肝风心火无所疏泄，故头摇眉擎，目斜上视，搐掣不休，名曰急惊，症固暴烈，乃为阳症，阳盛则多动而症实热。故列已上数法，非若慢惊阴症者所可比也。急惊须当急治，先宜通关，通关后且与截风定搐，设仍不定，乃议下之。痰热既降，又当养胃安神。若搐定而仍有微邪，但用轻剂消痰清热，则破竹之势，自当迎刃而解也。"

关于慢惊风的病机，孙一奎则认为"慢惊属阴，为寒为虚，多发于大病之后，或先后吐泻，不善调理，或克伐过度，损伤脾胃"（《赤水玄珠》第二十五卷《慢惊》）。慢惊风与急惊风不同，通常急惊乃初病之证。元气未虚，邪气正盛，故抽搐大作，证虽急，乃有余之证，治可攻击，使二便通利，痰降热散而愈。慢惊乃病后虚弱，无气以言，无气以动，无力抽搐，元气大虚。故"俗云慢脾风症，虽缓，实恶候也。治惟温补，使胃气渐回，大便结实，其风自定。切切不可攻击，症虽有痰，只以六君子汤加天麻、炮姜，或乌蝎四君子汤。所重只在保护脾胃上着功夫"（《赤水玄珠》第二十五卷《慢惊》）。

4. 疳证

疳证，又称疳积，为儿科常见病证，其主要表现为神萎、面黄肌瘦、毛发焦枯、肚大筋露、纳呆便溏等。

孙一奎认为，疳证的病机多由小儿无节制地吃肥甘厚腻，导致脾胃损伤，运化失职，营养不足所致。在《内经》中虽有"五疳"之说，即根据虚损脏腑不同而划分为五脏之疳，在五疳之外尚有疳气、疳虚、疳热、丁奚、哺露、脑疳、疳疮、无辜等多种称呼，其名称虽有异，但总是以脾胃虚弱为主。故其在《赤水玄珠》第二十六卷《疳门》中曰："小儿疳症，最为重候。疳字从甘，明其嗜食甘肥，成积生虫，损伤脾胃，脾胃一虚，百病蜂起……盖脾胃虚则停积，积则生热，或泻或痢，或风或疟，生疳生虫。"小儿之疳证与成人之虚劳实际上同属一类病证，故曰"二十以下，其病为疳；二十以上，其病为痨"。

对于疳证的治疗，孙一奎认为"治总在脾胃为重"，具体治法则较为推崇杨倓与钱乙之说，认为小儿易虚易实，治疗时用药不可过量，即"治热不可妄表过凉，治冷不可峻温骤补，治积不可用霸峻取"。由于疳证多由积而虚所致，故治疗疳证应以消积和胃、滋血调气为宜，并辅以调节乳食以裨养。若积而虚甚者，则急以和胃之药，扶虚救里，应使胃气充实，再与白豆蔻、萝卜子、砂仁、蓬术，消积疏利之药治疗。

在治疗疳证的具体方药上，孙一奎则推荐其师铜壁山人所拟之"黄公集圣丸"一方，方由芦荟、五灵脂、夜明砂、砂仁、橘红、木香、莪术、使君子肉、川黄连、川芎、干蟾、当归、青皮、猪胆汁等药组成。治疗疳证，虚则补之，热则清之，冷则温之，吐则治吐，利则治利，积则治积，虫则治虫，诸法皆不出集圣丸一方之加减应用。故孙一奎评论此方曰："此方乃十全丹去槟榔、白豆仁，加黄连、夜明砂、砂仁尤为有理……此方不热不寒，补不致滞，消不致耗，至稳至妥，故有屡试屡验之语。"(《赤水玄珠》第二十六卷《疳门》)

5. 痘疹

痘疹即天花，是古代最具威胁的恶性传染病。痘疹大约在汉代由战争俘虏传入中国，晋朝时就已有关于痘疹的明确记载。至明清时期，痘疹呈现广泛流行的趋势，《明史》和《清史稿》中有关于"豆疮"和"患痘"的记载，特别是记录了重要人物患痘而身亡的情形。直到清初，痘疹依然被视为不治之证。由于痘疹在小儿中广泛流行，成为明代儿科医生最为重视的病证，在医生队伍里已经有以种痘为业的专职痘医和几十种痘科专著。在这样的背景下，孙一奎同样对痘疹极为重视，其在《赤水玄珠》第二十五卷《小儿金镜》中，称痘疹为"小儿最急者"，并著有《痘疹心印》一书详细论述痘疹，后将此书编入《赤水玄珠》中，作为其二十七、二十八两卷的内容。

孙一奎之子孙朋来，总结其父对痘疹病因的认识。其云："淫火即胎毒也；天行即疫疠，致痘之由端，不外是二者。"在对痘疹病因的认识中，孙一奎还是准确地把握住了痘疹病因的两个要点，即火毒与天行（烈性传染病）。这在当时来说，是痘疹治疗与防护的关键。

治疗痘疹的关键首在审证，即准确地判断毒邪的轻重、病位的表里、病程的长短等。痘疹毒邪的轻重，主要看发热之初的热势，热轻则毒轻，热重则毒重。如果热势较重，须进一步区分毒邪所处的部位。如为内伤里证，则必将伤及脾脏，出现内热蕴闷或腹痛呕恶的症状，此时应立即采取消法或下法治疗，使得"里无壅遏，则热自退，神自清也"（《赤水玄珠》第二十八卷《痘疹心印》）。若治疗不及时，则有可能出现痘疹外出，不能灌脓而成内陷的危证。如表现为外感风邪的表证，则以清解为主。若出现头项痛、脊背强的症状，则为太阳表证，以防风、羌活治疗，如在冬季则可用麻黄、桂枝。若出现鼻干不得眠、口渴的症状，则为阳明经证，以升麻、葛根之类治疗。治疗痘疹当在一昼夜之内汗出热退为佳，这是因为汗出而腠理疏松，则痘易出。若腠理过于致密，则热势难以透出，必然内蕴，极易发生各种变证导致危险。因此，痘疹的治疗，通常前六日以解毒为主，六日之后以补托为主，如果超过六日毒邪仍然未解，就很难救治了。

鉴于审证的重要性，孙一奎在《痘疹心印》中，全面介绍了针对痘疹在全身各个部位的诊断方法，包括面、耳、目、鼻、口唇、手足等；根据痘疮的部位、形状、颜色、热度，以及身体各部位的四诊信息，综合判断病情轻重与病势发展，为制订治疗方案提供依据。同时，孙一奎还用大量篇幅论述痘疹的各种变证与兼证的诊断与治疗方法，包括夹斑、夹疹、夹沙、夹疥疮、干枯黑陷紫陷、白陷灰陷、内溃、痒塌、目睛露白、声哑、水呛、惊搐、烦躁、发渴、嗳气、不食、汗多、失血、阴囊发肿、痘后浮肿等。

对于痘疹的治疗，明确指出其主要治疗大法，无外乎发表、和中、解毒三类。痘疹的治疗，其要旨在于要"发得毒尽，不使留伏于内"。痘疹初期发热、见标之际，以发表为先。此时发表之法即是解毒，无须另行解毒。如痘已出，不渴不热，表里无邪，则不须再服药。如果痘多毒盛，里实能食者，可以单用解毒之法。如里气不和，或吐或利，则于和中法内略兼解毒。如毒轻痘少，为里不和，胃气虚者，可用和中，不必解毒。发表须用辛甘清阳类的药物，如羌活、防风、升麻、白芷、桂枝等。和中须用甘温类的药物，如人参、当归、甘草、芍药等。解毒须用苦寒类的药物，如牛蒡、连翘、葛根、黄芩、黄连、栀子、黄柏、紫草等。在此基础上，孙一奎将其病程具体分为发热、见标、起壮、灌脓、收靥、落痂及靥后余证六个阶段，每一个阶段都极为详尽地阐明所出现的各种症状、治疗方法及用药，强调用药应按照不同的病程阶段施治，并须时刻注意病情变化而变通。

孙一奎还详细地论述痘疹治疗中的各种禁忌，如治痘不可用毒物酵发、不可用天灵盖等秽物等，并力辩治痘"首尾不可汗下"的误解。具体指出，如果"外感风寒，约束皮肤腠理，痘出不快，此当汗之"；"大热不退，烦渴转增，谵妄昏沉，便溺阻塞，此毒留肠胃之间，与谷气并，宜急下之"。否则，会导致毒无从得出，留伏于内，煎熬于中，以致闭门留寇，养虎遗患。此外，孙一奎还格外强调血热痘证的禁忌，认为血热痘证，热毒弥盛，无所分消，只宜重用升提发散之法，使毒气达表而从外解；以淡渗利湿的方法，使热得以润下而从内消，佐以行血凉血等药物治疗，绝不能误用人参、黄芪、白术、茯苓等补气药，半夏、干姜、肉桂、木香等热性药和行气药，以及龙骨、枯矾等涩滞之物，否则极易引发变证，导致严重后果。

（二十八）外科诸病

中医外科，通常指针对生长于人的体表，能够用肉眼观察到的，有局部症状的，如痈、疽，疖、疔、发、流痰、瘰疬、乳病、瘿瘤等病证的辨证与治疗。孙一奎在《赤水玄珠》一书中，以最后两卷的内容来论述外科诸病。其在《赤水玄珠》第二十九卷《外科门小引》中曰："外科最重者，莫如痈疽。最急者，莫如喉风、疔肿，患之者生死立见。其余疮疖皆可缓图，非若上三证急若风火也。"

1. 疮科总论

中医外科，古又称疮科，这是由于疮疡为中医外科最重要的诊疗对象，故以此代称。孙一奎认为，外科诸病皆可归入"痈疽疮疖"的范畴，这其中"疮者总名也"，是痈、疽、疖三者的统称，痈疽为起于五脏六腑之大疮，疖则是发于体表皮肤间的"有头小疮"。

对于"痈疽疮疖"的病因，孙一奎认为常见两方面的原因。其一为"膏粱富贵之人，以其平昔所食肥腻炙煿，安坐不劳，嗜欲无节，以致虚邪热毒内攻，煎熬气血而成"；其二为"久服丹石燥热之药，热毒结深而为痈疽"（《赤水玄珠》第二十九卷《疮科总论》），总之皆与"热毒"有关。然而其具体的病理表现，则又有阴、阳、寒、热、虚、实之分别。

根据"疮"病所发的部位与病理表现的不同，"疮"病可分为多种不同的病证。在各种"疮"病当中，"然所感有浅深，所发有轻重大小之不同"，故其对身体的危害程度与治疗方法也不尽相同。孙一奎曰："夫诸疮之中，惟背疽疔疮最为急症。其次莫如脑疽、肠痈、喉痈之类，亦其急者也。至若疽病、悬痈、痔漏、诸疮之类，其证可缓而治也。又有疥癣、臁疮、风疮之类，虽云俱属疮类，而其轻重缓急，自有不同也。夫痈疽之疾，要须

察其是虚是实，是冷是热，或重或轻，对证用药，无失先后次序。"(《赤水玄珠》第二十九卷《疮科总论》)

对于"疮"病的治疗，孙一奎特别强调两点：其一，为及早治疗，认为疗疮如救火，初起则易救，若势大则难灭，故曰"若视之息慢，以为常疾，每见至微至著，丧命者多矣"；其二，则是要忌用热药，由于"疮"病大多由气怫郁于内，热毒内攻所致，妄用热药，则易引导毒气内攻脏腑，故"凡疮未破，毒攻脏腑，一毫热药断不可用"(《赤水玄珠》第二十九卷《疮科总论》)。

根据"疮"病的表现，孙一奎又进一步对"疮"病治疗的预后，较为系统地总结为"五善七恶"，其中"五善"指：①动息自宁，饮食知味；②便利调匀；③脓溃肿消，色鲜不臭；④神采精明，语声清亮；⑤体气和平。"七恶"则是指：①烦躁时嗽，腹痛渴甚，泄利无度，小便如淋；②脓血大泄，焮肿尤甚，臭恶难近；③喘粗短气，恍惚嗜卧；④未溃先黑，久陷面青唇黯便污；⑤肩项不便，四肢沉重；⑥不能下食，服药而呕，食不知味；⑦声嘶色脱，唇鼻青黑，面目四肢浮肿。医家可根据此"五善七恶"来判断患者的生死与预后，"五善见三则差，七恶见四必危。若五善并至则吉而安，七恶全见必危而死矣"(《赤水玄珠》第二十九卷《疮科总论》)。

2. 痈疽

痈疽，为发生于体表、四肢、脏腑的毒疮。痈发于肌肉，红肿高大，多属于阳证；疽发于骨之上，平塌色暗，多属于阴证。二者均为中医外诊中最为重要的病证。

"痈"与"疽"不同，其中"痈"为阳证，发于六腑；而"疽"则为阴证，生于五脏。《赤水玄珠》第二十九卷《疮科总论》曰："痈者，雍也，大而高起，属乎阳，其脉浮数。疽者，沮也，平而内发，属乎阴，其脉沉数。"又曰:"六腑积热,腾出于外,肌肉之间,其发暴甚。皮肿光软,侵裹广大者,痈也。五脏风毒积热,攻注于肌骨,其发猛恶。初生一头如痞痛,白色焦枯,触之而痛应心者,疽也。"因此,一般情况下,"痈"较易治疗,但常因病人疏于调养而难以彻底治愈;而"疽"则较为难治,但如治疗痊愈,也很少会出现反复。故曰:"痈则易疗,惟难将息而迟痊。疽则难疗而易痊。"

孙一奎在外科病证的治疗中,也同样重视痈疽。孙一奎在《赤水玄珠》第二十九卷《五发痈疽论》中指出,传统上有所谓"五发痈疽"之说,即根据痈疽发病的部位,将痈疽分为发背、发脑、发鬓、发眉、发颐五大类。但人一身之血气周流无间,在身体的任何部位若稍有壅聚,均有可能发为痈疽,并不局限在上述五类中。在各类痈疽中,背部出现痈疽,为"五脏风热,六腑邪毒,灌于筋骨之间,发于经络之内,荣卫虚损,气血衰残所致",危害最大。孙一奎认为,治疗痈疽"发背"者,首先要观察痈疽的形态,若其初发仅如粟米大小,很可能在体内有着很深的病变,其后也必大发,最为不可忽视;若其初发即红肿高起者,其病变则可能仅限于体表肌肤之间,其后反而必不为害。若痈疽之外观看起来如"恶毒深满,脓血交黏",则其病证反而不重,用药即可痊愈;若其外观"脓臭秽无丝",则是血败气衰,阳绝阴盛之象,必难治疗。若疮高起为痈则易治,平陷为疽则难治。其余如发脑、发眉、发鬓、发须、发颐,虽然发作的部位不同,但均属"内脏伏阳结滞,邪毒上壅",随不同经络部位而发。

孙一奎还在书中指出,治疗痈疽,其初起时治疗均宜宣散热毒,但须注意患者元气虚实的情况不同而治疗。若元气实者,亦可用大黄之剂,泻去毒气,或用漏芦、五香连翘之类,皆可用内托十宣之类补之。亦有阴疮寒塌不起,虽云内炙,然亦不可服寒凉之剂,亦宜以暖药温之。此外,孙一奎还认为,治疗痈疽之时医者应根据患者病情的变化而注意圆机活法的运用，不可固守一法而不知变通。因而，孙一奎在书中还系统总结了"治痈疽用药大纲"，备述痈疽各种情况的治疗原则与选方用药，以备读者参考。

3. 疔疮

疔疮不同于痈疽，多生于四肢与头面部，初起时有粟米样小脓头，以发病迅速、根深坚硬如钉为特征。

孙一奎在《赤水玄珠》第二十九卷《疔疮》中指出，疔疮的病机同样为"脏腑积受热毒，邪气相搏于经络之间，以致血凝滞"，但与痈疽"灌于筋骨之间，发于经络之内"不同，疔疮为邪气"注于毛孔"所致。疔疮所发部位不同，其危害性也各异。其中，尤其以在手足、头面及骨节间者最急，而发于肩、腰等其余部位者稍缓。疔疮发病形如粟米，或痛或痒，以致遍身麻木、头眩、寒热、时生呕逆，甚则四肢沉重、心惊眼花。疔疮初起发病时，有突起如疔盖，其中含蓄毒气。若疔盖突出寸许，痛痒异常，说明热毒邪气炽盛，一二日间，就有可能危及患者生命，其危险性尤在痈疽之上。

诸疔名目虽多，但其治法略同。皆宜刺疮中心至痛处，又刺四边十余刺，令恶血出乃敷药，药力能够透入针孔中则佳。若不刺破，药力不能入，则疗效不佳。初起宜以针刺出毒血，将蟾酥丸或回疔锭子之类，从针孔径入之，上用膏药贴之，乃服飞龙夺命丹发汗，及五香连翘漏芦汤之类，并辅以清心之剂治疗。因其诸疮皆属心火，心清则毒气消散，则易愈。

三、制方举隅

"合法而不执方"，是孙一奎临证施治的重要特点之一，其认为"良医以意中，而执方为下"，主张临证务须"察受病之因，酌病机之详，审脏腑之虚实，谙药物之气味，参天地之阴阳，以一理贯之，而后方自出，功必成"，极力反对执方以合病。但是，孙一奎自制成方并不多，载于《赤水玄珠》者不过区区十数首，且临证运用之时，往往又多有加减。然其自制方常能代表他对某一病证的治疗原则，今举其中部分方剂，予以简要分析。

（一）壮原汤

出处：《赤水玄珠》第五卷《胀满门》

主治：下焦虚寒，中满肿胀，小水不利，上气喘急，阴囊两腿皆肿，或面有浮气。

组成：人参、白术各二钱，茯苓、破故纸各一钱，桂心、大附子、干姜、砂仁各五分，陈皮七分。有痰，加半夏一钱；喉中痰声，加桑白皮一钱，咳嗽亦加；脚跌面肿，加薏苡仁二钱；中气不转运，不知饿，加厚朴、木香；气郁不舒，加沉香、乌药，临服磨入；气虚甚者，人参加作五钱，大附子加作一钱半；汗多者，再加桂枝五分，白芍药（酒炒过）八分；若夏月喘乏无力，或汗多者，加麦门冬一钱，五味子十一粒；夜梦不安者，加远志一钱；两胁气硬，加白芥子八分；若面浮肿，胁下气硬，加白芥子、紫苏子五分；若身重不能转动，加苍术一钱，泽泻七分；湿盛，加桑白皮、赤小豆。

用法：水煎，食远服。

方解：本方出自《赤水玄珠》第五卷《胀满门》，是孙一奎针对鼓胀"先宜温补下元"的治疗原则，自制的温补下元之剂。孙一奎认为，治胀满者，先宜温补下元，使火气盛而湿气蒸发，胃中温暖，谷食易化，则中满可宽。清气既升，则浊气自降，浊气降而小便利，则胀自消。该方主取四逆、四君之义，舍甘草之甘缓而不用，以人参、白术、茯苓之甘淡补中气、健脾运、行渗利；辅以桂心、附子、干姜、破故纸之辛热，散寒湿、助相火、温脾土；以砂仁、陈皮行气为佐使。本方以温补命门之火为主，佐以扶助脾胃之品，命门得温补而火旺，脾胃得以益气燥湿而健运，使升降有致，气运水行，鼓胀自消。全方辛温大热，走而不守，有温下健中，壮运原气之功效，故名壮原汤。

案例1：歙潜口汪召南丈令郎蛊胀

歙潜口汪召南令郎，年十四，患蛊胀，大如覆箕……观病者腹胀大极，青筋缕缕如蚯蚓大，上自胸脯，至上脘而止，惟喜其不下现也。脐平，四肢面目皆浮大，两足胻骨上各裂开，大出清水，一日间数为更衣易被，阴囊光肿如泡，淫淫渗湿，发寒热，脉以手肿不能取，必推开其肿，下指重按，浮而六至……予曰：且先为理表，若表彻稍得微汗，使肺少利，则小水可通。召南喜而亟请药，乃用紫苏叶、苏子、陈皮、麻黄各一钱，桑白皮八分，防风、杏仁各七分，炙甘草、桂枝各三分，生姜三片，水煎服之。五更乃有微汗，次早面上气稍消，胸脯青筋皆退，余症虽仍旧，机栝则可生矣！仍投前药，次日腹与四肢皆有皱纹，惟小水未利。乃改用破故纸、苍术、赤茯苓、泽泻、桑白皮、赤小豆、桂心、木香，二帖，而小水利，骎骎已有生意。乃以饮食过度，大便作泻，又以四君子汤，加苡仁、破故纸、泽泻、山楂、砂仁，调理而全安。（《孙氏医案》三卷《新都治验八十八》）

按语：本案鼓胀之重证，患者危在旦夕，寻常方法极难奏效。孙一奎以《内经》"开鬼门，洁净府"之法，首先用紫苏叶、苏子、陈皮、麻黄等药物宣肺解表，开腠理而肺气利，以收提壶揭盖之效；后将壮原汤方拆解为两个部分，先以破故纸、苍术、茯苓、泽泻等药物行气利水，并加桂心温补肾阳命火，加木香运转中气，使小便通利，此乃"急则治其标"；待到汗出小水通利之后，再以四君子汤健运脾气，固本培元，此乃"缓则治其本"。

案例2：仲暗气虚中满

仲暗侄孙，赴府考试，过食牛面，且劳苦，因而发疟。城中医疟半月，形神俱瘦。疟愈而腹大如箕矣……凡名家为延至，率认疟后腹胀，其中必有疟母为祟也。诸消痞药尝之不效。又以五皮饮利之，不应。将议攻下，而予适至。观其色黄口渴，小水短涩，腹胀不可言，足膝之下，肿大不能行。两腿肿连阴囊，气壅不能卧。饮食绝少，脉才四至，大而不敛。予曰：此真气虚中满症也。法当温补下元，而兼理脾，病犹可愈。若攻下是杀之也……顾歙友所用之剂，乃皂角、槟榔、三棱、莪术、姜黄、葶苈子、木通、枳实、青皮、厚朴、山栀、大黄、牵牛、黄连等，皆破敌有余之品……予即以人参、白术各三钱，炙甘草五分，大附子、炮干姜、桂心各一钱，破故纸二钱，桑白皮、砂仁、茯苓、泽泻各八分，水煎饮之。其夜小水稍利，喘急稍缓。连饮五日，腹稍宽，皮作皱。因食猪肚子太早，依旧作胀。前方人参、白术加作五钱，再加陈皮八分，又二十剂。而腹消其大半，乃能伏枕而卧，始能移步行动。改以参苓白术散，加破故纸、肉桂，调养而安。(《孙氏医案》四卷《新都治验一百五十八》)

按语：患者因劳倦、饮食不节而致疟。医治半月，形瘦神疲，疟愈而腹大如箕。他医皆认为疟后腹胀，必有疟母作祟。治以消痞、利水药方不效，欲用攻下。孙一奎诊为气虚中满证。疟母乃由疟久不愈，痰瘀互结而成，结块坚硬，常居胁下；气虚中满则因下焦元气虚寒，不能运转，清气不升而口渴，浊阴不降而小便短涩，水湿壅遏于皮里膜外之间，腹皮胀急而光，空空然如鼓而名鼓胀。前医不辨疟母之痞满结块与气虚中满之腹胀，复用破结消积之品，徒损正气。孙一奎则以壮原汤加减，温补下元，调气消肿。其中，人参、白术、炙甘草益气健脾，鼓舞脾胃清阳之气；附子、干姜、桂心、破故纸补火助阳，引火归原，壮火益土；砂仁温中行气化湿，陈皮理气调中燥湿；茯苓、泽泻利水渗湿，桑白皮利尿消肿。药后腹胀消去大半，能伏枕而卧，移步行动。后改以参苓白术散加破故纸、肉桂，继续调治而收功。

案例3：何洗心虚寒肾泄

善易数者何洗心，每饮食稍冷，馔粥或稀，必作胀泻，理脾之剂历试不瘳，就予诊之。左三部皆濡弱，右寸亦然，关滑尺沉微，此下元虚寒所致，法当温补。以补骨脂、杜仲、菟丝子各二钱，山茱萸肉、人参、山药各一钱，白茯苓、泽泻各八分，肉果五分，数剂而愈。(《孙氏医案》四卷《新都治验一百零六》)

按语：孙一奎对于壮原汤的运用，不仅限于鼓胀一证，而是凡须温补下元之病证均可应用。如本案即为壮原汤治疗虚寒肾泄之一例。本案患者肾阳不足，脾失温煦则运化失常，故见泄泻。脉左三部及右寸濡弱，尺沉微，乃阳虚之候，关滑为脾虚湿盛。肾者胃之关，肾虚则下焦不约，故前医理脾不效。孙一奎则以温补下元为法，方用壮原汤（人参、茯苓、白术、干姜、肉桂、附子、补骨脂、陈皮、砂仁）加减，以补骨脂、杜仲、菟丝子、山茱萸温肾阳，人参、山药补脾肾，茯苓、泽泻利水湿，佐肉豆蔻暖脾胃，固大肠。全方辛温大热，补火生土，温肾壮原。

（二）壮元丸

出处：《赤水玄珠》第十一卷《痿证门》

主治：下元阳气大虚，及脾有寒湿，足膝痿弱，大便不实，湿动生痰，面色黄白，恶风懒语，一切倦弱及阴痿不起，饮食不思，虚弱等症。

组成：山茱萸肉、杜仲（盐水炒）各四两，破故纸（盐水炒）、龟板（酒炙）各三两，鹿茸（酒炙）、菟丝子（酒浸透，研，炒）、远志（去芦，甘草煮）、头二蚕砂（炒）、人参各二两，茯苓一两半，大附子（童便煮，面煨）七钱。此方得遂州仙茅或汉中仙茅为君，妙不可言，屡验。

用法用量：俱制净药，以干山药粉四两，打糊为丸，如梧桐子大。空心以淡盐汤或酒送下五六十丸，下午再服。

用药禁忌：上方服后须痛断房事，以培其根。勿恃此药壮阳，而助其春兴，自取其愆也，叮之，戒之。

方解：本方为元气衰弱，寒湿阻络之足痿、阳痿而设，并可用于适用一切阳虚倦弱之证。方中仙茅、鹿茸、杜仲、菟丝子、破故纸、大附子温肾壮阳为主，以助命门相火以司气化之职；并辅以龟板、山茱萸肉、山药滋阴补肾填精，可制诸阳药之燥火；以人参、茯苓益气健脾，养后天之化源以继先天之阴阳；再佐以蚕砂燥湿祛风，远志化痰利窍，可疏利久滞于经络的湿风寒痰。全方以温补肾阳为主，兼顾疏通经络，温而不燥，专治下元阳气大虚而致足痿之证。

壮原汤与壮元丸，均为孙一奎所制温补下元之剂，但两者却有很大的区别。前者辛燥大热，药性猛烈，必寒湿重证方可使用，故孙一奎用以治疗下元虚寒之鼓胀；而壮元丸则制方严谨，补重于攻，温而不燥，且为丸剂，药性缓和，应用也更为广泛，一切阳虚阴寒、精气亏虚等证均可用之。为进一步缓和药性，孙一奎在其医案中实际运用时，还常常减去仙茅、鹿茸、附子等过于辛燥之药，以去其弊端。

案例：吴孝廉球泉先生心血不足胃中有痰下元阳气不充

吴孝廉球泉先生，心血不足，胃中有痰，下元阳气不充，脉六部皆弱，唯右关滑。以远志、枸杞子各四两，巴戟、菟丝子、破故纸、山茱萸各二两，五味子、白茯神、人参各一两，炼蜜为丸，空心淡盐汤送下三钱。外以固阳锁真丹助之，龙齿、益智仁各一两，黄柏二两，辰砂、甘草、莲花心各五钱，芡实粉打糊为丸，梧桐子大，每夜灯心汤送下一钱五分，极能固精。(《孙氏医案》五卷《宜兴治验十五》)

按语：本案治疗心血不足、胃中有痰、下元阳气不充之证，其中以下元阳虚为主证，真阳不足，命门火衰，则难以推动诸脏，可见心肾不交而致心血不足，脾胃虚寒而致胃中有痰等证。孙一奎以壮元丸为底方，减去仙茅、鹿茸、附子等大辛大燥之物，以巴戟替杜仲，以增强其温阳之效，重用远志以祛痰，加五味子可补肾宁心，敛阴收涩，再辅以固阳锁真丹以增其补肾固精之效。

（三）端本丸

出处：《赤水玄珠》第十一卷《梦遗门》

主治：湿热下注，精关不固之梦遗、滑精、白浊等证。尤适用于酒家梦遗。

组成：苦参二两，川黄柏二两，牡蛎、蛤粉、白螺蛳壳（煅）、葛根、青蒿各一两。

用法用量：以神曲糊为丸，梧子大。空心及食前，白糖吞下七十丸，

方解：肾精不固，多由下元虚火妄动而起，治宜滋阴清火；而酒为湿热之毒，酒家之湿热下注与下元虚火相互纠缠，胶结难解，湿之不去，热必不除，故治酒家梦遗当以除湿为要。本方苦参可解酒毒，配以黄柏清热除湿，补阴泻火；葛根可解酒热，并引清气上升；青蒿可疗热入阴分，清虚热，利小便，与葛根合用可收上下分消湿邪之效；牡蛎、蛤粉、白螺蛳壳三味可燥湿热，清痰火，并有潜阳固涩之功；另加神曲消食化痰，行气除湿。诸药共用可分消湿热、潜阳固精，治疗酒家湿热梦遗效果极佳。

案例 1：见所公白浊

见所公弱冠，随尊君大司马印老治河居北。患白浊，精淫淫下……其脉两寸短弱，两关滑，两尺洪滑，观其人襟期潇洒出尘，而神色闲雅，真翩翩佳公子也。一接见，便就昵而信余请药。予曰：公疾易愈，第待来春之仲，一剂可瘳，而今时不可。公固请曰：先生大方，而善拯人之急。以大方而治小疾，试可立效，何待来年？予曰：非秘其术不售也。《素问》有云：升降浮沉必顺之。又曰：天时不可伐。公脉为湿痰下流症也。经曰：治痰必先理气。而脉书亦谓，洪大而见于尺部者，阳乘于阴也。法当从阴引阳，今冬令为闭藏之候，冬之闭藏，实为来春发生根本，天人一理。若

罔顾天时而强用升提之法，是逆天时而泄元气，根本既竭，来春何以发生？故《素问》曰，必先岁气，毋伐天和，必养必和，待其来复。公疾本小，而历治三年不效者，良由诸医不知脉、不识病、不按时也。公闻言唯唯。乃尊君所遣之医踵接，治竟无效，至春分而逆予，以白螺蛳壳火煅四两为君，牡蛎二两为臣，半夏、葛根、柴胡、苦参各一两为佐，黄柏一两为使，面糊为丸，名曰端本丸。令早晚服之，不终剂而全愈。公复书曰：贱疾果如先生言，今勿药也，何历治三年不效。窃谓天下无药，服端本丸而愈，又信天下有药矣。(《孙氏医案》一卷《三吴治验二十》)

按语： 白浊一证的病因，多由酒后行房，或纵欲伤肾所致。故医家治疗白浊一证时，大多拘泥于一味补肾，而疗效往往不佳。这是由于白浊的病因除肾虚外，又多有湿痰或湿热作祟，湿痰下注肾脏，则精不宁而为浊，而下元亏虚，又往往会导致虚火妄动，与湿痰之邪相纠缠，熬炼精液，进一步加重症状。故痰热不除，白浊自然难以痊愈。因此孙一奎以端本丸滋阴清火、祛痰燥湿，湿热一去，精自然可以稳固。本案孙一奎所述顺应天时调理气机的方法，确实巧妙，值得我们学习。

案例 2：周刍玉白浊

吴之清客周刍玉者，豪放不拘，人言有晋人风，酒后益恣而好男色，因患白浊。吴医有以补中益气汤升提者，有以六味地黄丸补阴者，有以五苓散、六一散渗利者，有为降火者，有为温补者，不效。又以草头药乱进之，肌瘦如削，膝软如痿，患有年所矣。因绍介吴太学北海而谒余，恳为治之。诊其脉，右寸关皆数。予曰：皆由酒后不检所致也。中宫多湿多痰，积而为热，流于下部，故浊物淫淫而下，久不愈矣。与以加味端本丸服之而瘥。白螺蛳壳四两，牡蛎、苦参、葛根、黄柏各二两，陈皮、半夏、茯苓各一两，甘草五钱，面糊为丸，令早晚白汤下三钱。(《孙氏医案》一卷《三吴治验二十六》)

按语：本案为酒后纵欲所致白浊之证，中宫多湿多痰，积而为热。故孙一奎以端本丸潜阳、利湿、清热，病人实火重于虚热，故减青蒿，并重用白螺蛳壳、牡蛎，加陈皮、半夏，以增强祛痰之效。

（四）壮神益志保孕汤

出处：《赤水玄珠》第二十一卷《胎不长》

主治：神志不足所导致的胎不长。

组成：茯神、当归、酸枣仁、人参、远志、山药、黄芪、鹿角胶各一钱，白术二钱，砂仁三分，甘草四分。

用法用量：加圆眼肉五枚，枣二枚，水煎服。

方解：本方以补气安神为主。方中人参、山药、黄芪、白术均为补气之要药，茯神、酸枣仁、远志均有宁心安神的作用，酸枣仁兼具养肝，远志又可解郁，再配以鹿角胶补阳，砂仁理气，甘草调和诸药。

案例：张氏妇胎不长

昔在西吴有张氏妇年二十三，孕适三月，迎予诊之，其脉两尺皆涩，左手短弱，右关不充，据脉涩不当有妊，而其夫云：向已受胎者二，俱弥月而产，体皆不完，始无舌，次无水火门户，产下随死而无生气，今第三孕矣，心忧之。以翁治法多奇思，幸投剂而保全之也。予以脉参之，多为神志不足，因处一方，曰壮神益志保孕汤。即语之曰，是方每月可服十帖，过八月则不必服矣。彼欣然从而服之，足月产一女，形全而气壮。及再有妊，未服药，虽生一女，完矣而头面为白膜遮蔽，隐隐仅见耳目口鼻，而亦随死也。后又孕，适予归省，其妇心忧失措，夫谕之曰，无恐，前保孕方在，向以未服，乃致乖舛，今可急服也。照方服如前。至期生一子而无恙。（《赤水玄珠》卷二十一《胎不长》）

按语：患者连育几子均形体不全，显然是和母体本身的状态有关。而除了母体肾虚气衰外，母体的精神状态也是影响胎儿生长发育重要因素。

本案即是一例，孙一奎根据病人的脉象判断胎儿发育迟缓主要是由于其母神志不足、焦虑过度所致，故用壮神益志保孕汤，以补气安神为主，并配合养肝、解郁、补阳、理气诸药。母体神完气足，胎儿自然无恙。

（五）调肝益神汤

出处：《孙氏医案》一卷《三吴治验六》

主治：心神不足、肝气郁结，而出现的失眠多梦、形羸气促、午后潮热等症。

组成：人参、酸枣仁、龙骨、丹参、石斛、贝母、麦冬、五味子、山栀、香附。

方解：本方与前述诸方不同，并不是在《赤水玄珠》一书中出现的，而是见于《孙氏医案》中。

本方以人参、酸枣仁、龙骨为君。人参除可补五脏外，还有安神的作用；酸枣仁可养肝宁心安神；龙骨甘涩入肝，可收敛神气而镇惊，三药均有调肝安神之作用，三药共用而相得益彰，故同为君药。配合丹参活血清心除烦；石斛与麦冬滋阴生津，降虚火；贝母润肺止咳；五味子敛肺，滋肾，共为臣药。香附可疏肝解郁，理气宽中；栀子清热泻火，治虚烦不眠，共为佐药。

案例：张文学子心病虚弱

张文学子心，二尹可泉公长君也。自知医，弱冠病，吴下名医皆诊之，金日疗，治久不效……予至，诊其脉，左寸短弱，右关略弦，余皆洪大。其症咳嗽，下午热从两足心起，渐至头面，夜半乃退，面色青，形羸气促，多梦遗，交睫卧床褥奄奄一息耳。时则七月初旬也。诊毕，语可泉公曰：郎君病可治，不宜豫凶器也。可泉公曰：诸医金谓火起九泉者，十不救一，大肉尽削者死，咳嗽加汗者死，脉不为汗衰者死，又当此铄石流金之候，又恐肺金将绝。豚子亦自谓无生理，先生何言可治也？予曰：汗多者，孤阳几于飞越也。可泉公曰：飞越亦死候也。予曰：几者，将成未成之辞也。症虽危，其色、其声音、其脉，尚有生意。终不可以一凶而废三善。两颧不赤，心火未焚也；声音不哑，肺金未痿也；耳叶不焦，肾水未涸也。相书云：面青者，忧疑不决；左寸短者，心神不足；关略弦者，谋为不遂。夫心者，万世万化之主，《内经》曰：主明则下安，主不明则十二官危。又肝主谋为，胆主决断。谋为不决，故色青。症与色与脉皆非瘵也。盖郎君志愿高而不遂其欲，殆心病，非肾病也。经曰：色脉相得者生。予故谓郎君之病可起也。病者闻言，明目语其父曰：吾今由寐初寤矣！从来未有此论沁吾心脾也。吾病由星士许决科于癸酉，是年余落第，而同窗者中，故怏怏至此。先生得吾心于色脉，神矣！此言可当药石，谨拜命。予为定方，煎方名调肝益神汤。以人参、酸枣仁、龙骨为君，丹参、石斛、贝母、麦冬、五味子为臣，山栀、香附为佐，服二十帖而病起。丸方则大龟板、熟地黄、枸杞子、人参、麦冬、五味、茯苓，蜜丸，服三月而精神健，肌肉完。次年生女。（《孙氏医案》一卷《三吴治验六》）

按语：本案患者有咳嗽、午后潮热、形羸气促等症，形似痨瘵。然而，孙一奎诊断后认为，患者两颧不赤、声音不哑、耳叶不焦，说明其心、肺、肾三脏之阴气尚未衰竭，与痨瘵证候不符。其脉象左寸短为心神不足，关略弦及面色青则提示肝气不舒。因而，本案患者实为因情志刺激后引起肝气郁结，进而导致心神不足、心血虚少所致，故治疗应予调肝安神。服二十帖而病起后，则进一步以龟板、地黄、枸杞等养阴之药调理而愈。

四、医案分析

　　孙一奎所存世之医案，主要记录在《孙氏医案》一书当中，计398案。在其另两部著作《赤水玄珠》与《医旨绪余》中，也记录有个别零星医案数则。其余如《名医类案》《古今医案按》等书中，所涉及孙一奎之医案，皆不出以上所述范围。

（一）《孙氏医案》特点分析

《孙氏医案》（又称《生生子医案》《孙文垣医案》），为其子孙朋来、孙泰来及门人余煌、徐景奇等人，根据孙氏家中所藏医案选编而成。孙一奎本人至今所存之医案，绝大多数皆源于本书。

1.《孙氏医案》考辨

关于《孙氏医案》，其书有两点疑问尚需考证。首先，医案的选择是否得到孙一奎本人的认可？根据《孙氏医案》中的多篇序言记载，《孙氏医案》的出版，是由于其"从诸绪绅文学之请"，而又为其族侄孙烨所说服而作，故医案的编纂时间应在孙一奎生前。这一点从《生生子医案·序》的落款"岁在己亥赐进士第中顺大夫奉敕整饬贵州思石道兼抚苗夷按察司按察副使路云龙顿首序"可以证实。己亥年即明万历二十七年（1599），而孙一奎逝世于庚子年即万历二十八年（1600）。而在《孙氏医案·医案小引》中，孙一奎曰："余兹举生平所偶中者笔之，著其症，详其脉，备述其治法，与药之君臣佐使，令之寒暑温凉，色之青红黑白，悉次而毕录……"因此，医案的选择与编写，虽然主要是其两个儿子孙朋来、孙泰来执笔，但很可能得到了孙一奎本人的亲自审定，甚至部分医案可能是其亲自撰写的。

其次，关于《孙氏医案》所载医案的数量。今本《孙氏医案》共 5 卷，其中《三吴医案》2 卷，154 案；《新都医案》2 卷，203 案；《宜兴医案》1 卷，41 案。合计 398 案。然而，在《生生子医案·序》中曰："而又随诊定方，缘方立案，笔之于帙，以为后日参考地，汇为六卷，名历验医案。"其书序言记载为"六卷"，比今本所见多出一卷，不知何故。推测也许是由于在《孙氏医案》中附有大量"主缙绅名家"的赠文与赠诗，从而单立一卷，但也不能排除是由于某种原因其中一卷未能刊行。由于资料的匮乏，其具体原因已不可考，今且存疑。

2.《孙氏医案》的写作特点

作为医案类著作，《孙氏医案》是有其独到之处的。对于医案的作用，孙一奎认为，"盖诊治有成效，剂有成法，因纪之于册，稗人人可据而用之"（《孙氏医案·医案小引》）。由此，孙一奎提出当时所流传各家医案的两大不足。即"或寂寥数语而法不备，或盘悦其辞，而于治法无当"。即记载过于简略而内容缺失与过于自夸而不切实用。

与其他医案类著作比较，《孙氏医案》主要有以下两个鲜明的特点：

其一，是挑选代表性验案。孙一奎所记录的医案均为精心挑选的验案，其病证与治法均具有一定的代表性，可供读者临床时参考，"是集每症只搜集其可为定式者，镂之为成案，而于症同治同者，删之不录，惧繁也"（《孙氏医案·凡例》）。尤其是书中标有"有发明""有大发明"者计57案，均于医理有阐发，辨治有独见，"或发明其症，或发明其治，或发明其时令，或发明其经旨，或发明其性情，或其人偏迷不从治理而罕譬曲喻，诱掖歆动之者"（《孙氏医案·凡例》）。此外，另有"治奇"三案，皆为不循常理而用药者。这些急重疑难病证的救治案例，充分反映了孙一奎精湛的医技，也往往是其在医学上有所创新之处的深入阐发。

其二，《孙氏医案》中，所记述的内容非常详尽。孙一奎在《孙氏医案·医案小引》中曰："余兹举生平所偶中者笔之，著其症，详其脉，备述其治法，与药之君臣佐使，令之寒暑温凉，色之青红黑白，悉次而毕录者，固以识余临病不苟，投剂不妄，以一得之愚，就正有道。"相比其他医案类著作，《孙氏医案》的记载，不仅包括患者的症状表现、孙一奎本人的辨证与病机分析、治法与方药的选择等内容，而且还详细地写明了诸如患者患病的前因后果、其他医生诊治情况，甚至诊治过程中相互对话的细节等。每一则医案都写成了一个引人入胜的小故事，极具文学观赏性。然而，正是由于其内容过于详细，使其按语烦琐拖沓，旁文常多于正论，故《四库全书总目提要》批评其："盖大意主于标榜医名，而不主于发挥医理。"

3.《孙氏医案》的诊疗特色

孙一奎作为明代医学大家，学验俱丰，不仅在理论上独树一帜，在具体的临床实践中也确有独到之处。其在临证中既能结合独创的理论，又能针对千变万化的临床实际辨证施治，因时、因证纠偏正误，离合治法，圆机融会，制方用药妙于一心，配伍灵活相得益彰，有极其丰富的临床经验。《孙氏医案·孙君医案序》曰："复集君所常治症以为案，余观其书，巧发而奇中，用愈甚精。"故而后人常常以"巧发奇中"来概括孙氏医案的特点，以说明其辨证之精准与用药之灵活。

具体而言，孙一奎在辨证、治法、处方、用药等方面，具有以下特点：①辨证方面，其论命门、元气、三焦确有临床依据，辨治元气多从中焦、下焦，辨治三焦重视中焦和脉诊，又能因时、因证的纠偏正误，抨击失于辨证施治的现象。②治法方面，虽然温补下元是其主要的学术特色，但其只是对特定疾病的创新，具有典型代表性。而在其诊治的大量医案中，其实仍以清热法居多，且善于多法并用，酌证而不泥古。③处方方面，孙一奎制方剂型、煎服法灵活多变，言语开导使人多有启迪，屡用验方有完整的理法方药。④用药方面，其用补益药居多，因善于配伍，圆活机变，故临证不以补益法占优，还扩充了对某些药物功效的认识，丰富了本草学的知识。

（二）各科病证验案选析

1. 中风验案

案例 1：潘见所公半身不遂

丙申夏，见所潘公谒予于海阳邑邸……予究何疾。公曰：无，第年甫逾疆，微觉阳萎。次早诊毕，语其随行俞金二公曰：公脉上盛下虚，上盛为痰与火，下虚为精元弱，切宜戒色慎怒，剂宜清上补下。不然，三年内恐中风不免。盖由痰生热，热生风也，谨之识之，乃为立方。别去，公亦未暇制服。公次年八月，往返武林，不无劳怒，又届中秋，连宵酒色。平常色后，辄用鹿角胶三钱，人参一钱，酒送下。以连宵有犯，乃用鹿角胶五钱，人参三钱，空心服之，十七日薄暮，偶与社友谈诗，筵间，左手陡然颤动，把捉不住，随归房，左手重不能举，十八日早，左边半体手足皆不为用矣……予始观面色赤，口微㖞向右，唇麻，手足踔拽，已成瘫痪。诊其脉，左弦大，右滑大。先用乌药顺气散一帖，服后昏睡半日，醒觉面更加赤，㖞也稍加，知痰盛使然。即以二陈汤加全蝎、僵蚕、天麻、黄芩、石菖蒲、红花、秦艽，水煎。临服加竹沥一小酒杯，生姜汁五茶匙，一日两进，晚更与活络丹。服至第六日，手指梢头略能运动，足可倚棹而立。予喜曰：机动矣！改用归芍六君子汤，加红花、钩藤、天麻、竹沥、姜汁，服二十帖，行可二十步矣，手指先麻木不知痛痒，至是能执物。继用天麻丸，兼服全鹿丸，调理百日，病去十之九。次年二月，北上补任永清，公以病后，能戒色断酒，自知培养，故药功获奏。此症予历治历效者，良由先为疏通经络，活血调气，然后以补剂收功。惟经络疏通，宿痰磨去，新痰不生，何痰不瘳。此治类中风之法也。(《孙氏医案》一卷《三吴治验十九》)

按语：本案患者本有痰火壅盛、精元不足的上盛下虚之证，又在纵欲后过服人参、鹿角胶等峻补壮阳之药，引发痰热生风、损伤经络而致半身不遂。针对这一病例，由于患者并无卒仆昏愦之症，可从容施治，孙一奎的治疗过程显得极为谨慎。其首先以疏风理气之法试探病情，予乌药顺气散一帖，发现患者出现"服后昏睡半日，醒觉面更加赤"，而知本病是由痰火壅盛引发，单纯理气法效果不佳，即以二陈汤祛痰，辅以全蝎、僵蚕、天麻等祛风通络之药治疗；服用至第六日有所见效，再用归芍六君子汤等补气养血活血之药治疗二十帖，最后再用天麻丸、全鹿丸调理。本案为孙一奎治疗中风之典型医案。历代医家对中风的治疗，多从内风、外风而区分，外风治以祛风通络，内风治以平肝息风。元·朱丹溪提出"痰热""血虚"生风之说，治疗主张"治痰为先，次养血行血"。孙一奎对于中风的认识，显然受到了朱丹溪的影响，同样强调治疗中风"当以养血除风，顺气化痰为主，不必强度某病属某经某脏而杂治之也"。在本案中正是鲜明地体现了其治疗中风"治痰为先"的理念，正如其自己在病案后评述说，"此症予历治历效者，良由先为疏通经络，活血调气，然后以补剂收功。惟筋络疏通，宿痰磨去，新痰不生，何疾不瘳"。

案例 2：吴别驾勉斋翁体丰腴连跌而口眼歪斜，左手足不能动

别驾吴勉斋翁，体丰腴，嗜炮炙，任性纵欲，年六十七，极躁急。一日跌伤其齿，恬不为意；阅三日复跌，亦不为意，复跌之次日晚，左手足忽不能动，口眼歪斜……诊其脉，左洪大，右缓大，观其色苍黑，神昏鼾呼，呼长而吸短，呼至口气嘞嘞出不能回，终日僵卧如醉，人不能动……予曰：症候甚恶，不特半身不遂也。半身不遂者，中风已过之疾，其势仍缓，亦有十余年无恙者，今才病，势便若此，乃中风之渐，方来且不可测……始以六君子汤加全蝎、僵蚕、天麻，与之两日，神气仍未清，犹昏睡，睡犹呼吸，口边嘞嘞然，间作吐，粒米尚不进，前药再加竹茹。又两日，神始苏，欲言而舌难掉，嗳嗳不能出诸口，前药又加石菖蒲、远志、红花，始能进粥数口，日计亦可茶瓯许，夜与正舌散，同前药饮之。又三日，能坐，粥亦颇加，惟言尚謇涩，欲言以笔代口，写我左手甚痛，大小便艰少。又用四君子汤加陈皮、竹茹、当归、芍药、红花、钩藤、天麻，服三日，神思大好，饮食日加，以是方调理弥月，手痛减，稍能动，足稍能伸，扶起能坐，且能自按谱铺牌，语言十厘清至八九，有万全之望。唯大便有七八日或十余日始一行。予曰：此血少之故，补养久当自全，幸无他用而速害。公常自言吾疾乃痰在膈间，何能得一吐为快，此医家有授之言也。予曰：公脉大虚，非余痰为害，况今以补养而渐安，此其明验，何敢轻试一吐，愿宁耐静俟，毋涉危险也。此戊戌九月念五，予以是日别往苕城，别不及旬，公复倾心而任张甲，张大言曰：公病可吐，早吐早愈，诸郎君始信予言，持议不可。彼曰：公病痰也，不可不吐，吐而后补，可全愈而无后患，不然必成痼疾。公欲速效，决意吐之。诸郎君不能阻，一吐而烦躁，犹曰吐不快耳，须大吐始可，再吐而神昏气促，汗出如雨，立时就殂，可叹可叹！（《孙氏医案》五卷《宜兴治验三十八》）

按语： 本案患者远较前者更加危恶，已出现昏睡不醒之症状。孙一奎治疗以六君子汤等药补养为主的同时，又在遣方用药之中加入竹茹、陈皮、红花等化痰活血之品。说明其仍然认为本案的病机与前案相近，同为痰热壅盛。但本案患者脉象大虚，应以"补养而渐安"，不可盲目拘泥于前案先治痰而后补的思路，尤其不能涉险以吐、下等峻法祛痰，否则必会导致变证。

案例3：程晓山中风先兆

太塘程晓山，程松谷从弟也。客湖州，年四十，悬弧之日，湖中亲友举贺，征妓行酒，宴乐月余。一日忽言曰：近觉两手小指及无名指掉硬不舒，也不为用。口角一边常牵扯引动，幸为诊之。六脉皆滑大而数，浮而不敛。其体肥，其面色苍紫。予曰：据脉滑大为痰、数为热、浮为风。盖湿生痰、痰生热、热生风也。君善饮，故多湿。近又荒于色，故真阴竭而脉浮，此手指不舒，口角牵扯，中风之症已兆也。所喜面色苍紫，其神藏，虽病犹可治。切宜戒酒色，以自保爱。为立一方，以二陈汤加滑石为君，芩、连为臣，健脾消痰，撤湿热从小便出；加胆星、天麻以定其风，用竹沥、姜汁三拌三晒，仍以竹沥打糊为丸，取竹沥引诸药入经络化痰。外又以天麻丸滋补其筋骨，标本两治。服二料，几半年，不惟病痊，且至十年无恙。迨行年五十，湖之贺者如旧，召妓宴乐者亦如旧，甘酒嗜音，荒淫而忘其旧之致病也。手指、口角牵引、掉硬尤甚，月余中风，左体瘫痪矣（瘫痪俗所谓半身不遂也）。归而逆予诊之，脉皆洪大不敛，汗多不收，呼吸气促。予曰：此下虚上竭之候。盖肾虚不能纳气归原，故汗出如油，喘而不休，虽和缓无能为矣，阅二十日而卒。（《孙氏医案》四卷《新都治验一百七十》）

按语： 本案在前述"中风"一节已有介绍。本案之精华在于对中风先兆的精确描述："近觉两手小指及无名指掉硬不舒，亦不为用，口角一边，常牵扯引动。"体现了中医不治已病治未病的预防医学思想。

2. 胁痛验案

案例1：光禄公痰火胁痛

光禄公后有事于庄所，值中秋，乘酒步月，失足一跌，扶起便胁痛不能立，昼夜不宁。行血散血活血之剂，一日三进，阅三月服二百余帖，痛不少减，因迎予治。诊之，脉左弦右滑数，予曰：此痰火症也。公曰：否，贱躯虽肥，生平未尝有痰，徒以遭跌，积血于胁间作痛尔。予曰：据脉，实痰火也，痰在经络间，不在肺，故不咳嗽，而亦不上出。脉书云：滑为痰，弦为饮。予据脉而认痰火。如瘀血，脉必沉伏，或芤或涩也，面色亦必带黄。前诸君认瘀血治者，皆徇公言，不以色脉为据。且多服峻厉克伐破坚之剂无效，此非瘀血之积明矣。公欣然请药，即用大栝蒌壳者二枚，重二两，研碎，枳实、甘草、前胡各一钱，贝母二钱，与四帖。公以为少。予曰：愚见犹以为多，此症服之一二剂可瘳，又即报我，为制补益之药可也。公得药一更矣，仍煎服，五更腹中辘辘有声，天明大泻一二次，皆痰无血，痛减大半。再服又下痰数碗许，痛全止，随能挺立。三服腹中不复有声，亦不泻。盖前由痰积泻也，今无痰，故不泻。（《孙氏医案》一卷《三吴治验十二》）

按语： 既往中医论胁痛，大多责之于肝郁气滞与瘀血阻络两类，而孙一奎单以脉象左弦右滑数，便能断定为痰火之证。这不仅体现出孙一奎高超的医术与缜密的辨证思路，而且体现了勇于突破思维定式的创新精神。

案例2：徐学士检老患肠风下血数桶后委顿而右胁极痛

学士徐检老，体丰浓，善饮，致有肠风，计下血不下数桶，因而委顿。己卯仲冬，右胁极疼痛，上至耳后，夜分尤甚，左右不能转动，转动则痛甚，饮食减，面色青，闭目汗出如雨，湿透衣被，故不敢合睫而睡。族医皆投以香附、青皮，及辛散之剂，痛愈甚，汗愈多，面愈青。逆予诊之，两寸短弱，左关弦而搏指，右关沉滑，六脉皆近七至。予曰：据痛在少阳经分野，始必动于怒，木火之性上而不下，故上冲耳后而皆痛也。夜痛甚者，盖夜属肝气用事，《内经》云：司疏泄者肝也。邪在肝胆，故阖目汗即大出，中焦原有湿痰，法当调肝清热解毒为主，兼利小便，不可遽止汗而使邪无出路。今脉大数，如遽敛汗，是逆其木火之性，不惟痛加，且将发肿毒而害非浅矣。《内经》云：膏粱之变，足生大疔。当预防之。公曰：何为敛剂而谓不宜？予曰：当归六黄汤内有地黄、当归、黄芪，皆滞痰闭气之味，桔梗亦非所宜。书曰：下虚者及怒气上升者皆不可用，故当慎也。因以柴胡、黄连为君，白芍、甘草、天花粉为臣，红花、连翘为佐，龙胆草为使，服后汗虽仍旧，痛即减三分之一，不妨睡矣。次日仍用前药，痛又减半，第三日又服，左右转动如常，饮食也加。予未至，公已先迎姑苏盛氏，盛公幼时窗友也，家世受医。公初不急予，日引领期盛到，可刈枯铲朽也。盛至诊毕，遂诘曾用何剂，公出予发剂示盛，盛大叫称谬，谓当隆冬之候，汗多如此，阳气大泄，何敢以柴胡为君，喉中痰既未清，又何不用桔梗当归六黄汤。前贤已试之药置而不用，是舍纪律而务野战出。即取六黄汤加桔梗以进。公雅信盛，乃倾心以从，速煎服之，未超时而旧病随作，色色加恶，左右复不能转动，自戌而至子丑，苦不能支。有内侍语之曰：服孙君药虽未全可，亦已去泰去甚，彼曾言二药不可用，何为轻犯而受此苦？宜急取孙君药煎饮，饮下即伏枕鼾鼾，达旦始瘳。命使速予至而叩予曰：人言隆冬汗出不当用柴胡，而公用为君，何旨？予曰：胆与肝为表里，肝胆之火郁而不发故痛，痛极而汗，汗出而痛减者，是火从汗出，盖汗乃邪出之门也。予故曰：汗不可敛。本草云：柴胡泻肝胆火，而以黄连佐之。《内经》云：木郁则达，火郁则发。言当顺其性而利导之。势则易克。古人治火之法，轻则正治，重则从其性而升之者。以此，盖医贵通变，如阴虚火动而汗出者，内无有余邪，故以六黄汤敛而降之，常治法也。今内有余邪未出，遽敛降之，邪无从出，势必成毒，故变常而从治者，使邪有出路，木火之性不逆，则毒不成而痛可减也。公曰：善哉。孙君之剂，奇正相生，不下孙武子兵法，何轻以无纪律议之，愿投剂而奏凯也。予曰：公数日后疮疡大发，两胯且有兴块作痛，此毒出之征，公于时无恐。改用柴胡、白芍、甘草、丹参、苦参、茯苓、瞿麦、车前子、黄柏、金银花、连翘服三日，而痛全减，汗全收，左右不能转动矣。逾日，公谓肌肤甚痒，累累然似瘾疹，岂疮出欤，欲以药浴之可乎？予曰：可。再三日，两胯果发兴块，如棋子大者数枚，且痛。予业已制蜡矾丸以待，至是授服之。疮果遍身大发，两腿为甚，一月余而瘳。公始信予防毒之言不谬，披悃交欢，且作序识胜，期与终身不替云。(《孙氏医案》五卷《宜兴治验一》)

按语： 本案之胁痛属于较为典型的情志不舒引起肝郁化火、阻滞络脉之证，因而治疗当调肝清热解毒为主。本案之亮点在于，孙一奎在诊断出患者肝胆有热邪，中焦有湿痰的情况下，不能轻易用敛汗之法，故而舍地黄、当归、黄芪等滞痰闭气之药不用，从而始终保持邪有出路。这再一次充分体现了孙一奎临床辨证准确严谨，用药巧妙灵活的特征。

3. 咳嗽验案

案例1：堂弟东里内子咳嗽吐红

堂弟东里内子，咳嗽吐红，发热头眩，脚膝乏力，先已服滋阴降火十数剂不愈。饮食渐少，精神渐羸，恳予治之。两寸脉累累如贯珠，两尺俱软弱，此上盛下虚之候。上盛者，痰与瘀血也；下虚者，肾阴弱也。且生平好饮，不无助热，法当先清上焦，化去瘀血宿痰，然后以养阴药收功，则病根可刈，痨瘵可免也。用贝母、枳壳、桑白皮清肺化痰，滑石、桃仁、牡丹皮、小蓟消除瘀血，山栀子、甘草、白芍药养血以祛余热。三帖后，红渐稀少，前后心始不胀痛。惟痰嗽不止，大便结燥，减去滑石、桃仁，加栝蒌、黄芩、紫菀调养而平。（《孙氏医案》四卷《新都治验一百三十六》）

按语：咳嗽吐红多为阴虚火旺，《局方发挥》曰："口鼻出血，皆是阳盛阴衰，有升无降，血随气上，越出上窍，法当补阴抑阳，气降则血归经矣。"孙一奎在《赤水玄珠》第九卷《血门》中曰："夫治血当明血出何经，时师多宗丹溪有曰，吐血、衄血，多是火载血上，错经妄行，越出上窍。"此患者咳嗽吐红且有头眩、脚膝乏力等肝肾阴虚症状，发热为阴虚火旺之状。故时医用滋阴降火之剂。滋阴降火之剂多寒凉之品，寒凉伤脾胃，使饮食渐少，精神渐羸，是为误治。观此案，孙一奎据证凭脉，其辨证关键是"两寸脉累累如贯珠，两尺俱软弱"，两寸是为滑脉，实邪壅盛于肺发为咳嗽；尺脉软弱为肾虚之脉，为上盛下虚之证。所以先上清痰瘀，下养阴血。病根除再止咳嗽，症状渐消。

案例2：黄源金先生内人吐血泄泻发喘

甲午仲秋下旬，黄源金先生以中馈病急，谒予于市……病自仲夏吐血二碗余，初以芩、连、栀、柏、生地、芍药大寒之剂投之，一帖而止，未几则咳嗽彻昼夜。后师谓咳自吐血后，当以滋阴降火之治。逾两月，尽其法而罔效，反加喘促、泄泻，辰巳二时发热、烦躁，师告技穷，谓喘咳乃火刑肺金，泄泻乃脾胃已惫。保脾则火愈炽而喘咳增加，滋阴则泄泻绵绵而元气下脱……观其面青，喘从抬肩撷项，息息连身而倒，胁背俱疼，日夜不得伏枕，脉之左涩右寸关滑大……遂以紫菀、茜根、牡丹皮、桃仁、益元散、桑白皮、茯苓、桔梗、栝蒌仁、桂枝、白前，水煎，临服加韭菜汁半酒杯。服后背胁痛止，泻减半，乃得睡，但咳而声哑不除。次以杏仁、桔梗、紫菀、甘草、白前、五味子、栝蒌、干姜、款冬花、半夏曲、通草，水煎服，服后声渐开，泻全止，惟嗽尚多。再以半夏曲、桔梗、茯苓、陈皮、甘草、杏仁、桑白皮、白前、苡仁、白芍、牡丹皮，水煎。后以丹溪治咳吐方，用泻白散加青皮、人参、白茯苓、五味子，调理痊愈。……功成，余明甫、查仲修问予曰：病起于吐红，发热、烦躁、喘咳皆是火邪，前后之师滋阴降火，药法亦未爽，然而病转增剧，其故何也？予答曰：医不难于用药而难于认病。余明甫、查仲修曰：市人议先生治疾多不循方，每每师心。金之役，人皆视为火症而用寒凉，先生独用温药，虽成功，小人窃为先生恐。予曰：病原于火，其势之剧，以治之太峻致然。夫血之初来，势如涌泉，安能一吐遂尽？必有余血伏于经络，思不及此，而以大寒之剂一帖而止，夫大寒之剂岂能止血，适以凝其血耳。血凝经络，滞于气道，气滞血凝，日甚一日。气滞又复生痰，痰与瘀血两滞经络，则肺气不利，故咳嗽声哑。不加察而为消瘀化痰，导血归经，又以滋阴苦寒之剂施之，则痰瘀愈凝而气道愈不利也，久则胃寒脾弱，反增泄泻，昼夜喘促不能卧矣。书云：上热未除中寒复生，而为阴盛格阳之症，故咳而呕吐，予故始以桂枝、干姜之类温其胃，以桃仁、韭汁、丹皮、茜根之类活其血而消其瘀，故喘止而泻除……仲修又问：先生何以认是症为中寒而非阴虚之火，而又认其喘为瘀血也。予曰：脉与症皆可考。《脉经》云：涩为气滞，气滞且血凝。盛吐之后，大寒之药一帖而止，其未尽之余血为寒凉所凝，滞于气道为喘。书云，从前来者为本，从后来者为标。兹用活血消瘀之剂治其本，以温热暖胃之剂治其标，故泻止而喘定也。若夫阴虚火动之脉，乃细数之候，今脉滑大，非阴虚之脉，阴虚喘嗽之症，潮热于夜，两颊皆红，今热在辰巳阳分，而面色带青，由是以知其非阴虚之火，乃误用寒凉激其火而上行也。经曰：水流湿，火就燥，中气既寒，火愈不能下矣，正如雨骤雷烈则电光之火愈炽，日出而电光自息也。且阴虚火动，火起九泉，皆自足下涌泉穴起以渐上升，今膝下冷而上身热，两尺脉又弱，盖由咳而气升。经曰：形寒饮冷则伤肺。肺气为寒药壅遏不得下降，故咳而吐酸。《丹溪纂要》云：阴气在下，阳气在上。喘咳呕吐，泻白散加人参、茯苓、五味子、青皮。故不从河间，而用诸呕吐酸皆属于火之治，况今岁次甲午，为湿土司运，八月建酉，水土衰败之时。《内经》曰：毋违时，毋代化。且脾恶湿，湿多则泻，湿则生痰。前后之师不考运气月令，一概而用滋阴降火之剂，助湿生痰，安望其痰之愈也。《丹溪纂要》云：实脾土，燥脾湿，是治痰之本也。遵而用之，如鼓应桴，予故曰：医不难于用药而难于认病，有以也。（《孙氏医案》三卷《新都治验八十二》）

按语：本案中有孙一奎和余明甫等人的对话及孙一奎之分析。孙一奎认为医不难于用药而难于认病。《赤水玄珠》第九卷《血门》转引丹溪云："先吐红，后见痰嗽，多是阴虚火动……"病起于吐红，发热、烦躁、喘咳，皆是火邪，前后之师滋阴降火，药法亦未爽，然而病转增剧。孙一奎察色辨脉，审证求因，以为脉涩为气滞，气滞且血凝。盛吐之后，大寒之药一帖而止，其未尽之余血为寒凉所凝，血凝气滞，气滞又复生痰，痰与瘀血两滞经络，施用滋阴苦寒之剂，则痰瘀愈凝而气道愈不利，久则胃寒脾弱，反增泄泻，昼夜喘促不能卧。从前来者为本，从后来者为标。故孙一奎用活血消瘀之剂治其本，以温脾暖胃之剂治其标，故可止泻而定喘。

案例3：爱泉伤风咳嗽声哑右边不能贴席

爱泉，上年十月因伤风咳嗽，实时声哑，继闻父伤过忧，右边不能贴席而睡。医以滋阴降火之剂治之，半年肌肉大削，大便溏泻，饮食减少，咳嗽声哑有加，喉且疼痛。迎余为治，诊得六脉俱弦数，此忧伤肺、思伤脾症也。危急甚矣。以白术、茯苓、陈皮、粉草、苡仁、桔梗、柴胡、桑白皮、酒炒白芍药、泽泻、麦芽、山楂，煎服一日；再以荆芥、桔梗、玄参、甘草、茯苓、白芍、酒连、扁豆、山药、山楂、木通，服此而右边可睡矣。改用参苓白术散加白芍药、乌梅、诃子、酒连、山楂，调理而愈。（《孙氏医案》三卷《新都治验二十六》）

按语： 本案本为咳嗽日久，又继忧思伤脾肺，症状渐重。《内外伤辨惑论》云："脾胃一虚，肺气先绝。以肺金不足，则肝木愈不能制。"浊痰瘀血凝于肺窍，故咳嗽声哑加重，喉痛，右边不能贴席而睡。而医不辨其因，误用滋阴降火之法。脾土继被寒凉所伤，脾土更虚以致肌肉大削，大便溏泻，饮食减少。孙一奎注重诊脉，脉证结合，治病必求其本，故治以健脾利湿，柔肝宜肺。处方三经加减而愈。

4. 泄泻验案

案例 1：王敬泉内眷痰嗽腹胀

王敬泉内眷，患痰嗽，腹饱胀，泄泻肠鸣，里急后重，发热，口鼻之气如火塞。以六君子汤，加山楂、麦芽、柴胡、秦艽、青蒿、白芍药、益智仁，与香连丸兼服，两剂，气舒嗽减，大便结实，鼻仍塞。前方加川芎，减白芍药而安。（《孙氏医案》一卷《三吴治验五十一》）

按语： 孙一奎认为，里急谓腹内急迫，后重谓肛门下坠，此皆脾胃不和，或为风寒暑湿令气所干。本案王氏内有泄泻、里急后重，外有发热、咳嗽等外感之象正合此征象，故治里以四君子汤加半夏、陈皮、山楂、麦芽健脾和胃，使补而不滞；香连丸清热燥湿行气，白芍、益智仁收敛止泻；治表以柴胡疏散邪热，升举清阳；青蒿清虚热，芳香而散暑热，秦艽清内外之湿热。《本草蒙荃》谓益智仁"和中气"，治"脾胃寒邪"，调"诸气以安三焦"，"在四君子则入脾"。刘完素曰："以白术之甘，能入胃而除脾胃之湿，芍药之酸涩，除胃中之湿热，四肢困，茯苓之淡泄，能通水道走湿，此三味，泄痢须用此。"诸药共用，补脾而不壅滞，透热以祛外邪。药后泻止嗽减但鼻塞，里证向愈，故去白芍加川芎上行以通鼻窍。孙氏治疗泄泻初起兼有表证者，在健脾除湿基础上，逆其病势，透热外出，使邪气不能由表陷里。

案例 2：吴仲峰脾泄

吴仲峰先生邀予诊，时为仲秋初二日也。六部皆沉微，而左尤甚，隐隐又如蛛丝之细。症则原以肠风去血，过服寒凉，致伤脾胃。自春至秋，脾泄不愈，日夜十二三行，面色黄白带青，两颐浮肿，四肢亦浮，小水不能独利，利必与大便并行，肠鸣，四肢冷，口不渴，饮食大减，口唇龈肉皆白。其为人也，多忧思。夫四肢者，脾之所主，清冷为阳气不充。两颐乃肾经部位，浮肿益见肾气之不足也。脉沉微与面色黄肿，皆属于湿。书云：诸湿肿满，皆属脾土。合脉症观之，由脾虚不运，积湿而然，虚寒明矣。病至此，势亦甚危，第形症相符，色脉相应，又能受补，庶几可生也。法当大温补升提。以东垣益胃升阳渗湿汤加减调理。人参三钱，白术五钱，黄芪二钱，茯苓、益智仁、苍术、泽泻各一钱，大附子五分，炮姜、炙甘草、升麻、防风各五分，连服八帖，诸症悉减。乃嘱之曰：病虽暂愈，宜戒生冷、忧思，庶服药有效，切勿轻犯，犯之非药石可回也。翁曰：诺，敢不唯命？（《孙氏医案》二卷《三吴治验七十》）

按语：本案属较为典型的脾胃虚寒泄泻。脾主四肢，清冷为阳气不充。两颐乃肾经部位，浮肿说明肾气不足。脉沉微与面色黄肿，由脾胃虚寒不运积湿所致，法当温补升提。孙一奎合李东垣的升阳益胃汤、升阳除湿汤与益胃汤加减，以人参、白术、黄芪、炙甘草甘温益气，茯苓、泽泻淡渗水湿，升麻、防风、苍术之类风药胜湿以助升腾之气，附子、炮姜、益智仁温中散寒。诸药同用，益气升阳，温中化湿，辅以调理饮食与情志，诸症自解。

案例3：吴九宜先生早晨泄泻

吴九宜先生，每日早晨腹痛泄泻者半年，粪色青，腹膨，人皆认为脾肾泄也。为灸关元三十壮，服补脾肾之药皆不效。自亦知医，谓其尺寸俱无脉，惟两关沉滑，大以为忧，以人言泄久而六脉将绝也。予为诊之曰：君无忧，此中焦食积痰泄也，积胶于中，故尺寸脉隐伏不见。法当下去其积，诸公用补，谬矣！渠谓：敢下耶？予曰：何伤。《素问》云：有故无殒亦无殒也。若不乘时，久则元气愈弱，再下难矣。以丹溪保和丸二钱，加备急丸三粒，五更服之，巳刻下稠积半桶，胀痛随愈。次日六脉齐见。再以东垣木香化滞汤，调理而安。渠称谢言曰：人皆谓六脉将绝为虚极，公独见之真而下之，由公究理深邃，故见之行事，着之谈论，皆自理学中来，他人何敢望其后尘。(《孙氏医案》一卷《三吴治验三十四》)

按语： 孙一奎认为久泻多是积，引《本事方》言"治痼冷在肠胃间，频年腹痛泄泻，休作无时，服诸热药不效，宜先取去积滞，然后调治，不可畏药以养病也。"本案属中焦食积痰泄，积胶于中，故尺寸脉隐伏不见，大便色青为寒象，法当温下寒积。故孙一奎以保和丸加备急丸治疗，下后也不以参、术调理，而用木香化滞丸，可知本案实为活用《内经》通因通用法之典范。《孙氏医案》共两次使用备急丸，均配伍保和丸，可见孙一奎攻下积滞亦顾护脾胃。此温下之法，亦为今人所倡导。本案为食积泄泻，而证候表现却类似于脾肾虚寒，恰可于前述"吴仲峰脾泄"一案相参照阅读。

案例4：李古愚胸膈饱闷大便溏泄

李古愚先生，每食后即大便，腹皮稍胀急，胸膈饱闷。医与参、术则痞闷愈甚，小水清而长。予脉之，左寸涩，右寸滑，按之如黄豆大，且鼓指，关尺之脉皆弦小，左尺脉迢迢有神气。据脉乃积痰郁滞于肺莫能出，以致大便之气不固也。法当效丹溪治乃叔用吐，吐去上焦痰积，而大便自实矣。先用苦梗、萝卜子各三钱，白豆仁、橘红、山栀仁各一钱，川芎五分，生姜三片，葱三根，水煎服之，取吐。服后半小时许，恶心，吐出清痰，恶心之势虽有，乃痰积胶固，犹不易出。又以萝卜子一合，擂浆水，加蜂蜜，与半碗饮之，始吐出胶痰二碗余。平日每小水则大便并行，吐后小水始能独利，连行三四次，而胸腹宽舒。初亦以吐为惧，至是豁然称快，大便五日不行，始以予言为不谬也。再以二陈汤加白术、旋覆花、麦芽，调理而全可矣。(《孙氏医案》二卷《三吴治验七十七》)

按语： 本案为吐法治疗泄泻之验案。朱丹溪曾遇族叔泄利日久而神不悴，小便涩少而不赤，脉涩而颇弦，膈微闷，饮食减，素喜食鲤鱼，诊为"积痰在肺"，"肺为大肠之脏，宜大肠之本不固也，当与澄其源而流自清"，治以吐法而愈。孙一奎效法朱丹溪治病必求其本，以宣化治泄泻而得安。孙一奎引王纶之言："病有当吐而不可吐者，如尺中脉按之有力则当吐之。"李氏脉右寸滑大而鼓指，为肺中积痰，关尺之脉皆弦小，有欲吐之病势，左尺脉迢迢有神气，表明宜用吐法。初用方中桔梗、莱菔子、川芎、葱皆上行，宜于涌吐；白豆蔻、生姜止呕，可防涌吐太过。李时珍曰："(莱菔子)生能升，熟能降，升则吐风痰。"此案中莱菔子当为生用。二次方中重用莱菔子，配以浆水、蜂蜜。朱丹溪言莱菔子"水研服，吐风痰甚验"，浆水"善走化滞物"。《本草蒙荃》谓浆水治"泻痢即臻速效"。诸药并用，因其高而越之。药后吐尽胶痰，二便调畅。以二陈汤加白术、旋覆花、麦芽健脾化痰而安。

5. 痢疾验案

案例1：官詹吴少翁患痢赤白兼下里急后重

官詹吴少翁，患痢，赤白兼下，里急后重，市医治半月，后重不除，饮食渐减；最苦者，下午发热呕吐……观其色，唇红面痒，听其声，微弱不扬，但一两语，气即不接续，下午潮热，至丑方退，形神俱弱。诊其脉，两手俱大而无力，右关略滑。予曰：据此乃虚虚实实之候，不足中之有余也，治当补养，兼清兼消，缓以治之，庶可无恙。公深然之。以四君子汤加白芍药、黄连、山楂、滑石、陈皮、柴胡，两帖而潮热除，呕吐止。去柴胡，因口渴不止，加葛根，六剂而饮食渐进，血亦止，惟白脓不除。改用人参、白术各二钱，白茯苓、白芍药、当归、神曲各一钱，酒连、陈皮、泽泻各七分，滑石、山楂各一钱半，外以丸剂消息盈虚，调养半月，则神气回而饮食大进，肌肉渐生矣。少冢宰检翁问曰：诸医先谓老年痢非所宜，又呕吐饮食不进者，谓之噤口，且身热脉大为痢所忌。公不旬日而收功，岂诸医称书之忌皆幻妄哉？予曰：诸君所言，皆至言也，第非因时制宜耳。愚见以脾胃乃五脏六腑之仓廪，故曰纳谷者昌。又曰人身之内，谷气为宝，予姑舍痢不治，而先开胃口，俾进饮食，使新糟粕将宿秽压下，若见粪则后重除而痢易愈也。然又相其机宜，若食入而腹胀作痛，又量势略与疏通，通后或气虚下坠，又因势而略与升提。大抵以理脾开胃进饮食为先，此亦远交近攻之策，日虽多，功可万全矣。斯仆一得之愚，屡试而屡验者也。设不先开胃口，不审老弱，不揣缓急，一概治痢，虽有得未必无失，岂能胜算哉！公曰：善。(《孙氏医案》五卷《宜兴治验四十》)

按语：噤口痢，指患痢疾而见饮食不进，食入即吐，或呕不能食者。常见于疫痢、湿热痢重证。多因湿浊热毒蕴结肠中，邪毒亢盛，胃阴受劫，升降失常；或因久病脾胃两伤，中气败损所致。虚实夹杂，极为难治。本案属老年之噤口痢，通常此病若见身热、脉大、呕吐者，多为危候，往往预后不测，但孙一奎面对复杂的病情，极为大胆地先舍弃痢疾不治，而是先从"开胃口"入手，补益脾胃为主，辅以清热、消导，药用四君子汤加白芍、黄连、陈皮、柴胡、山楂。这一思路极为巧妙，脾胃和则呕吐止，胃口开则饮食进，自然可新生糟粕，可将体内宿便逐步替出，而后痢疾就较易医治了。

案例2：太学从明滞下纯血

族侄太学从明，夏初由客邸患滞下，调半痊而归，因食隔宿猪首而复，里急后重，昼夜三四十度，日渐沉困，口渴，胸膈焦辣，手必热，腹微痛，小水少。每解时先干哕，呕恶，汗出飞飞，下皆稠黏紫黑血，无粪。彼素知医，且慎重，不轻服人药。敦予诊之，脉左沉弦，右滑数，面色外黑内黄，饮食不入，肛门辣痛。予以渠原禀薄弱，今远归，途次不能无劳，不敢疏下。姑以胃风汤加黄连，与二帖不效，腹稍加胀。渠叮予曰：古云无积不成痢，顾积势胶固，切勿用补，无以体素弱为疑。予曰：诺！改用黄芩芍药汤三剂无进退。乃私语渠侄元亮曰：令伯之症，实实虚虚，热热寒寒，实不易治，且谷食噤口不入，干哕可虑，须得明哲参治。……予知渠信任坚若金石，益加研究，图欲先开胃口，使新谷食净宿秽压出，或补或攻，视缓急以为方略。乃背嘱元亮曰：令伯非人参不可，幸且勿露，俾予得以尽技。元亮：诺。乃仿朱丹溪法，用人参、黄连各二钱，煎浓，细细呷之，但得一呷下咽，胃口便开，哕恶便止。盖胃口虚热冲上为哕也。其日用之，哕恶即止大半。连与两日，觉胸腹胀，即以保和丸应之。觉小水不利，又以清六丸应之。里急后重，以参、术加芩、连、木香、槟榔、滑石、桃仁应之。人参皆背加，太学不知也。渠每诊必叮予曰：日来疾稍平，叔之力也。幸忽遽补，恐废前功。予曰：如教。讵知人参已服过十日，计二两许矣。此后脉仅四至，软而无力。忆丹溪云：虚回而痢自止。又云：气虚甚者，非附子不能行参。乃以胃风汤加黄芪、附子、姜炭四剂而血全无，后重也止，惟大便泻而不实，所下俱黄粪。渠知积滞已尽，始欲理脾，用参苓白术散服十日，便仍不实。乃问予曰：补脾而泻不止奈何？予曰：据脉乃下元虚寒，殆肾泄非脾泄也，温补下元则固矣。盖肾者胃之关，初不敢用下剂者，虑有今日也。教以菟丝子、破故纸、杜仲、山茱萸、人参、大附子、白茯苓、泽泻，四帖全瘳。(《孙氏医案》四卷《新都治验

一百三十九》)

按语： 本案从症状看，有口渴、胸膈焦辣、手热、肛门辣痛等，似乎为实热血痢。然而，孙一奎根据其左沉弦、右滑数的脉象，认为其实是虚实寒热夹杂的复杂证候，故不可单纯使用清法。故孙一奎治疗，以人参，以芩、连，或补或清，或单用或并用，随着患者症状的改变而随之变换，最后又转为温补下元而收功。充分体现了孙一奎辨证准确、用药灵活多变的特征，值得学习和借鉴。

6. 消渴验案

案例：一书办下消

一书办年过五十，糟酒纵欲无惮，忽患下消之症，一日夜小便二十余度，清白而长，味且甜，少顷凝结如脂，色有油光。治半年不验，腰膝以下皆软弱，载身不起，饮食减半，神色大瘁。脉之六部大而无力。书云：脉至而从，按之不鼓，诸阳皆然，法当温补下焦。以熟地黄六两为君，鹿角霜、山茱萸各四两，桑螵蛸、鹿角胶、人参、白茯苓、枸杞子、远志、菟丝子、怀山药各三两为臣，益智仁一两为佐，大附子、桂心各七钱为使，炼蜜为丸，梧桐子大，每早晚淡盐汤送下七八十丸，不终剂而愈。或曰：凡云消者皆热症也。始公具方，人多议之，今果以温补成功，此何故哉？予曰：病由下元不足，无气升腾于上，故渴而多饮。以饮多，小便亦多也。今大补下元，使阳气充盛，熏蒸于上，口自不干。譬之釜盖，釜虽有水，若底下无火，则水气不得上升，釜盖干而不润。必釜底有火，则釜中水气升腾。熏蒸于上，盖才湿润不干也。(《孙氏医案》二卷《三吴治验一百三十一》)

按语： 对于消渴的辨治，金·刘完素在《三消论》中曾言："如此三消者，其燥热一也，但有微甚耳。"同时，在治疗上提出："补肾水阴寒之虚，而泻心火阳热之实，除肠胃燥热之甚，济一身津液之衰。使道路散而不结，津液生而不枯，气血利而不涩，则病日已矣。"强调了清除肠、胃、心诸脏腑之热而补肾水之虚，是消渴的主要治法。其后，张从正《儒门事亲》中，专立《三消之说当从火断》一篇，阐发消渴的治疗应注意滋阴降火。其实，消渴的病机，属于下元虚惫、肾气不足者亦不罕见。《金匮要略·消渴小便利淋病脉证并治》云："男子消渴，小便反多，以饮一斗，小便一斗，肾气丸主之。"即是明证。本案中，孙一奎据证凭脉，治用温补，其辨证关键是"一日夜小便二十余度，清白而长""脉之六部大而无力"，显属肾气不足之证。譬如釜中存水，釜底乏薪，致使津液不能上润而为消渴。治疗上，注重填精化气，阴中求阳，使阳气充盛，熏蒸于上，消渴自除。

7. 痹证验案

案例1：吴江孙行人痛风

吴江孙质庵老先生行人，时患痛风，两手自肩及曲池，以至手梢、两足自膝及跟尻，肿痛更甚，痛处热，饮食少……诊其脉，皆弦细而数，面青肌瘦，大小腿肉皆削。予与言：此病得之禀气弱，下虚多内，以伤其阴也。在燕地又多寒。经云：气主煦之，血主濡之。今阴血虚，则筋失养，故营不营于中；气为寒束，百骸拘挛，故卫不卫于外。营卫不行，故肢节肿而痛，痛而热，病名周痹是也。治当养血舒筋，疏湿润燥，使经络通畅，则肿消热退，而痛止矣。痛止，即以大补阴血之剂实其下元，则腿肉复生……予先以五加皮、苍术、黄柏、苍耳子、当归、红花、苡仁、羌活、防风、秦艽、紫荆皮。服之二十剂，而筋渐舒，肿渐消，痛减大半。更以生地、龟板、牛膝、苍术、黄柏、晚蚕砂、苍耳子、苡仁、海桐皮、当归、秦艽，三十剂而肿痛全减。行人公益喜。予曰：病加于小愈，公下元虚惫，非岁月不能充实。古谓难足而易败者，阴也。须痛戒酒色，自培根本，斯饮药有效，而沉疴可除。据公六脉轻清流利，官必腰金，愿葆真以俟之，万毋自轻，来春气和，可北上也。乃用仙茅为君，枸杞子、牛膝、鹿角胶、虎骨、人参为臣，熟地黄、黄柏、晚蚕砂、茯苓、苍耳子为佐，桂心、秦艽、泽泻为使，蜜丸服，百日腿肉长完，精神复旧。(《孙氏医案》一卷《三吴治验四》)

按语： 在本案中，孙一奎认为，患者体质较弱，下元素虚，又在北方寒冷之地外感寒邪，阴血亏虚加之寒邪外束，终致"营不营于中，卫不卫于外"，故有此病。对此，孙一奎先治以"养血疏筋，疏湿润燥"，通畅经络，使"肿消热退"，止其疼痛，治其标；继以滋阴清热利湿之品巩固疗效，使"肿痛全减"；最后以大量补益药培补下元。其中，仙茅、鹿角胶、桂心均属补肾助阳之类，有补阴中蕴涵"阳中求阴"之义，可使阴得阳生而源泉不竭；枸杞子、熟地黄俱能滋阴益肾；以人参补气健脾以恢复脾主运化之功能；以茯苓等祛湿。诸药合用，以补阳为主而又能兼顾气血阴阳，佐以清热、燥湿、舒筋、通络之品以祛散余邪。全方扶正祛邪并施，而重在扶助正气。

案例2：沈大官左膝肿痛不能起

沈大官，左膝肿痛，不能起止者年半，大便泻，一日三次。诊其脉弦紧。予曰：此脾虚有湿热凝于经络，流于下部也。古谓肿属湿，痛属火。用苍术、黄柏、薏苡仁为君，泽泻、猪苓、五加皮为臣，炙甘草、防风、桂枝为佐，木通为使，四帖痛减肿消，泄泻亦止。改用苍术、苍耳子、五加皮、苡仁、当归、枸杞子、杜仲、丹参、黄柏、乌药叶，酒糊为丸，调理月余，步履如故。(《孙氏医案》一卷《三吴治验三十五》)

按语： 孙一奎认为，该患者为"脾虚有湿热凝于经络，流于下部"。故用四妙散中的苍术、黄柏、薏苡仁清热祛湿，泽泻、猪苓、五加皮利尿止泻，佐以健脾、升散、温养之品。痛减肿消泻止后，继用苍术、黄柏、薏苡仁、五加皮清热燥湿利水，加入当归、枸杞子、丹参养血活血，杜仲温补肝肾、强壮筋骨，辅以苍耳子辛散寒湿，乌药叶止痛。全方既有丹溪清热利湿之法，又体现了孙氏善用温补、顾护正气之风格。此外，孙一奎用四妙散并不拘泥于朱丹溪原方，常常将苍术、黄柏、薏苡仁与牛膝分开使用。前三者共奏清热祛湿之效，常用于疾病的前半程；后者多与龟板、鹿角胶等滋补下原药物合用，在疾病的后半程扶助正气。这一思想在"吴江孙行人有痛风"案及"程绍溪中年患鹤膝风"案都有所体现。

案例3：姚老夫人右手疼

大京兆姚画老夫人，年几七十，右手疼不能上头。医者皆以痛风治，不效，益加口渴烦躁，请予诊之。右手脉浮滑，左平。予谓此湿痰生热，热生风也。治宜化痰清热，兼流动经络可瘳也。二陈汤倍加威灵仙、酒芩、白僵蚕、秦艽，四剂而病去如脱。（《孙氏医案》二卷《三吴治验七十九》）

按语： 本案中患者年事已高，患有肢体疼痛。前医"皆以痛风治"，当是拘于《内经》"风寒湿"致病之说论治，不仅无效，反而"益加口渴烦躁"。孙一奎诊其脉象，右脉浮滑，不同于一般痹证患者之虚象，提示痰热内蕴，故断定此为"湿痰生热，热生风"，治以清热化痰通络。以二陈汤燥湿化痰为基础，恐其性属温燥，于患者热象不利，故配伍黄芩清其痰热，合用威灵仙、白僵蚕、秦艽祛风湿、通经络、止痹痛，终使患者痛止痰消。

8. 便血验案

案例：董龙山夫人便血

大宗伯郎君董龙山公夫人，为宪副茅鹿门公女，年三十五而病便血，日二三下，腹不疼，诸医诊治者三年不效。予诊之，左脉沉涩，右脉漏出关外，诊不应病。予窃谓：血既久下，且当益其气而升提之，以探其症。乃用补中益气汤，加阿胶、地榆、侧柏叶，服八剂，血不下者半月。彼自喜病愈矣。偶因劳而血复下，因索前药。予语龙山公曰：夫人之病，必有瘀血积于经隧，前药因右脉漏关难凭，故以升提兼补兼涩者，以探虚实耳。今得病情，法当下而除其根也。龙山公曰：三年间便血，虽一日二三下，而月汛之期不爽，每行且五日，如此尚有瘀血停蓄耶？予曰：此予因其日下月至而知其必有瘀血停蓄也。经云：不塞不流，不行不止。今之瘀，实由塞之行也，不可再涩。古人治痢，必先下之，亦此意也……即用桃仁承气汤，加丹参、五灵脂、荷叶蒂，水煎，夜服之，五更下黑瘀血半桶，其日血竟不来，复令人索下药。予曰：姑以理脾药养之，病根已动，俟五日而再下未晚也。至期复用下剂，又下黑血如前者半，继用补中益气汤、参苓白术散，调理痊愈。（《孙氏医案》一卷《三吴治验八》）

按语：病家便血已经三年，日二三下，血气必然受伤，治疗理当"用补用涩"，此为正治之法。故孙一奎初诊时，也以"右脉漏出关外难凭"而未得病情之真，"因思血既久下，且当益其气而升提之"，以期用益气止血而收功。然而，究竟便血系因瘀血停蓄、经脉阻塞而作，虽补而兼涩，可获小愈，终非除根之举，故因劳而便血复作。再诊时，孙一奎已认清"夫人之病必有瘀血积于经隧"，不可再涩，乃用桃仁承气汤加减两度攻下，病根除却，便血获愈。此又所谓"通因通用"，反治之法也，因而收效显著。

9. 呕血验案

案例：族侄明之痰火上逆

族侄文学明之，以作文过劳，痰火上逆，大吐痰沫，因而呕血，一涌数碗。昏晕汗出，奄奄而卧，略不敢动，稍动即呕吐而血随出，色鲜红。饮食汤水皆不敢入，入即吐而眩晕，血即随之。里有婺君程闻野氏为之诊，骇而走曰：血如涌泉，体热脉大，眩晕而药食难入，似无佳兆。乃速予治，予诊视毕，语其乃兄勉之曰：可生也，何举家张皇若此？勉之以程言告予，予曰：看症要圆活，勿拘泥。据经云：心主血，肝藏血。又曰：

怒则气上。又曰：脉虚身热得之伤暑。今左脉弦大，右脉虚大，明之不独作文劳心动火，且亦被怒伤肝，抑又为暑所逼，以致木火上升，眩晕作吐，经曰：诸风掉眩皆属肝木，诸呕吐逆皆属于火。又诸动属火。内为木火上冲，外为暑气所迫，故吐而汗多血随吐出也。医贵识病，有是病则有是药。予特以白丸子三钱，解其暑气，清其痰饮，抑其冲逆，则吐可止，吐止气平则血自能归经。服后果嗒然而睡，醒则吐止食进，眩晕寻已。继用滑石、香薷各三钱，甘草五分，黄连、白扁豆各一钱五分，竹茹一钱，四帖全安。

（《孙氏医案》三卷《新都治验八》）

按语：孙一奎曰"医以通变称良"，然医者若不能识病，何以通变？不识病情之真，又何以能起死回生？程医不识此为何病，起于何因，惑于"血如泉涌，药食难入"，断其"似无佳兆"，惊骇而走。孙一奎言其可生，以其能识"内为木火上冲，外为暑气所迫，故吐而汗多，血随吐出"为病机之真，虽然病情危笃，但识真机顺，"有是证则是药"。先以"白丸子"解暑清痰，遏制木火上冲之势，再投以清暑而获"全安"之效。

10. 妊娠验案
案例1：凌夫人孕

少司空凌绎老夫人蒋，适绎老无几，腹胀痛，发热，经过期不行者五日。诸医皆以经期作痛，为调经不效。而绎老召予诊。左寸洪滑，两尺皆滑数，左尺之外，更有神气。予喜而语绎老曰：经闭非病，孕也，产必男。绎老雅信予，因究其说。予曰：滑非经闭之脉，左尺尤有神气，是以知产必男也，绎老谓：果孕矣，奈发热腹痛何？予曰：何伤，气虚血热耳。以安胎饮加减调理即安也。用人参、白术、白芍药为君，川芎、当归为臣，香附、柴胡、苏梗、条芩、甘草为佐，四帖，腹痛减，热除。至期果生子。

（《孙氏医案》一卷《三吴治验二十一》）

按语：滑脉为喜脉，左脉强则生男，这是中医验孕最为典型的脉象。

故本案可以作为中医以脉象验孕之经典案例。

案例 2：张二娘子孕七月呕吐不止

张二娘子，妊七月而呕吐不止，气壅咳嗽，胸与两胁皆胀，不能伏枕。予先与金花丸二服以止吐，服下立应；继与大腹皮、陈皮、枳壳、半夏、甘草、竹茹、茯苓、旋覆花、前胡、紫菀、黄芩、生姜，服二帖，气平嗽止，安然睡矣。金花丸者，雄黄一钱五分，半夏一两，槟榔二钱，姜汁浸，蒸饼糊为丸是也。（《孙氏医案》一卷《三吴治验五十》）

按语： 胎孕之证，重在足少阳。足少阳经气逆夹痰上冲，木火之性上而不下，故呕吐，胸胁皆胀。木火刑金，则气壅咳嗽。孙一奎以温胆汤温存少阳，加大腹皮行气消胀，黄芩清热安胎，旋覆花、前胡、紫菀降气化痰止嗽。

11. 小儿疳证验案

案例：陈春野公令爱丁奚疳痢

陈春野孝廉二令爱，患丁奚疳痢，四肢浮肿，以布袋丸与大安丸同服则大泻，用参苓白术散加泽泻、山楂、麦芽，泻亦不止。神气大弱，谷粒不入口，小水不利，大便一日仍三五次，积滞未除，改以参苓白术散，加肉果与服，泻稍止，食粥一盏。下午因食红枣数枚，夜分痰忽起，其势甚危。急与苏合丸，服之而愈。再以参苓白术散，加石菖蒲、藿香、炮姜、肉果，调理全安。（《孙氏医案》一卷《三吴治验五十三》）

按语： 孙一奎认为，小儿疳证因其嗜食肥甘，成积生虫，损伤脾胃，脾胃虚则停积，或泻或痢。"症虽多种，源一而殊派也，而治总在脾胃为重"。"久病为冷瘦疳"，冷者虚中之冷，积者虚中之积，"治冷不可峻温骤补，治积不可用霸峻取"。患儿神气尚充，虚实夹杂，孙一奎尊钱乙治疳之法予布袋丸驱虫消疳，大安丸扶胃消积，得泻后"急以和胃之药，扶虚救里"，选用消积、疏利之剂，予参苓白术散加泽泻健脾祛湿，山楂、麦芽消食化积。虚生寒积，泻仍不止。孙一奎认为积滞未除，仿铜壁山人用集圣丸之加减法，撤去消食药，加肉豆蔻温化食积，即见成效。《本草品汇精要》云：肉豆蔻能"温中治积冷，消食止泄"。患儿后因中满食甘，复生痰积，病势甚危，孙一奎急予苏合香丸化湿开窍。续用参苓白术散健脾祛湿，加石菖蒲、藿香芳香化湿，炮姜、肉豆蔻温中消积止泻。孙一奎引铜壁山人之说，言"凡治疳，不必细分五疳，但虚则补之，热则清之，冷则温之，吐则治吐，利则治利，积则治积，虫则治虫"。孙一奎治疗疳积泄泻，随虚实变化而用攻下、消导、温中、健脾诸法，善师古人之心，明证不执方。

（三）成方运用验案选析

1. 二陈汤验案

二陈汤在《孙氏医案》中运用非常多，有40余案均在不同阶段使用二陈汤加减方剂，可见其在孙一奎痰证治疗中的重要地位。然而孙一奎对二陈汤的使用是非常谨慎的，而且极力批评当时医界不辨病机，滥用二陈汤治疗痰证的倾向，称二陈汤乃"峻利之剂"，只适用于"脾湿而生痰者"，其余不可以概用。孙一奎明确指出："世俗例以二陈统治诸痰，不分寒热。因于湿者，固亦宜矣……至于火刑肺金，不得下降，而用二陈者，此又失之疏也……若一例而以二陈治之，吾知脾愈燥，而火愈动，非惟病不能去，而反增其喉痛、声哑、咳嗽、盗汗、烦躁、口渴也已。"

案例1：崔百原公右胁痛右手足痛

崔百原公者，河南人也。年余四十矣，而为南勋部郎。患右胁痛，右手足筋骨俱痛，艰于举动者三月，诸医作偏风治之不效。驰书邑大夫祝公征余治。予至，视其色苍，其神固，性多躁急。诊其脉，左弦数，右滑数。时当仲秋。予曰：此湿痰风热为痹也。脉之滑为痰，弦为风，数为热。盖湿生痰，痰生热，热壅经络，伤其营卫，变为风也。公曰：君何以治？予曰：痰生经络，虽不害事，然非假岁月不能愈也。随与二陈汤加钩藤、苍耳子、薏苡仁、红花、五加皮、秦艽、威灵仙、黄芩、竹沥、姜汁饮之。数日手足之痛稍减，而胁痛如旧。再加郁金、川芎、白芥子，痛俱稍安。予以赴漕运李公召而行速，劝公请假缓治，因嘱其慎怒、内观以需药力……如法调养半年，而病根尽除。(《孙氏医案》二卷《三吴治验一百五十四》)

按语：本案患者手足筋骨俱痛，为痹证表现，参以右手脉象滑数，故从痰热论治；然胁痛不解，遂以二陈汤为基础，益以祛风除湿之苍耳子、威灵仙、钩藤、秦艽，清热化痰之黄芩、竹沥，利湿之薏苡仁、五加皮，辅以红花活血，姜汁温散反佐以防凉遏，诸药合用，共奏清热祛风化痰之功。初诊时，患者左脉为弦数之象，提示气机郁滞、情志不畅。该患者平日忙于政事，思虑较多，情绪不定。故孙一奎叮嘱患者"慎怒""内观""正心"，告诉患者"静定则妄念不生"。后患者遵医嘱静心调养，配合药物治疗，最终痊愈。

孙一奎就二陈汤，在《医旨绪余·论痰为津液脾湿》指出："盖半夏燥脾湿，陈皮利肺气，茯苓入手太阴，利水下行，甘草调和诸性，入脾为使，三味皆燥湿刚悍之剂，使水行、气下、湿去、土燥，痰斯殄矣，脾斯健矣。"孙一奎使用二陈汤化裁治疗痹证，体现了祛邪兼以扶正的治疗特色，以及从脾治痹的思想。然而，孙一奎治痹证灵活变通，即使是同为痹证夹痰，以二陈汤为主方治疗的患者，其具体方药组成也有所不同。如前述"痛风"中的"姚老夫人右手疼"案，即以二陈汤配伍黄芩清其痰热；而在"闵厪楼虚损咳嗽令眷痛风奇疾"一案中，孙一奎则认为患者"乃湿痰凝滞经络作痛"，须以"燥湿流动之剂，疏决一番"，故用二陈汤配合燥湿化痰之苍术、南星，祛风除湿、化痰通络之白僵蚕、海桐皮，温中止痛之乌药叶，以治寒湿之痰阻滞经络之痹证。

案例2：孙如亭令政右眼突生白泡二寸余呕吐眩晕

孙如亭令政，年过四十，眼偶赤肿，两太阳疼痛，大便不行者三日。平时汛期一月仅二日，令行四日犹且未止。里有开化余云谷者，自谓眼科捷手，医治逾候，肿赤不消而右眼内突生一白泡，垂与鼻齐，大二寸余，余见而骇走，以为奇疾，莫能措剂。又见其呕吐眩晕，伏于枕上，略不敢动，稍动则眩愈极，吐愈急，疑其变而不治。予为诊之，两寸关脉俱滑大有力，两尺沉微。予曰：此中焦有痰，肝胆有火，必为怒气所触而然。《内经》云：诸风掉眩皆属肝木，诸逆冲上皆属于火。盖无痰不作晕也。眼眦白泡乃火性急速，怒气加之，气乘于络，上而不下，故直胀出眼外也。古壮士一怒而目眦裂，与白泡胀出眦外理同。肝为血海，故血亦来不止。治当抑其肝木，清镇痰火，则诸症自瘳。先用姜汁益元丸压其痰火，以止其吐，再以二陈汤加酒连、酒芩、天麻、滑石、吴茱萸、竹茹、枳实，煎饮。一帖吐止晕定，头稍能动。改用二陈汤加芩、连、谷精草、香附、夏枯草、吴茱萸、薏苡仁两剂，赤肿消，白泡敛。四剂痊愈，血海亦净，从是后不发。（《孙氏医案》三卷《新都治验七十三》）

按语： 本案患者症状虽较为奇异，但可以凸显孙一奎精于辨证的特点。在众多证候中，其敏锐地抓住了眩晕与脉象这两个关键点，得出"中焦有痰，肝胆有火"的结论，则治疗就有的放矢。治痰湿当用温药，泻肝火宜用凉药，止呕当和降，疏肝宜辛散，看似矛盾，因此选药须十分审慎。孙一奎先用姜汁益元丸压其痰火，再以半夏、竹茹止呕，橘红、枳实、茯苓化痰，黄连、黄芩、滑石降火，黄芩、黄连酒炒与吴茱萸并用，可条达肝气，取法于朱震亨，火盛者当顺其性而升之；天麻息风止眩晕，甘草调和诸药。待晕定吐止，再用谷精草、夏枯草清肝明目，香附、吴茱萸疏肝解郁，二陈汤加薏苡仁消痰饮，黄芩、黄连清邪热。孙一奎寒温并用，使肝火降，痰热清，故数剂而愈。

2. 温胆汤验案

温胆汤，首见于《千金要方·胆虚实第二·胆虚寒》。原方治疗大病后虚烦不得眠之胆寒证，后主要作为祛痰剂运用，具有理气化痰、和胃利胆之功效。主治胆郁痰扰证，胆怯易惊，头眩心悸，心烦不眠，夜多异梦；或呕恶呃逆，眩晕，癫痫；苔白腻，脉弦滑。方由半夏、竹茹、枳实、陈皮、甘草、茯苓组成。孙一奎临证运用温胆汤有丰富的经验，《孙氏医案》中有10余则医案涉及温胆汤，以其辛开苦降、清热化痰、和胃止呕、调理脾胃、清胆宁心之功，治疗春温、痢疾、黄疸、胃痛、呕吐、眩晕、心痹、血张、妇人经孕诸疾等病证，扩大了温胆汤的治疗范围。

案例1：仲登阳证似阴

族侄孙仲登，因与堂兄构讼城中方归，时值二月末旬，醉后房事二，起而小溲，随即脐下作痛，水泻肠鸣一日十数度，发热头痛。里医进理中汤，一帖反而呕逆，烦躁口渴。敦予诊之，左脉弦大，右洪大，俱七至，饮食不能下咽，昼夜不得睡，面赤唇燥，舌上黄苔深厚。诊毕语予曰：我房失后，阴症伤寒也，小腹痛且漏底，幸叔祖救之。予笑而应曰：以子所言决为阴症，以予指下辨之当是春温阳症也。且外症亦阳，乌得为有房事而遽以理中进之乎？族中相知者交为予言，渠病的属阴症，故呕吐水泻，不可因其面赤便认为阳，顾戴阳症与此近似，幸加察之。吾辈正拟于理中汤内再加大附子、肉桂，庶可保全。予极言：不可。仲景有云，桂枝下咽，阳盛则毙，况附子理中者乎。阴阳寒热之间，辨之不真，生死反掌耳。兹当舍症而从脉也，以温胆汤加姜汁炒黄连、柴胡、干葛，与二帖，嘱令当夜饮尽，俾明日不它传也。予别后，渠一服而呕逆止，余症悉在。诘朝予诊，竟扣渠曰：夜来二药必未服完，不然何两手之脉洪大搏指如是？金曰：因有竹茹、黄连，恐非房失后所宜，故仅服一。予曰：不服黄连，致热转剧，今日非石膏不能已。乃与白虎汤加竹茹两剂，临别嘱渠曰：今症非昨日可比，用石膏者岂得已哉！设当用不用，使经中之热传入于腑，非大黄不能瘳，切勿失时误事。讵知别后又有惑之者，仍只服一帖，泻即随止，余小腹之痛具在。次日予诊毕语渠曰：昨临行时嘱之再三，何乃又不服完？今脉洪长坚硬，邪已入腑奈何？奈何？对曰：众谓石膏大寒，恐小腹加痛，实只服一帖而已。予曰：惧服石膏，今且服大黄矣。皆失时误事之过。周金人铭云：荧荧不灭，炎炎奈何，其斯之谓钦。思非桃仁承气汤不可。乃觌面煎服，连饮二剂，下极黑燥粪五六枚，痛热俱减。再为诊之，六脉皆缓弱，迨是病力尽去，改以四君子汤加白芍药、黄连、香附，调养数日而愈。（《孙氏医案》三卷《新都治验五十八》）

按语：本案充分体现了孙一奎精于辨证之处。阴阳二证，看似分明，但一旦出现真热假寒、真寒假热等情况，往往情况极为复杂，失之毫厘，谬以千里。本案患者感寒为因，化热为果。孙一奎力排众议，舍症从脉，以脉象为审证要点，推知实为里热壅盛。邪热伤津，炼液成痰，内迫阳明，大肠传化失司，脾胃升降失常，可见泄泻、呕逆。而并非阴证伤寒之水泻。法当清热消痰兼顾，以复脾胃升降。陈皮、半夏辛开祛痰；竹茹、姜汁炒黄连苦降泄热，凉而不凝；枳实兼具辛开苦降、通因通用之功；柴胡、葛根升清止泻，使邪热出表；茯苓引热从小便去；甘草调和诸药。方证相合，效如桴鼓。患者自作主张而使病情变化，孙一奎则随机应变，调治而愈。孙一奎辨治春温，明证真切，治法严谨，其用温胆汤加味治疗温病，对后世有一定影响。

案例 2：张思轩夫人心痹

（张思轩夫人）以产多而气血愈，又以婚嫁繁，而费用不支积忧，年将五十，因病心痹，发则晕厥，小水短涩，胸膈痛不可忍，烦躁，干哕恶，内蒸热，气猹猹上腾，肌削骨立，月汛不止。苕城时辈，有认为气怯者，有认为膈食者，皆束手无措。尸寝浃旬，浆粒不入口者五日，凶具备而待毙，举家计无所之，惟神是祷。予适在潘府，逆予诊之，脉左弦大，右滑大而数。诊毕，予曰：可生也。病机云：诸逆吐酸，皆属于火；诸风掉眩，皆属于木。法当调肝清热，开郁安神……捡药以进。竹茹、滑石各三钱，白豆蔻仁七分，半夏曲、橘红、姜、连、茯苓各一钱，甘草五分，水煎，令一口口咽之。服毕，哕止晕定。次日用温胆汤调辰砂益元散三钱，服之，胸膈顿开，渐进饮食，小水通长，烦躁尽减，然安若无事。后用逍遥散、六君子汤，加黄连、香附，三越月而肌肉全，精神如旧。茗入骇然曰：能起此病，信药王矣。（《孙氏医案》一卷《三吴治验十三》）

按语： 本案患者多次生产后本就气血亏虚，忧思气结日久则血行不畅，影响到心脉气血亏少，即发为心痹。血虚日久则真阴不足，肝阳无所制约而犯脾，脾失健运，聚湿生痰，痰湿中阻，上蒙清窍，加之肝阳上扰清空故晕厥。痰热内扰，胃失和降，故烦躁干哕，恶内蒸热，胃不受纳。脾不统血，则月经不止。气机升降失常，津液不能正常敷布，故小水短涩，自汗出。肝气郁滞，痰热互结，故脉左弦大，右滑大而数。患者病情复杂，虚实相兼。孙一奎由清痰热、调脾胃入手，损有余即补不足，以达调肝清热、开郁安神之效。初诊先用二陈汤加减，加生姜化痰止呕，滑石利水清热，黄连清热泻火，白蔻仁化湿醒脾，一剂即哕止晕定。次日依前法再用温胆汤，加朱砂清心安神。痰热得清，脾胃升降恢复，故诸症减轻。再予疏肝解郁、健脾化痰之剂，使肝脾调和，气血化源充足，不补而补，形气渐盛。

案例3：沈晴岳先生五更耳鸣

沈晴岳先生，五更耳鸣，腹不舒畅，稍劳则烘然热，自汗。脉右关滑大有力，左脉和缓。原为当风睡卧而得，素来上焦有痰火，午后过劳或受饿，大作眩晕，冷汗津津，再不敢动，稍动则呕吐，此皆痰火所致，盖无痰不作晕也。先与藿香正气散一帖，以去表里之邪；继与温胆汤加天麻，服后眩晕、呕吐皆止。次日诊之，右关脉仍滑，此中焦食积痰饮胶固已久，卒难动摇，姑以二陈汤加枳实、黄连、滑石、天花粉、天麻、竹茹调理，后以当归龙荟丸加牛胆南星、青礞石，凡数帖痊愈。(《孙氏医案》一卷《三吴治验十三》)

按语：本案以温胆汤加减治疗上焦痰火证所致之耳鸣，实为温胆汤最为中规中矩的用法。孙一奎先治其表，再治其里，用温胆汤清热化痰，加天麻息风止眩晕。药后病减，但中焦仍有食积痰饮胶固其间，故再调理脾胃以固其本，并在前方基础上加黄连、滑石、天花粉增强清热之力。最后，孙一奎以当归龙荟丸加减，攻下痰积以治其标。其治疗思路一步步井然有序，丝丝入扣，再次体现了孙氏用药构思之巧妙。

3. 六君子汤验案

六君子汤由四君子加半夏和陈皮而成，在四君子汤补气的基础上加了祛痰之药。《医方考》言："壮者气行则愈，怯者着而成病。东南之土卑湿，人人有痰，然而不病者，气壮足以行其痰也。若中气一虚，则不足以运痰而痰证见矣。是方也，人参、白术、茯苓、甘草，前之四君子也，所以补气；乃半夏则燥湿以制痰，陈皮则利气以行痰耳。名之曰六君子者，表半夏之无毒，陈皮之弗悍，可以与参、苓、术、草比德云尔！"六君子汤在《孙氏医案》为常用方药，可健脾化湿，调和脾胃。

案例1：屠学恒乃眷产后作泻

屠学恒先生乃眷，以产后欠补养，而精神疲困，脾胃亦弱，腹中间作痛。作泻，脉两手皆濡软无力，以六君子汤加藿香、砂仁、香附、苍术、泽泻，调理而安。(《孙氏医案》二卷《三吴治验六十二》)

按语：产后多虚，脾虚湿盛而作泄泻。孙一奎认为，泄泻初起多因于湿，治湿泻之法，宜燥脾利水。方用藿香芳化湿浊，白术、苍术、半夏、陈皮燥湿健脾，泽泻、茯苓利水渗湿，人参、甘草益气健脾，香附为血中气药、妇科要药，产后更宜。《本草蒙荃》言香附为"诸血气方中所必用者也，快气开郁，逐瘀调经"，使"宿食可消，泄泻能固"。此方健脾化湿，淡渗利水，又与产后相宜，选药平和而全面。

案例 2：张怀赤公早晨泄泻下元虚寒

上舍张怀赤，每早晨肠鸣泻一二度，晚间泻一度，年四十二，且未有子。予诊之，尺寸短弱，右关滑大。予谓此中焦有湿痰，君相二火皆不足，故有此症。以六君子汤加破故纸、桂心、益智仁、肉豆蔻煎服，泻遂减半。又以前药加杜仲为丸，服之而愈，次年生子。(《孙氏医案》一卷《三吴治验五十五》)

按语： 本案与前案相似，皆为脾虚有痰而作泄泻，故也选用六君子汤治疗。而本案患者还兼有下元虚寒之证，故而又加入破故纸、杜仲等补肾药物。

4. 当归龙荟丸验案

当归龙荟丸，原名当归龙胆丸，首见于《黄帝素问宣明论方·热门》。载："当归、龙胆草、大栀子、黄连、黄芩、黄柏、芦荟、青黛、大黄、木香、麝香，上为末，炼蜜和丸，如小豆大，小儿如麻子大，生姜汤下，每服二十丸，忌发热诸物。主治肾水阴虚，风热蕴积，时发惊悸，筋惕搐搦，神志不宁，营卫壅滞，头目昏眩，肌肉䐃瘛，胸膈痞塞，咽嗌不利，肠胃燥涩，小便溺闭，筋脉拘急，肢体痿弱，暗风痫病，小儿急慢惊风。常服宜痛血气，调顺阴阳，病无再作。"《丹溪心法·胁痛》始名当归龙荟丸。孙一奎进一步扩大了当归龙荟丸的主治范围，既可用于泻肝火，又能豁痰开结，应用极为广泛。在《孙氏医案》中，灵活运用者有十几则，疗效卓著，涉及内、外、妇、儿、五官科，包括妄投温补失治误治、情志郁结化火、痰火积气、酒食所伤等。

案例 1：温巽桥子妇滞下

温巽桥子妇，吴车驾涌澜公长女也。发热恶心，小腹痛，原为怒后进食，因而成积，左脚酸已十日矣。南浔有陈女科，始作瘟疫疗治，呕哕益加。又作疟治，粒米不能进，变为滞下，里急后重，一日夜三十余行。陈技穷而辞去。且言曰：非不尽心，犯逆症也。下痢身凉者生，身热者死；脉沉细者生，脉洪大者死。今身热脉大，而又噤口，何可为哉？因请予治。脉之，两手皆滑大，尺部尤搏指。予曰：症非逆，误认为疫为疟，治者逆也。虽多日不食，而尺脉搏指，《内经》云：在下者引而竭之。法从下可生也。即与当归龙荟丸一钱五分，服下，去稠积半盆，痛减大半，不食者十四日，至此始进粥一瓯，但胸膈仍饱闷不知饿。又与红六神丸二钱，胸膈舒而小腹软，惟两胯痛，小腹觉冷，用热砖熨之，子户中白物绵绵下，小水短涩。改用五苓散加白芷、小茴香、白鸡冠花、柴胡服之，至夜满腹作疼。亟以五灵脂醋炒为末，酒糊为丸三钱，白汤送下，通宵安寝，次日，精神清健，饮食大进，小水通利矣。而独白物仍下，再用香附炒黑存性，枯矾各一两，面糊为丸，每空心益母草煎汤送下二钱，不终剂而白物无，病痊愈矣。专科赧然称奇而服，录其案验而去。(《孙氏医案》一卷《三吴治验四十六》)

按语：本案患者初有外感之象，前医不识内有食滞而误治，积滞不除，胃不受纳，故呕哕不能进食，脾不升清，故泄泻无度。温氏脉滑大，尺部尤搏指，与发热之症相符，为宿食积滞蕴于下焦，郁而化热。刘完素谓"里急后重，脉大而洪实，为里热而甚蔽，是有物结坠也"。在下者，引而竭之。当归龙荟丸通常用于泻肝火、通便结，孙一奎通因通用，以其攻下积热，治疗泄泻。红六神丸组成不明，在《孙氏医案》共有三次用之，据用药前后的证候分析当有消食化积的功效。白带渐多、小便短涩为下焦有寒湿，治以五苓散加白芷、小茴香、白鸡冠花、柴胡，利湿止带温经。《本草纲目》言鸡冠花主治"赤白带下，分赤白用"。《医学启源》谓柴胡乃"少阳、厥阴引经药也，妇人产前产后必用之药"。患者夜间满腹作疼，孙一奎予醋炒五灵脂，酒糊为丸活血止痛。小水通利后白带仍下，予香附炒黑、枯矾、益母草燥湿止带、活血祛瘀而愈。此案中孙一奎运用寒下法攻逐下焦郁热食积，后予消导之剂调理，急则活血止痛，缓则祛湿止带。

案例2：万历龙飞二年吴小峰小川目疾

万历龙飞二年小春月，予始游茗之东双林。于时，族兄吉泉之友吴小峰与其弟小川俱病目，专科者愈治愈重。其目始红肿，次加太阳痛，继则白星翳叠出……诊其脉，小峰之脉，濡而缓大，两目血缕直贯瞳人，薄暮则疼。小川之脉，皆洪大鼓指，黑珠有浮翳瘼，隐涩难开，大小便皆不利。故于小峰用补，先以清肝散与之。夏枯草五钱，香附四钱，甘草一钱五分，细茶五分，以彻其痛。药两进而痛止。继用人参、白茯苓、熟地黄、枸杞子、桂心、牛膝、破故纸、白蒺藜、牡丹皮。服八日而愈。于小川用泻，内用泻肝汤，及当归龙荟丸。外用象牙、冰片为末点之，七日痊愈。其尊君我峰翁喜诣余曰：二目均病，年同齿，染同时，诸医同治而同不愈，先生一补一泻，而二病均愈，何哉？余曰：此阴阳虚实之辨也。经云：实者正治，虚者从治。令侄之症，惟厥阴肝火炽盛，肝常有余，有余者泻之，正治也。郎君下虚，又为怒所激，怒则火起于肝，肝为藏血之地，故血丝贯瞳人，而薄暮作痛，方用夏枯草、香附为君，疏其肝气。经云：肝苦急，急食甘以缓之，故用甘草为臣。茶能清头目，用以为使，先为去此痛。经又云：水流湿，火就燥，故复用甘温补其下元之虚，俾火得归原，此从治也。若用苦寒降火之剂，不惟血凝而痛加，抑且激其火而使愈炽矣。（《孙氏医案》一卷《三吴治验一》）

按语：本案二人皆患同样的目疾，而孙一奎则根据其脉象与症状的不同，分析出二人虽有肝火，但其中一人为肝常有余所致之肝火炽盛，属实证；另一人则是下虚又为怒所激发的肝中之虚火，属虚证。二者证候不同，治疗自然也不同，故一补一泻。其中用于泄肝火者正是当归龙荟丸，这是孙一奎治疗肝火病证的常用方法。

5. 益元散验案

益元散，出自刘完素的《黄帝素问宣明论方》，由滑石与甘草以 6：1 比例配制，再加入少许辰砂调制而成，功能清暑利湿，号称"解暑之圣药"。方中滑石性寒味淡，寒能清热，淡能渗湿，使三焦湿热从小便而出，少佐甘草以和中气，与滑石相配，有甘寒生津之义，使小便利而津液不伤，二药相配，共成清暑利湿之功。孙一奎治疗暑湿病首选益元散，在多个医案中都有涉及。

案例 1：孙令君令媳产后谵语发热泄泻

武进令君孙康宇公子室，臧位字丈女也。年十六，初产女，艰苦二日，偶感风邪，继食面饼。时师不察，竟以参、术投之，即大热谵语，口渴，汗出如洗，气喘泄泻，泻皆黄水无粪，一日夜不计遍数，小水短少，饮食不进，症甚危恶。时当六月初旬，女科见热不除，乃投黄芩、芍药、黄连寒凉之剂，诸症更甚。又以参术大剂、肉果、干姜等止泻。一日计用人参二两四钱，泻益频，热益剧，喘汗转加，谵语不彻口……适予为顾太守肖溪公延至，即过为一诊，六脉乱而无绪，七八至，独于关坚硬。踌躇久之。因思暑月汗出乃常事，但风邪面食瘀血皆未消熔，补剂太骤。书云：蓄血如见鬼。治当消瘀血、面食，解其暑气，犹可图生，勿遽弃也……乃用益元散六钱，解暑气清热为君。仲景云：渴而小便不利者，当先利其小便。况水泻，尤当用之为君也。以糖球子三钱为臣；红曲、泽兰叶各一钱五分，消瘀血、安魂为佐；香附一钱五分为神佐；橘红、半夏曲、茯苓，乃统理脾气为使；京三棱五分，消前参、术，决其壅滞为先锋。水煎饮之。饮下即稍睡，谵语竟止。连进二剂，其晚大便减半。次日仍用前剂饮之，其夜热大减，大便只二次，有黄粪矣。恶露略行黑血数枚。又次日诊之，脉始有绪，神亦收敛，进粥一盏，大有生意。前方减去京三棱、红曲，加白扁豆。其夜大便一次，所下皆黑粪。从此热尽退，大便亦实。改用四君子汤加益元散、青蒿、香附、白扁豆、酒炒白芍药、炮姜，调理而平。(《孙氏医案》二卷《三吴治验一百三十五》)

按语： 本案夏月为伤寒误补后，热邪入里，与暑湿相纠结，阻碍中焦气机运化，故见大热、水泻、小便不利、饮食不进等症状。其治法之要，在于如何疏导其壅滞之气机。对此，孙一奎并没有一味地理气，而是以益元散为君药，再配以祛瘀、理气、健脾之药治疗。孙一奎重用益元散，不仅为清解暑湿之邪，同时也有通过利小便实大便而止泻的作用。小便利则湿热之邪有出路，而大便实则中焦之气机得以畅通，病情自然可以好转。本案对益元散的运用，再次印证了孙一奎用药"巧发而奇中"的特点。

案例 2：竹匠妇妊娠吐血胸腹胀痛

丁酉夏，予寓雄城顾乡宦宅。其门下竹匠妇，怀妊五月而患心痛。究其所由起，谓由失足坠楼也。始教饮韭菜汁一盏，而痛随止。其夫又从他医赎药二帖归，令煎服。服既，心复痛，吐鲜血盈盆，胸间忡忡上抵，疼不可言，危在顷刻。竹匠告急予仆孙安，安怜之，恳予延医。六脉皆洪大，汗出如雨，喘息不相续。其妇楼居低小，予令亟移居楼下，随与益元散五钱，令用紫苏汤调服。又嘱之曰：今夜若睡，听其自醒，切勿惊动，汗止即苏也。服后果睡至晓，汗敛而胸膈不痛，喘息亦定。再与固胎饮一帖，煎服而安全矣。先是邻医诊其脉，谓吐血之脉宜沉细，今反洪大，而汗出喘息不休，危在今夜。及病起来，询余曰：妊妇不得汗、不得下、不得利小便，是谓三禁。昨日之剂悉犯之，而反获效，何哉？予曰：医贵审证，盖妇之患，非由病汗，以楼居低小，当酷暑而热逼故也。汗血去而胎失养，故忡忡上抵，喘息不续。移楼下以避暑气，益元散为解暑之圣药，而紫苏又安胎下气之妙品，气下则血归原而病痊矣。此对症之药，法出王海藏《医垒元戎》中四血饮是也。特诸君检阅不遍，即检阅亦不知为胎产之治。

余何能，不过融会前人之法，用之不胶焉耳。邻医俯首，唯唯而退。(《孙氏医案》一卷《三吴治验二十七》)

按语：本案患者妊娠中，又有失足坠楼、吐血、心胸痛、大汗等诸多危机症状，实属复杂而疑难的病例。而孙一奎诊病时排除诸多干扰，紧紧抓住"楼居低小，当酷暑而热逼"这一关键信息，判断患者为暑热之证，并与紫苏汤调服益元散治疗而获效。本案充分体现了孙一奎敏锐的观察力。

案例3：元素内人双胎难产

余侄元素内人，季夏难产，夜过半，急叩予门。起而问之，为产者急矣。曰：然作何状？曰：产已及户不能下，用力则胸膈间有物上冲，痛不可忍。予思少顷，曰：此必双胎，胞已分而一上一下也，及户者在下欲产，在上者以用力而上冲，惟上冲，胸膈故病也。势亦险矣。乃诸书如《产宝》《良方》《胎产须知》与各大方家俱未论及，将何以处？因详思其治法，偶悟必安上，而下始用力产也。即取益元散一两与之，令以紫苏汤送下，嘱必如法，饮药入腹而胸膈痛止，不超时产两女，母亦无恙。予仲子泰来问曰：益元散非产科急剂，何能取效如是？予曰：紫苏安胎下气，滑石滑以利窍，亦催生之良品。盖医者，意也。予亦以意裁处之耳。此法方书无载，故记之，以备专女科者采而用焉。(《孙氏医案》四卷《新都治验一百七十五》)

按语：本案可与前述"竹匠妇妊娠吐血胸腹胀痛"参照阅读。同样是以紫苏汤送服益元散治疗，前案解暑之方，而本案却用于难产。孙一奎遣方用药思路之开阔，构思之巧妙，在此可见一斑，确可令人叹服。

孙一奎

后世影响

孙一奎是明代著名医家，其将理学思想融入医学理论当中，首倡"医易同源"，创立"命门动气"学说，在理论上有着极高的成就，并启发了其后赵献可、张景岳等人对命门理论的阐发，对明代医学理论的发展具有不可磨灭的贡献。此外，孙一奎作为明代杂病大家，又是温补学派的代表人物，其在临证施治上也有着大量的创新方法与成功经验，对后世具有深远的影响，尤其是他完整的保留有大量医案，有着极高的临床参考价值。

一、历代评价

孙一奎作为明代中期新安医学的代表人物，其在世之时就已医名闻达远近，被誉为江南神医。从其著作《孙氏医案》附录的赠诗、赠文中，可见时人对其医术已多有赞誉。如有诗赞其为"此日孙思邈，医功更有神""新安有孙君，籍籍扬休声，用药中纪律，动如穰苴兵""孙公奇术诸侯闻，不羡舍客长桑君"等等，不一而足。在《道光休宁县志·人物·方技》中记载："孙一奎，字文垣，号东宿，通易善医。历沅湘、匡庐、于越、秦淮、三吴，所至活人无算。沉思殚虑，著有医书三十卷，《医旨绪余》二卷，医案五卷，以辨众论，以归中正。祝石林题之曰《赤水元珠》，今医家奉为规矩云。"

后世医家对孙一奎之说与其书也多有推崇。如民国曹炳章曾评价孙一奎曰："孙公文垣，论病理则发明处甚多，如辨三焦命门，亦多阐发深义奥理。"如董德懋先生回忆其师施今墨时说："先生对孙一奎《赤水玄珠》和张石顽《张氏医通》尤其推崇，认为是中医内科必读之书，每教吾等阅读。"姜春华先生也谈及其体会曰:"古今医案中对我最有启发的要算孙东宿的《医案》、陈苇生的《诊余举隅》,此二书的辨证论治精神强,值得好好学习。"现代各种中医各家学说教材,也均将孙一奎之命门与三焦学说列入其中。

二、学术传承

　　北宋至晚清,新安一隅诞生了众多医家,产生了大量医著,其医家之众、医著之丰,甚为少见,这使得新安医学成为中医学术发展史上非常独特的现象。虽然当下对新安医家中是否存在流派,以及对新安地域中医学术流派的划分和归属仍然是见仁见智,但其中温补培元一派在相当长的一段时间内占据了新安医学的主流地位。继刘河间、朱丹溪之说广为传播之后,一些医者用药偏执于苦寒,常致损人脾胃,克伐真阳,形成了滥用苦寒的时弊,明清时期新安地区则出现一批善用温补治法的医家,在长期的临证中在善用固本培元之法。其代表人物,包括明代医家汪机、孙一奎、江瓘,以及清代医家郑重光、吴楚、吴澄和程杏轩等。在医学史上通常被称为"固本培元学派"或"石山学派"。而这一学派又与明代的一些非新安籍医家,如薛己、赵献可、张景岳、李中梓等人理念相近,均善用温补之法,反对滥用寒凉,故又被统称了明代"温补学派"。在这两个学派的医家当中,孙一奎均处于承上启下的关键地位。

　　薛己为明代温补学派之先驱。其脾胃并重,以擅长补中益气、地黄丸著称后世。在薛己之后,汪机成为了固本培元学派的开山鼻祖,其在秉承李东垣、朱丹溪学术思想的基础上,阐发营卫学说,创"营卫虚实说"与"参芪双补说",力主用大量参、芪以补营气、胃气之不足,从而开创了固本培元的学说。孙一奎则是汪机的再传弟子,其学术思想上承薛己注重脾、肾、命火的思想与汪机的培元固本学说，且在理论与实践上均进一步发展了汪机的思想。孙一奎在医学理论上，提出以命门为动气之所系，三焦为原气之别使、相火之用，而火为生生不息之机，创"命门动气说"与"三焦相火说"；在临床施治中则与其命门、三焦理论相呼应，注重三焦元气的保护和调养，善用温补下元之法治疗因命门原气不足或相火衰弱而出现的三焦元气不足病证。在三焦元气中，孙一奎对中、下元虚寒尤为重视，或以"壮元方"以温补下元，或以补中益气汤"提补上中二焦元气"。孙一奎从其师祖汪机之以参、芪甘温补脾胃之气，发展为补土而顾及三焦与命门，并提出三焦元气不足以及命门火衰的治法，不仅是将固本培元的目标从脾胃引向下元，从而进一步突出了"培元"的涵义；同时其对关于命门与三焦的理论，也在脏腑理论的层面上，夯实了固本培元学说的理论基础，进一步拓展了新的研究方向。因而，其理论不仅影响了后来的程杏轩等新安医家，同样也影响了如赵献可、张景岳、李中梓等非新安的医家，为新安医家与明代温补学派的兴盛起到了承上启下的重要作用。

三、后世发挥

宋明理学思想的兴起，是中国思想史上非常重要的一次革新，不仅奠定了宋代以后儒学复兴的基础，而且也引导了中国社会发展的方向。自元代以后，理学已成为了中国社会主流的意识形态。在此背景下，自朱丹溪"援儒入医"始，儒生学医之风逐渐流行，儒学的思想也大量地渗透到医学理论当中。孙一奎就是其中承上启下的代表人物之一。孙一奎出身于儒学世家，在儒学和医学两方面都有很深的造诣。尤其难得的是，孙一奎主动将儒学的思想方法融入到医学实践当中，特别是以易学的思想来解释医学理论，首倡"医易同源"，使得医学理论更加的形象化、条理化、系统化，为医学的发展开辟了新的方向。自孙一奎后，"医易同源"的思想深入人心，培养了一代又一代的中医理论大家，如张景岳、李中梓、唐宗海等医家，均深受其影响。

孙一奎最为重要的理论创新是其首创"命门动气"学说。关于命门的问题，自刘完素后受到了医学界的普遍重视，众多医家从不同角度阐发己见，至明代，已逐渐成为医学研究的热点之一。明代很多医家的著作中都论及命门，如李时珍、虞抟、李梴等，而其中以孙一奎、赵献可、张景岳三家的理论最为完善、成熟，代表了命门研究的最高成就。孙一奎是命门三大家中最早的一位，首先着手于命门理论的总结与提炼工作，创立"命门动气"学说，极富新意，具有非常重要的理论价值。孙一奎的"命门动气"学说，大量运用理学思想来解释医学现象，尤其是依照周敦颐的太极理论创立了完整的理论体系，在为后来医学理论的发展开创了新思路的同时，也提供了一个极为成功的范例。此后的赵献可、张景岳所阐发之命门理论，也都是在孙一奎命门理论的基础上发展完成的。

孙一奎不仅创新了命门与三焦的理论，同时又是明代杂病大家，在临床方面也极有造诣。孙一奎临证施治首重"明证"，强调辨证的重要性，在遣方用药时力主合法而不执方，认为立法处方，当以"明证"与"明药"为前提，强调临床治疗理、法、方、药一贯性的原则，但临证具体用药应"权变合宜"，不必拘泥于原方；在具体治则上强调顾护命门、三焦之元气，注重脾肾同治，温补下元之法，反对当时滥用寒凉之时弊。这些思想都对后世产生了积极的影响。尤其是，孙一奎提出以"寒热、虚实、表里、气血"为纲八字辨证法，实为《景岳全书》之"六变"说与程杏轩"八纲辨证"之先河。

此外，孙一奎的代表著作《赤水玄珠》一书，引用内容广泛，条分缕析，精于辨证，且"其辨古今病证名称相混之处，尤为明晰"（《四库全书总目提要》),因而广受历代医家的推崇。《医旨绪余》作为孙一奎的主要医论著作,书中结合理学思想与易学原理来解释医学理论,另辟蹊径,为医学理论的发展开辟了新的思路。《孙氏医案》记载了孙一奎一生行医的数百个成功医案,内容涉及极广,记载非常详细。书中夹叙夹议地记录了孙一奎对多种病证临证施治的真知灼见,且每遇疑难杂症而多有奇思,常可发人深省,有着极高的临床参考价值。这三本著作均为后世医家所推崇,影响深远。

综上所述,明代是医学大发展的时代,而孙一奎正是明代众多医家当中非常杰出的一位。其出生于儒学世家,而思想融汇儒、释、道三教之理,首倡"医易同源"之论,以太极之说演绎医理,创立"命门动气"学说,对医学理论的发展有着突出的贡献。孙一奎治学以《内》《难》为宗,对历代前贤诸说,持公允之论,反对门户之见,主张博采众长,择善而从,而又常常能自出机杼,独有创见。在临床诊疗方面,孙一奎注重"明证"与"正名",对相似病证的鉴别多有独到见解;倡导"不执方"说,用药法度森严,而又灵活多变,治验多巧发而奇中。同时,孙一奎针对明代前期治病重在滋阴降火,动辄寒凉攻伐,常致损人脾胃,克伐真阳的时弊,直指其非而极力批驳,临证注重培护阳气,温补下元,为明代温补学派与新安固本培元派重要代表人物之一,在中国医学史上也产生了深远的影响。

孙一奎

参考文献

［1］韩学杰，张印生.孙一奎医学全书［M］.北京：中国中医药出版社，1999.

［2］明·孙一奎著；凌天翼点校.赤水玄珠全集［M］.北京：人民卫生出版社，1986.

［3］明·孙一奎撰；张玉才，许霞校注.医旨绪余［M］.北京：中国中医药出版社，2009.

［4］明·孙一奎撰；许霞，张玉才校注.孙文垣医案［M］.北京：中国中医药出版社，2009.

［5］魏子孝.倡命门太极说的孙一奎［M］.北京：中国科学技术出版社，1988.

［6］田代华.黄帝内经素问［M］.北京：人民卫生出版社，2005.

［7］田代华.黄帝内经灵枢［M］.北京：人民卫生出版社，2005.

［8］南京中医学院.难经校释［M］.北京：人民卫生出版社，2009.

［9］汉·张仲景著；何任整理.金匮要略//中医临床必读丛书［M］.人民卫生出版社，2005.

［10］陈鼓应，赵建伟注译.周易今注今译［M］.北京：商务印书馆，2010.

［11］张其成.中医哲学基础［M］.北京：中国中医药出版社，2004.

［12］严世芸.中医各家学说［M］.北京：中国中医药出版社，2003.

［13］秦玉龙，尚力.中医各家学说［M］.北京：中国中医药出版社，2012.

［14］李经纬.中国医学通史（古代卷）［M］.北京：人民卫生出版社，2000.

［15］张年顺.李东垣医学全书//唐宋金元名医全书大成［M］.北京：中国中医药出版社，2006.

［16］田思胜.朱丹溪医学全书//唐宋金元名医全书大成［M］.北京：中国中医药出版社，2006.

［17］崔天悦.孙一奎命门三焦说及其临床应用［J］.山西中医.1994，10

（4）：2-3.

［18］吕中.读孙一奎医案札记［J］.中医杂志，1995，36（4）：248-249.

［19］周德生，陈大舜.孙一奎命门学说新探［J］.湖南中医学院学报，1995，
15（4）：5-6.

［20］余晓琪，黄曙光，李济仁.新安医家对"三焦"的争鸣［J］.安徽中
医学院学报，1998，17（5）：9-11.

［21］刘惠玲，吴华强，李洪涛，等.新安温补培元医家及其学术特点［J］.
安徽中医学院学报，1999，18（6）：16-18.

［22］刘桂珍.孙一奎咳嗽奇治案赏析［J］.吉林中医药，2000（1）：7-8.

［23］谢林沪.新安医学的传承方式及代表人物［J］.江淮文史，2001（3）：
169-173.

［24］何任.《赤水玄珠》述评［J］.浙江中医学院学报，2002，26（2）：20-21.

［25］王晓鹤.孙一奎的命门三焦说及其临床意义［J］.山西中医学院学报，
2002，3（2）：16-18.

［26］张玉才，李净.新安医家继承发展金元四大家学说概要［J］.中国中
医基础医学杂志，2002，8（8）：78-79.

［27］秦玉龙.孙一奎辨治妇科疾病的经验［J］.天津中医药，2004，21
（2）：137-138.

［28］万四妹，张玉才.孙一奎方用当归龙荟丸简评［J］.中医药临床杂志，
2004，16（4）：358-359.

［29］孟繁洁.孙一奎之生命本源说［J］.天津中医药，2004，21（4）：307-308.

［30］吴玲.孙一奎防治中风病特色浅析［J］.安徽中医学院学报，2005，
24（2）：7-8.

［31］周波，秦玉龙.孙一奎辨治泄泻的经验［J］.四川中医，2005，23
（7）：1-3.

［32］张霆.《医旨绪余》学术思想探讨［J］.天津中医学院学报，2006，25（1）：5-6.

［33］邹杰，赵会茹.孙一奎《赤水玄珠》补肾观浅析［J］.河南中医学院学报，2006，21（1）：73-74.

［34］邹杰，赵会茹.孙一奎临证治肾经验分析［J］.中医研究，2006，19（1）：51-53.

［35］冯丽梅，王景霞.孙一奎力纠滋阴降火治咳三例［J］.安徽中医学院学报，2007，26（1）：6-7.

［36］万四妹，张玉才.浅析《孙文垣医案》"有发明"案例［J］.中医文献杂志，2008（3）：8-10.

［37］叶红娟.识真机顺，应变不胶——孙一奎治便血、呕血案赏析［J］.中医药临床杂志，2008，20（5）：503-504.

［38］许霞，刘健.孙一奎治痹验案浅析［J］.中医药临床杂志，2008，20（6）：550-551.

［39］周波，秦玉龙.孙一奎应用温胆汤的临床经验［J］.辽宁中医药大学学报，2008，10（10）：171-173.

［40］周波，秦玉龙.孙一奎运用黄连的临床经验［J］.湖北中医杂志，2008，30（11）：21-23.

［41］周波，秦玉龙.孙一奎运用清热法的临床经验［J］.四川中医，2008，26（11）：51-53.

［42］王玉凤，黄学武，张晓军.孙一奎辨治痹证特色浅析［J］.北京中医药，2008，27（12）：948-949.

［43］王玉凤，黄学武，张晓军.浅探孙一奎辨治虚损之特色［J］.中医文献杂志，2008（6）：23-24.

［44］张家玮.从孙一奎医案谈五脏阴阳辨证的临床应用［J］.中华中医药

学刊，2009，27（4）：741-743.

［45］张一群.孙一奎生卒年考［J］.中华医史杂志，2009，39（6）：337.

［46］王玉凤.孙一奎辨治鼓胀用药特点浅析［J］.中国中医基础医学杂志，2009，15（9）：673-674.

［47］吴桂香，王旭光.6位新安医家生平资料新证［J］.安徽中医学院学报，2010，29（4）：4-6.

［48］刘玉玮.明代医家孙一奎及其思想认识论［J］.中国中医药现代远程教育杂志，2010，8（23）：1-3.

［49］张宇鹏.孙一奎三焦相火学说探析［J］.河北中医药学报，2011，26（1）：11-12.

［50］张宇鹏.略论明代命门三家学说［J］.现代中医药，2011，31（1）：45-48.

［51］张晶.《孙文垣医案》中心理紊乱状态对脉象的影响［J］.山东中医药大学学报，2011，35（3）：238-239.

［52］储全根.新安温补医家与温补流派［J］.安徽中医学院学报，2011，30（4）：11-13.

［53］刘磊，刘健.孙一奎治痹特色探析［J］.中医药临床杂志，2011，23（6）：481-482.

［54］朱鹏.《赤水玄珠》对积聚病证的认识［J］.长春中医药大学学报，2012，28（5）：759-760.

［55］刘德胜，储全根，董妍妍，等.《太极图说》对孙一奎命门学说的影响［J］.安徽中医学院学报，2012，31（2）：7-8.

［56］张倩，牛淑平.孙一奎壮元汤医案选介［J］.中医文献杂志，2012（4）：35-37.

［57］孙娟，王键.孙一奎运用健脾化湿法验案浅析［J］.安徽中医学院学

报，2012，31（4）：19-21.

［58］张倩，牛淑平.新安医家汪机、孙一奎"固本培元"学术流派研究
［J］.中医学报，2012，27（6）：697-699.

［59］吴裕存.试论新安医学学术链［J］.中医药临床杂志，2012，24（9）：
813-817.

［60］方莉，李达，童佳兵.孙一奎命门动气学说浅析［J］.中医药临床杂
志，2012，24（12）：1223-1224.

［61］肖俐，张宇鹏，于峥.孙一奎论治痰证经验简析［J］.中医杂志，
2012，53（23）：2061-2062.

［62］刘更生.推崇书目——探索名老中医读书之路（七）［N］.中国中医
药报，2011-04-22.

［63］唐力行，苏卫平.明清以来徽州的疾疫与宗族医疗保障功能［J］.史
林，2009，（3）：43-53.

汉晋唐医家（6名）

张仲景　王叔和　皇甫谧　杨上善　孙思邈　王　冰

宋金元医家（18名）

钱　乙　成无己　许叔微　刘　昉　刘完素　张元素
陈无择　张子和　李东垣　陈自明　严用和　王好古
杨士瀛　罗天益　王　珪　危亦林　朱丹溪　滑　寿

明代医家（25名）

楼　英　戴思恭　王　履　刘　纯　虞　抟　王　纶
汪　机　马　莳　薛　己　万密斋　周慎斋　李时珍
徐春甫　李　梴　龚廷贤　杨继洲　孙一奎　缪希雍
王肯堂　武之望　吴　崑　陈实功　张景岳　吴有性
李中梓

清代医家（46名）

喻　昌　傅　山　汪　昂　张志聪　张　璐　陈士铎
冯兆张　薛　雪　程国彭　李用粹　叶天士　王维德
王清任　柯　琴　尤在泾　徐灵胎　何梦瑶　吴　澄
黄庭镜　黄元御　顾世澄　高士宗　沈金鳌　赵学敏
黄宫绣　郑梅涧　俞根初　陈修园　高秉钧　吴鞠通
林珮琴　章虚谷　邹　澍　王旭高　费伯雄　吴师机
王孟英　石寿棠　陆懋修　马培之　郑钦安　雷　丰
柳宝诒　张聿青　唐容川　周学海

民国医家（7名）

张锡纯　何廉臣　陈伯坛　丁甘仁　曹颖甫　张山雷
恽铁樵